# 实用临床医学检验学

主编 伊忻 张丹 孙兵

吉林科学技术出版社

**图书在版编目（CIP）数据**

实用临床医学检验学 / 伊忻，张丹，孙兵主编. --
长春 ：吉林科学技术出版社，2021.9
ISBN 978-7-5578-8704-9

Ⅰ. ①实… Ⅱ. ①伊… ②张… ③孙… Ⅲ. ①临床医
学－医学检验 Ⅳ. ①R446.1

中国版本图书馆 CIP 数据核字(2021)第 174024 号

**实用临床医学检验学**

主　　编　伊　忻　张　丹　孙　兵
出 版 人　宛　霞
责任编辑　张丽敏
制　　版　长春市阴阳鱼文化传媒有限责任公司
封面设计　长春市阴阳鱼文化传媒有限责任公司
幅面尺寸　185mm×260mm
字　　数　360 千字
印　　张　15.5
印　　数　1—1500 册
版　　次　2021 年 9 月第 1 版
印　　次　2022 年 5 月第 2 次印刷

出　　版　吉林科学技术出版社
发　　行　吉林科学技术出版社
地　　址　长春市净月区福祉大路 5788 号
邮　　编　130118
发行部电话/传真　0431-81629529　81629530　81629531
　　　　　　　　　81629532　81629533　81629534
储运部电话　0431-86059116
编辑部电话　0431-81629518
印　　刷　保定市铭泰达印刷有限公司

书　　号　ISBN 978-7-5578-8704-9
定　　价　60.00 元

# 编 委 会

主 编　伊　忻（济宁市第一人民医院）

　　　　张　丹（聊城市人民医院）

　　　　孙　兵（聊城市脑科医院）

# 前　言

随着医学的发展和科技的进步,检验医学飞速发展,检测技术日新月异。新技术、新方法、新思维、新理念、新的检测项目不断出现,个体化诊断和个体化治疗等技术的新需求也促使检验医学加速发展。因此,将临床医师的诊疗实践与检验医学相结合,使临床医师更多的了解检验医学的内涵,合理的选择项目,正确的分析数据,准确的使用检查项目,也为了使检验医师有更加扎实的临床知识,鉴于此,我们组织了一批具有丰富经验的临床检验医师编写了本书。

本书整合了床检验基础的检验项目,详细阐述了医学检验所涉及的基础知识,重点介绍了现代临床检验的基础理论、临床意义等内容,力求反映检验医学现状和趋势,体现医学检验学的基础知识和临床应用。本书不仅适用于医学检验的专业人员,还可以作为其他临床医师、科研人员的参考书,对广大疾病患者也颇具参考价值。

尽管在本书编撰过程中,编者们做出了巨大的努力,对稿件进行了多次认真的修改,但由于编写经验不足,加之编写时间有限,书中如存在遗漏之处,敬请广大读者提出宝贵的修改建议,以期再版时修正完善!

# 目　　录

# 第一章　总论

## 第一节　实验室质量管理

实验室质量管理包括检验前过程的质量管理、检验过程的质量管理、检验后过程的质量管理。认真分析和研究这三个过程对质量产生影响的各个环节和因素，并使其处于受控状态，是实验室质量管理的主要任务和内容。随着等级医院复评审有序推进和全面铺开，实验室全面质量管理是实验室迫切的工作重点。但实验室全面质量管理需要做足哪些工作，是实验室管理者和工作人员需考虑的问题，甚至有的还没有理出头绪。因而，下面的阐述也许能对诸位有所帮助。

室内质控能较好地反映检验过程的问题，目前实验室在检验过程的质量管理做得比较好，对检验前和检验后过程也高度重视。但要做些什么，做到什么程度，用些什么指标监控等，是实验室管理者和工作人员比较关注的问题。建立质量管理体系是非常重要的开端。

### 一、建立质量管理体系

建立实验室质量管理体系，一是明确实验室内部组织机构及其权利与职责；二是建立并完善质量管理体系文件。内部结构应明确各专业组之间的关系，质量体系管理文件应涵盖实验室所有的流程和服务过程，从而使实验室的管理有章可循。目前，ISO15189质量管理体系是实验室发展的趋势，对检验医学学科的发展具有重要意义。ISO15189体系是当前指导实验室建立和完善先进质量管理体系的最适用标准，是一套详细规定和完善执行的过程。如果条件允许，实验室应通过中国合格评定国家认可委员会（CNAS）的ISO15189医学实验室认可；如果条件不允许，实验室也应按照ISO15189的条款建立和完善相应的质量管理体系并实施。从三甲复评审的条款来看，其中绝大部分要求与ISO15189《医学实验室质量和能力认可准则》条款是吻合的（二甲也如是）。

### 二、全程质量管理

（1）实验室的质量管理涵盖了检验前、中、后过程三个方面的质量管理。实验室管理层应了解和掌握整个检验过程的各个环节及影响因素。影响检验前过程质量的因素包括：医生对检验项目的目的、敏感性、特异性及可能影响检验结果的各因素的了解程度；护士对标本采集相关要求的了解与实施程度；护工对标本运送相关要求的了解与实施程度；患者对标本采集要求的知晓与执行力度和配合护士采集标本的程度等。影响检验过程质量的因素:仪器的性能、试剂及相关耗材的质量、人员素质、室内质控、质量目标的设定、方法学的比对、复检规则的制定、能力验证/室间质评等。影响检验后过程质量的因素:审核制度及复查规则的制定、检验人员素质、危急值项目的设定与识别及报告流程、临床沟通、标本的保存与处理等。

(2)除掌握影响检验质量的各个因素外,实验室管理层应通过适当的方法和措施使这些影响因素处于受控状态,并且将此过程纳入日常工作中。如检验前过程影响因素受控的措施可有:通过实验室信息管理系统(LIS)与医院管理系统(HIS)的无缝链接,医生在选择检验项目时可获取该项目的目的、敏感性、特异性、检验结果影响因素;与护理部共同编写检验标本采集手册,可供护士方便使用,也可通过 LIS 与护士工作站的链接,护士在执行医嘱时可获取标本采集的相关要求;通过医院管理部门的协调,做好与护工管理者的沟通交流,加强对护工在运送标本相关要求的培训和考核,并定期追踪评估;护士还须做好对患者的告知工作。检验过程影响因素受控的措施可有:认真执行室内质控和能力验证/室间质评程序;规范外部服务与供应的选择和评估流程,确保实验室能持续选择并使用合格供应商的产品和得到及时、可靠的服务保证;对于检测系统,应按制造商的要求做好维护、保养、校准、方法学比对等工作,并确保满足相关的要求;对于人员,应完善各级别员工的培养、培训和考核机制,确保员工能胜任相应岗位的工作。检验后过程影响因素受控的措施可有:严格执行报告双审核制度;根据各自实验室实际情况,制定相应的复检程序;加强人员对检验项目临床意义的掌握;完善 LIS,使其对危急值有自动提示功能;完善医院内部网络,为医院各部门与实验室搭建良好的沟通桥梁;完善标本的保存程序,确保易现性和安全性。

(3)实验室的质量监督是质量保证的重要组成部分和重要手段。没有监督管理,多数质量控制活动将流于形式;没有监督管理,管理层难以识别质量管理体系中存在或潜在的质量安全隐患。目前实验室监督的形式有外部监督和内部监督。外部监督含国家机构监督和医院监督,如 CNAS 的现场评审、医院等级复(评)审、医院质量管理部门的监督等;内部监督含日监督、月监督和内部审核。日常监督和月监督由实验室监督人员执行。监督人员一般由科室推荐、质量负责人(设有此岗位时,若无则由主管质量方面的主任)审查、培训和考核后以文件形式授权。在监督活动中监督者要选择、识别影响质量各环节的重点、难点、疑点,把握员工容易出错的环节,全面监视,重点控制,使各环节符合质量控制要求。内部审核是根据 ISO15189 内审要求对质量管理体系的所有管理要素和技术要素进行每年至少一次的内部审查,以证实体系运行符合 ISO15189 的质量和能力要求。监督的执行应明确监督的内容和指标,如分析前监控指标有:不合格标本率、标本遗失份数、标本未按时送检、标本采集→运送→接收→结果审核各个阶段的时间等。分析中监控的指标有:室内质控、室间质评、供应商评价、各检测系统的维护、保养、校准及性能验证的及时率、方法学比对、新员工或轮岗员工培训及考核的执行力等。分析后监控的指标有:复检规则的执行力、结果审核的差错率、报告发出及时率、危急值报告及时率、临床满意度、标本检验后的处理等。重视监督和内部审核发现问题的整改和追踪,对于监督和内部审核中发现的问题应及时采取纠正措施,并进行原因分析、影响范围分析,纠正措施和整改追踪。对于监督中潜在的隐患,实验室管理层需采取预防措施,注重预防措施启动和控制。通过各形式的监督,可持续改进实验室的检测质量。

# 第二节　临床检验质量控制

## 一、ISO15189 质量管理体系

### （一）ISO15189:2012 管理要求

1.组织和管理责任

实验室应满足伦理要求。实验室主任应具备相应的职能和责任,制定符合实验室实际的质量方针和质量目标,明确管理责任。

2.质量管理体系

实验室应建立、实施质量管理体系,持续改进并维持其有效性。质量管理体系应整合所有必需过程,以符合质量方针和目标并满足用户的要求。

3.文件控制

实验室应控制质量体系文件并确保避免误用作废文件,保证当前使用的文件有效并具有唯一性。

4.服务协议

实验室应建立、执行和评审服务协议。

5.受委托实验室的检验

实验室应建立受委托实验室的选择、评估程序,明确检验结果提供的要求。

6.外部服务和供应

实验室应建立外部服务、设备、试剂和耗材的选择和购买程序。

7.咨询服务

实验室应与用户建立沟通协议。

8.投诉的解决

实验室应有用于解决来自用户的投诉或反馈意见的程序。

9.不符合的识别和控制

实验室应建立文件化程序以识别和管理质量管理体系各方面发生的不符合现象,包括检验前、检验中和检验后过程。

10.纠正措施

实验室应采取纠正措施消除潜在不符合的因素。

11.预防措施

实验室应确定措施消除潜在不符合的因素以预防其发生。

12.持续改进

实验室应设立一定的质量指标,以系统地监测、评价实验室的检验质量和服务质量,及时发现存在的问题;制定纠正和预防措施,以持续增强质量管理体系的有效性。

13.记录控制

实验室应建立文件化程序对质量和技术记录进行识别、收集、索引、获取、存放、维护、修改及安全处置。

14.评估和审核

实验室应策划并实施所需的评估和内部审核过程,确保符合质量管理体系要求并持续改进,以满足用户的需求。

15.管理评审

实验室管理层应定期评审质量管理体系,以确保其持续的适宜性、充分性和有效性以及增强对患者和医护的支持力度。

### (二)ISO15189:2012 技术要求

1.人员

实验室应有文件化程序,对人员进行管理并保持所有人的记录,以证明满足要求。

2.设施和环境条件

实验室应分配开展工作的空间。空间分配应确保用户服务的质量、安全和有效,以及实验室员工、患者和来访者的健康和安全。实验室应评估和确定工作空间的充分性和适宜性。

3.实验室设备、试剂和耗材

实验室应建立设备选择、购买和管理的文件化程序,应有试剂和耗材的接收、储存、验收和库存管理的程序性文件。确保设备的正确使用、维护和校准,以保证仪器设备处于良好的工作状态。

4.检验过程及其质量保证

检验过程包括检验前过程、检验过程、检验后过程和检验结果的质量保证四个部分。实验室应对全部检验活动建立文件化的操作程序,保证检验程序的选择、验证和确认满足要求,在规定的条件下进行检验,以保证检验质量。

5.结果报告与发布

包括结果报告和结果发布两个部分。实验室应建立检验报告发放、修改及保存的程序,确保检验报告信息完整、数据准确、结果表述清晰易懂。

6.实验室信息管理

实验室应具备满足用户需求的数据和信息管理能力。

# 二、医学实验室分析前质量管理

## (一)生物学因素的影响及其控制

1.生物属性

(1)年龄:人在出生后,青春期和老年等不同的人生阶段,有些实验室检验的结果也是不同的。新生儿的红细胞记数和血红素含量比成人高很多,刚出生的几天里,血氧的升高刺激红细胞降解,从而造成血液中胆红素的升高。新生儿的肝功能尚未健全,不能将升高的胆红素全部代谢,因此新生儿血中的胆红素水平较高。

新生儿的尿酸水平和成人接近,但是出生后的头几天,其尿酸水平会有突降,均值由大于 $300\mu mol/L$ 降至 $100\mu mol/L$ 左右。碱性磷酸酶的含量提示骨细胞活性,在生长旺盛的青春期会有一个高峰,由 $500U/L$ 左右升至 $750U/L$ 左右,18 岁以后降至 $200U/L$ 左右以下,而随着年龄的增长,胆固醇和低密度脂蛋白-胆固醇含量逐渐增长,55 岁时二者的水平比 15 岁时高1.5 倍。

(2)人种:因为美国黑种人粒细胞含量比美国白种人低,其白细胞计数也明显比白种人低。相反,血红蛋白,血细胞比容及淋巴细胞记数二者相同。黑种人 ATP 肌酸磷酸酶转移酶水平明显比白种人或黄种人高,这种差异不是由于年龄,身高或体重造成的,这种差异或许可以部分解释黑种人的运动天赋。其他具有显著人种差异的还有维生素 $B_{12}$(黑种人比白种人高 3.5 倍),Lp(a)(黑种人比白种人高)等。

(3)性别:除了大体性征和性别特异激素的差异外,性别的差异还表现在多种血液学和生化指标上。因为男性的肌肉组织比例较高,所以其与肌肉组织有关的指标都比男性高。由高至低,男性比女性高的常见指标有:三酰甘油、ATP 肌酸磷转移酶、胆红素、转氨酶、肌酸酐、肌红蛋白、尿酸、尿素、氨、天冬氨酸氨基转移酶、血红蛋白、酸性磷酸酶、红细胞计数、氨基酸、碱性磷酸酶、胆碱酯酶、铁、葡萄糖、低密度脂蛋白-胆固醇、白蛋白、IgG 胆固醇和总蛋白等。由高至低,女性比男性高的常见指标有:高密度脂蛋白-胆固醇,铜,阿朴脂蛋白和网织红细胞等。

(4)妊娠:妊娠期由于胎儿生长发育的需要,在胎盘产生激素的参与下,母体各系统发生一系列适应性生理变化。主要变化指标如表 1-2-1。

**1-2-1　妊娠期主要血浆变化指标及其机制**

| 机制 | 变化 |
| --- | --- |
| 血浆运输蛋白增加 | 甲状腺素,脂类,铜和血浆铜蓝蛋白含量升高 |
| 血液稀释 | 总蛋白,白蛋白含量减低 |
| 体重及代谢增加 | 肾小球滤过率,肌酐清除率上升 |
| 凝血系统功能亢进 | 凝血因子活性增强,PT,APTT 缩短,纤维蛋白含量增高 |
| 需要增加造成的相对缺乏 | 铁,转铁蛋白缺乏 |
| 急性反应期蛋白增高 | 红细胞沉降率升高 |

建议:以上这些生物学影响因素是不可避免的,医生在评价患者检验结果时,一定要结合患者年龄、人种、性别等生物学特征;对于妊娠患者一定要考虑其孕周。

2.起居习惯

(1)饮食:饮食可影响很多生化指标。一顿标准餐后,三酰甘油增加 $50\%$,天冬氨酸氨基转移酶增加 $20\%$,胆红素,无机磷和糖增加 $15\%$,丙氨酸转氨酶和钾增加 $10\%$,尿酸、总蛋白、白蛋白、尿素、钙、钠和胆固醇增加 $5\%$ 左右。其他一些指标的变化在 $5\%$ 以下,没有多少临床意义,采血时无需严格要求禁食。饮食结构的不同,对上述指标的影响也是不同的。高脂肪饮食会使三酰甘油大幅度升高,高蛋白饮食会使氨,尿酸和尿素值升高较多。

(2)运动:运动时由于出汗和剧烈呼吸,体液的量及分布都发生了改变。运动消耗体内储存 ATP 及通过有氧和无氧代谢产生 ATP,同时通过神经体液的调节,人体处于与静止时完全不同的状态。举一个极端的例子,比较马拉松运动员跑完一个马拉松全程 5 分钟后及比赛前一天的血样,发现钾、钠、钙、碱性磷酸酶、白蛋白、糖、无机盐、尿酸、尿素、胆红素、天冬氨酸氨基转移酶均升高 1 倍以上,ATP 肌酸磷酸转移酶升高 4 倍以上。

建议:为了避免对实验室检验结果的误读,将避免剧烈运动,禁食 12 小时后的采血作为标准。

3.刺激物和成瘾性药物

刺激物和成瘾性药物通过各种复杂机制对人体产生多种影响,表现为多种实验室检验指标的升高或降低(表 1-2-2)。

表 1-2-2  刺激物和成瘾性药物对一些血浆检验指标的影响

| 刺激物或药物 | 影响 |
| --- | --- |
| 咖啡因 | 升高:血糖,脂肪酸血管紧张素,儿茶酚氨 |
| 烟草有效成分 | 升高:一氧化碳结合血红蛋白,硫氰酸盐,脂肪酸,肾上腺素,甘油,醛固酮,肾上腺皮质激素 |
| 酒精 | 升高:乳酸,尿酸,乙酸,醛固酮,肾上腺素,去甲肾上腺素 |
|  | 降低:血糖,低密度脂蛋白-胆固醇 |
| 安非他命 | 升高:游离脂肪酸 |
| 吗啡 | 升高:淀粉酶,脂肪酶,AST,ALT,胆红素,碱性磷酸酶,胃泌素,TSH,催乳素 |
|  | 降低:胰岛素,去甲肾上腺素,神经紧张素,胰多肽 |
|  | 升高:PCOT 胆固醇,钾 |
| 海洛因 | 降低:PO 白蛋白 |
|  | 升高:钠,钾,氯,尿素,胰岛素 |
| 大麻 | 降低:肌酐,血糖,尿酸 |

建议:医生应嘱咐患者采血前 4 小时勿喝茶或咖啡,勿吸烟饮酒;尽量了解患者对刺激物(烟、酒、茶或咖啡)和成瘾性药物的接触史,供评价其检验结果时参考。

## (二)采血因素的影响及其控制

1.采血时间

生物周期影响:时间对人的影响可以大致分为线性和周期性两种。最主要的线性时间影响是年龄,主要的周期性时间影响有季节循环,月经周期和昼夜节律。季节循环对人的影响在实验室检验中通常是可以忽略的。但是有报道,$T_3$ 夏天比冬天低 20%;而 25-羟基维生素 $D_3$ 夏天比冬天高。月经周期对有些指标也有一定影响,醛固酮在排卵期比卵泡期高,血管紧张素在排卵前也有升高;而胆固醇,无机磷和铁含量在经期下降。很多指标受昼夜节律影响,医生应有所了解。

2.采血与进餐及诊治手段的时间安排

饮食对检验指标有很大影响,而一些检验项目和治疗方法也对检验指标有影响,如手术、输液、输血、穿刺、活检、透析、放疗等。有些药物的治疗浓度与中毒浓度很接近,使用这些药物时要进行治疗药物监测,由于血药浓度根据一定曲线规律衰减,为进行药物监测而采血时,应遵循以下两条原则:①要了解药物的长期效应,应在药物的稳定期采血,各种药物的稳定期不同,但通常都在药物 5 个半衰期左右;②要了解药物的峰值效应,应在药物分布期结束以后监测,通常在药物输液结束 1～2 小时后采血(除地高辛和洋地黄毒苷要 6～8 小时后)。

建议:

(1)采血尽可能在上午 9 时进行。如果不得不在其他时间急查一些项目,评价检验结果时应注意上述昼夜节律影响。

(2)采血前患者应禁食 12 小时。

(3)采血尽量安排在其他检查和治疗之前进行。

(4)药物监测时,要根据药物浓度峰值期和稳定期采血。

(5)一定要在化验单上注明采血时间。

3.采血姿势和止血带的作用

对于有些检验指标来说,卧位采血与坐、立位采血结果是有区别的。坐、立位与卧位相比,静脉渗透压增加,一部分水从心血管系统转移到间质中去。正常人直立时血浆总量比卧位减少 12% 左右。血液中体积>4nm 的成分不能通过血管壁转移到间质中去,使血浆含量升高 5%～15%。常见的指标有:血红蛋白、白细胞记数、红细胞记数、血细胞比容;总钙、天冬氨酸氨基转移酶、碱性磷酸酶、IgM、甲状腺素、IgG、IgA、白蛋白、总蛋白、阿朴蛋白 B、胆固醇,低密度脂蛋白-胆固醇,三酰甘油,阿朴蛋白 AIO 静脉压的改变又进一步导致血管活性物质的释放,直立位时,醛固酮、肾上腺素、血管紧张素和去甲肾上腺素都有不同程序的升高。

止血带的使用也会改变静脉压力,从而引起与体位改变类似的检验指标改变。文献表明,使用止血带 1 分钟以内,血样中各检验指标(包括凝血因子)没有明显变化。当患者浅表静脉不明显时,医护人员往往鼓励患者反复攥拳以运动上臂,使静脉暴露更明显。在检验血钾值时,这种习惯是应该禁止的。文献表明,比起静脉采血,这种运动会使血钾值上升 0.8mmol/L。如果运动强度很大或从深静脉采血时,上升幅度会更大。实验证实,止血带压力过大或止血时间长,可使血管内皮细胞释放 t-PA,使纤溶活性增强或加速血小板的激活及 PF4 的增加。

建议:

(1)采备时,应尽量统一采血姿势;比较检验结果时,要考虑到姿势的影响。

(2)应尽量早使用止血带 1 分钟内采血;采血时,勿让患者做反复攥拳运动;看见回血,马上解开止血带。

(3)当需要重复使用止血带时,应使用另一上臂。

4.避免溶血

血液由血浆和细胞成分组成。很多指标在血细胞中的浓度比在血浆中高很多,特别乳酸酸脱氢酶,血红蛋白,转氨酶和钾等;而在配血试验中,血样溶血严重干扰对结果的测定,无法肯定溶血是抗体-抗原反应还是血样本身造成的。为了得到可靠的检验结果,必须尽量避免发生溶血。

溶血通常被定义为"血细胞成分释放到血浆或血清中"。溶血常常是由于血样离心后,出现或深或浅的红颜色而被发现的,这种红色是由红细胞中的血红蛋白释放出来造成的,这种溶血称显性溶血。通常血红蛋白只有等于或大于 300mg/L 时才能被肉眼看见,而血小板的白细胞溶解时并没有血红蛋白释放,这些肉眼不可见的溶血称非显性溶血。

溶血对于检验结果的影响很复杂,可以大致分为三类。

(1)血细胞成分的释放。血细胞成分的,释放可以发生在体内,采血时,以及检验前的各个阶段,而很多指标在血细胞中的浓度比在血浆中高很多。-

(2)血红蛋白的颜色造成的光学影响。影响的方向和程度与溶血的程度,使用的波长,标准品及试剂有关。

(3)血细胞成分对检验方法的影响。血细胞成分可能对检验过程产生化学、生化及免疫学的各种影响。如从血细胞释放出的腺苷酸激酶几乎影响所有 ATP 肌酸磷酸转移移标准检验方法。

实验室发现显性溶血标本后,应与患者的主管医生联系,结合临床情况和(或)对触珠蛋白等敏感标记物的检测,排除体内溶血的可能。如果排除了体内溶血,应将溶血标本弃置,建议重新采血。如果不可能重新采血,应在检验报告中注明"标本发生溶血",以及溶血对此项检验可能产生的影响。当肉眼未见溶血,但是乳酸脱氢酶,血红蛋白,转氨酶或钾等值异常增高时,也应警惕是否发生了非显性溶血。

采血时的一些不良习惯和传统采血器具的限制会造成溶血,如:将血从注射器中推到试管中,血细胞受外力而溶血;采血时定位或进针不准,针尖在静脉中探来探去,造成血肿和血样溶血;混匀含添加剂的试管时用力过猛,或运输时动作过大;从一根已有血肿的静脉采血,血样可能含有已溶血的细胞;相对试管中的添加剂来说采血量不足,由于渗透压的改变发生溶血;静脉穿刺处用乙醇消毒,乙醇未干即开始采血,可以发生溶血;注射器和针头连接不紧,采血时空气进入,产生泡沫,发生溶血;皮肤穿刺时,为增加血流而挤压穿刺部位或从皮肤上直接吸血,都可以造成溶血;盛血的试管质量粗糙,运输过程中挤压血细胞造成溶血。

建议:已发生溶血的标本不能使用;为了避免溶血,应规范采血步骤,改正一些可能造成溶血的不良习惯;为避免溶血,推荐使用真空采血系统。

5.采血量

多数情况下,静脉血样的质量取决于血液和抗凝剂的比例,但是使用针头-注射器-试管采血抗凝剂的配置,添加,采血的多少都很难严格控制,所以血液和抗凝剂的比例也很难准确。血液和抗凝剂的比例过高或过低都会影响血样的质量。

血液比例过高时,由于抗凝剂相对不足,血浆中出现微凝血块的可能性增加。微凝血块可能阻塞检验仪器,影响一些检验指标。采血相对过多时,试管里空间少,采血后混匀血液和抗凝剂变得更加困难;而充分混匀血样,使之达到均匀一致是得到准确血液学检验结果的前提。传统采血,使用针头-注射器-试管,试管通常不配管盖,系统后开放,采血多的试管几乎无法保证混匀血液和抗凝剂,必然影响很多检验指标。

血液比例过低,抗凝剂相对过剩,就对很多检验会造成严重影响。对于血液凝固试验来说,当血液和 0.129mol/L 或 0.105mol/L 枸橼酸钠的比例由 9∶1 降至 7∶1 时,APTT 试验的结果就会有显著的延长;降至 4.5∶1 时,PT 试验结果就会有显著变化。

用含有 EDTA 的管子采血后,白细胞的形态会发生改变,这种改变和时间及 EDTA 浓度有关。EDTA 的最佳浓度是 1.5mg/mL，如果血少，EDTA 的浓度达到 2.5mg/mL，中性粒细胞肿胀，分叶消失，血小板肿胀，崩解，产生正常血小板大小的碎片，这些改变都会使血常规检验和血细胞记数得出错误结果。这一点在用自动血细胞分析仪时尤为重要。对于血培养而言，采血过少可降低培养的阳性率。

建议：推荐使用真空采血系统。其预先定量添加抗凝剂，利用真空控制采血量，保证了血液和抗凝剂的最佳比例。

6.采血部位

可以从静脉、动脉、毛细血管和静脉导管等不同部位进行采血。具体操作请 NC-CLS 等有关规定。

（1）静脉采血：通常，人们习惯在双侧前臂窝附近的头静脉、贵要静脉或正中静脉中选择一根比较明显的做静脉穿刺。如果这几根静脉都不明显，可以考虑用带翼采血器在手臂静脉采血。但是在有些情况下问题没有这么简单，比如重症监护病房中垂危患者的采血。

重症监护病房中的患者通常胳膊上有一个或多个静脉输液装置。应首先考虑是在静脉输液装置的对侧采血，这样，血样受静脉输液稀释的影响最小。如果双臂都有静脉输液装置或静脉输液装置的对侧不适合穿刺（血管太细或有血肿）可以从静脉输液装置的原端采血，这样可以减少血样被稀释的可能。而且也应注意避免采血部位距离静脉输液装置太近。如果采血部位与静脉输液装置同在一条胳膊并且靠近它，那么血样会被稀释，检测指标（特别是电解质）将受影响。而且还会出现一些别的问题：绑止血带的位置与静脉输液装置离得太近，造成静脉压过大，可能会形成血肿。

但是对于某些患者找到一个适合静脉穿刺，并且在输液装置远端的位置常常是很困难的。一些人认为，应提倡从脚采血，因为静脉输液装置通常不会在脚上。但是只有征求患者主管医生同意后，才能在患者脚或踝部采血。危重患者常常四肢血供不足。足或踝部采血可造成危险后果，如糖尿病患者会发生严重的伤口感染，也可能形成血栓，造成肢端循环不良。

建议：决不能在输液装置的近心端采血。

（2）动脉和导管采血：有些情况下（如做血气分析时）需要从动脉采血。常用于采血的动脉有股动脉、肱动脉和桡动脉。对于婴儿，可以从头皮动脉采血；24～28 小时的新生儿，可以从脐动脉采血。采血后，马上使动脉血与空气隔离，阻止血气交换。

血样也可以通过留置在体内的静脉或动脉导管采取。应保证导管腔内无凝块，多次采样中间用肝素冲管。有文献表明，从导管采血，发生溶血的可能比从静脉采血高 4 倍左右。溶血的发生与导管直径相关，直径越大，溶血越少。

建议：为了防止抗凝剂污染，从导管采血时，相当于导管 1～2 倍体积的前几毫升血液应弃之。

（3）毛细血管采血：对于儿童，严重烧伤患者，极度肥胖患者，出血倾向严重的患者和癌症晚期静脉必须为治疗保留的患者，不宜或不能进行静脉采血，可以考虑从手指和足部的毛细血管采血，进行血生化和血气分析。随着医学科技的进步，医学界关于毛细血管采血的要点逐渐统一，各大医疗器械公司也先后推出了自己的一次性使用毛细血管采血 BD 公司 MICRO-TAINER 安全流动系统为例，它有 2.5mm，1.9mm，1.4mm 三种不同长度的一次用无菌刀片，可以根据不同的采血量选用;刀片安装在穿刺器上,穿刺器可以方便地按键式操作,穿刺后放松按键,刀片自动收回。采血部位通常取手指第一指骨的掌面或足跟内外两侧。

如此毛细血管采血得到的血样实际上是多种成分组成的:如动脉血、静脉血、毛细血管血、组织间液和细胞内液。但是很多文献表明,除 TSH 值等少数指标外,使用毛细血管采血的血样进行生化和血气分析,所得结果与使用静脉血样没有显著性差异。

但是,绝大多数专家建议,血常规检验时特别是应用血细胞分析仪,使用静脉血取代仍在有些医院流行的手指血标本。有研究表明,手指血和静脉血的血常规检验结果有显著差异,指头血血样的准确性和可重复性差:白细胞计数明显升高(+8%)而血小板计数明显低(-9%)。白细胞的增高可能与刺破小动脉导致的血液流变学因素有关,血小板的降低可能与吸附于皮肤穿刺处形成微血块有关。另外,使用静脉血做血常规还可以很大程度上避免交叉传染、医源感染、减轻患者的痛苦,减少微血块阻塞机器等血细胞分析仪故障。

建议:为了避免伤及骨骼,禁止从婴儿手指进行毛细血管采血;为了防止足底骨骼损伤,在足底进行毛细血管采血时,穿刺深度严禁超过 2.4mm;应用全自动血细胞分析仪检验血常规时,推荐尽可能使用静脉血,而不用指头血。

### (三)血液标本的运输、存储及预处理

#### 1.血样运输

采血完成后,应尽量减少运输和贮存时间,尽快处理,尽快检验,时间耽搁得越少,检验结果的准确性越高。很多过程影响标本质量,如:血细胞的代谢活动,蒸发作用和升华作用,化学反应,微生物降解,渗透作用,光学作用,气体扩散等。

如果实验室就在附近,血样的运输并不构成很大困难。但是血样是具有生物危险性的物品,即使是从病房或门诊运送血样到检验科,也应该小心血样外溅。试管往往没有管盖,使用传统针头-注射器-试管采血的医疗机构更应该注意运送中的危险。

如果血样必须送到原处的实验室,也应该在采血后 1 小时内离心,制成血浆或血清;血涂片必须在采血后 2 小时内准备。运送血清或血浆时,应严格按照有关规定严密包装,特别是标本需要邮寄时。较长距离运输血液标本的原则是:运输时间越短,运输时标本温度越低,标本到达时的质量越好。注意:血钾例外。由于在室温下 $Na^+$-$K^+$-ATP 酶的活性低,所以从红细胞中、释放钾入血浆的效应小;温度低于 4℃或高于 30℃时,$Na^+$-$K^+$-ATP 酶的活性增强,血钾可假性升高。

建议:为了减少血液运送过程中的危险,建议使用封闭的真空采血系统。

#### 2.血样贮存

当必须贮存血样时,应遵循以下原则:

(1)为了防止蒸发,血样应贮存在封闭的容器中。即使贮存在冰箱里,蒸发的危险性依然存在。

(2)血样贮存的温度越低,血样保存的时间越长。注意,对于有些检验指标,血样不能深冷冻。如:做血液形态学检验的 EDTA 抗凝全血,做脂蛋白电泳的血清或血浆,测阿朴蛋白 AI 及 B,脂蛋白 X 及低密度脂蛋白-胆固醇的血清或血浆。纤维蛋白单体阳性血浆等。

(3)惰性分离介质能够提高血清和血浆的产量,而且可以让血清保留在原管中。

（4）血样保存时应竖直放置，以加快凝血。

（5）避免晃动血样，产生溶血。

（6）贮存中应避光，尽量隔绝空气。

（7）血样深冷冻再溶解后，应重新混匀几次，防止检测物质分布不均。

（8）推荐贮存期限：生化检验，冰箱贮存 1 周；免疫学检验，冰箱贮存 1 周；血液学检验室，室温 2 天；血液凝固检验，冰箱贮存 1d；毒理检验，冰箱贮存 6 周。

3.血样预处理

通常未加抗凝剂的血液在 30～60 分钟凝血，析出血清。血凝完全后，应在 1000～1200r 下离心 10～15 分钟。对于血液凝固检验，应在 2000r 下离心 15 分钟。制成的血清或血浆不可以再次离心，毛细血管血样可以用微量离心机离心，通常在 6000～15000r 下离心 90 秒即可。

血样离心后，理想情况下，分析仪的探针直接刺入管子的管盖，吸取血样，从而最大限度上减少了被血液污染的危险（如 BD 公司 SST 管内含惰性胶体，离心后在血细胞后血清间形成隔离层，可以直接上机，实现一管操作）。但是，多数实验室还必须将血清或血浆分到其他管中，这时应注意血源性感染的危险。

建议：

（1）由于血液的潜在危险性，尽量减少血清或血浆从一个容器到另一个容器的移动。凝血因子和血小板功能的检查多余血液标本的采集、保存、运输等要求更高，其质量好坏对实验结果影响更明显，有关此方面的质量控制将在其他章节有较详细的论述，本节不再赘述。

（2）检验可以粗略地分为检验前、检验中和检验后 3 个阶段。研究表明，检验前阶段所占时间占全部时间的 57.3%。从取得标本到标本送达实验室，检验前阶段的质量控制是整个检验质量控制中一个容易被忽视却非常重要的环节。

（3）必须慎重、认真对待每一个环节。如同一个链条的强度取决于它最脆弱的一环，一项检验的最终质量取决于误差最大的那个环节，标本从患者到实验室，环节众多，头绪繁复，必须步步谨慎。

（4）应树立"以人为本"的原则。以人为本，要求临床医生熟悉患者的各种情况（病情、年龄、性别、嗜好等），要求检验人员对各种影响检验的因素全面系统的了解，要求采血人员操作规范化、完善制度，使用安全性更好的用品，保护医疗工作者和患者的安全。只有这样，才能保证高质量的标本，高质量的检验和对检验结果的准确评价。这些是任何先进仪器所不能替代的。

在"以人为本"的前提下，尽可能完善设备。不只是购买先进的大型自动化检验仪器，还有使用先进的采血用品，提高血液标本的质量和采血的安全。

## 三、分析阶段质量控制

分析阶段指的是从标本合格验收到分析测定完毕的全过程。这个阶段应该做好标本的验收和预处理，建立稳定可靠的测定系统，实施完善的室内质控和室间质评程序。为此还要做好大量的质量管理层面和技术管理层面的准备工作。

### （一）质量控制的概念和历史

检验结果是临床医生诊断疾病、观察疗效、判断预后的重要依据，检验结果的可靠与否直接影响医疗质量。1947年Rclk和Sundeman首先发现同一份标本在不同实验室之间有惊人的差异。1950年Levey和Jennings将工业生产中控制产品质量的方法应用到实验室。1958年Freier和Rausch将这些方法应用到每天的常规工作。20世纪60年代以后则已发展成为全面质量管理（TQC）。近年来，临床检验的分析过程质量控制发展飞速，实验室的质量管理体系不断完善，日趋成熟，具体表现为：

（1）试剂厂商研制了相似于患者标本的稳定质控品，并广泛应用在临床检验中。

（2）质量控制方法的性能特性有了更深的理解，由此精心设计了诸如多规则方法去评估和解释控制数据。

（3）提出了高效率的质量控制的概念：现在普遍认为，以往的Levey-Jennings的控制技术和Westgad的多规则控制技术，都是以检验实际操作具有的误差水平为控制目标。与手工操作技术配合的控制技术是Levey-Jennings控制图，这是第一代的临床检验质量控制技术。这代质量控制技术对误差的控制水平受临床检验方法的限制，从现在的眼光来看控制水平是很低的。

当检验进入自动化时代后，检验操作质量有了极其显著的进步，检验操作速度是以往无法比拟的。针对这样的操作技术水平，希望能有效地提高检验效率的同时，还必须保证检验结果的可靠，要求质量控制技术对失控误差的检出具有高特异性和高灵敏度。Westgard的多规则技术经多年磨炼，在1979年诞生了，这是高效率质量控制的第一步，也是第二代的临床检验质量控制技术。但是应注意的是，Westgard多规则仍然以检验实际操作具有的稳定误差水平为它的质量目标；随着自动化技术的不断完善，使用自动分析仪操作结果的重复性得到了最大的提高。国内外的检验界同道都已经感到，再以分析仪操作水平为质量控制目标的做法不能满足临床检验的要求。

1990年以后，出现了第三代的质量控制技术，它以临床允许误差为质量目标，由实验室选择合适的控制规则和确定每批做几个控制样品，建立自己的控制方法，使检验的质量真正符合临床要求。为保证检测结果的准确性和一致性，ISO15189:2003《临床实验室-质量和能力的专用要求》要求临床实验室的检测系统和参考物设定值可溯源到可能的参考方法和（或）可能的高一级参考物质，以使常规的检测系统对患者样本的检测，在计量单位一致的前提下，得到和参考系列相同的检测量值。那就是通过一条具有规定不确定度的不间断的比较链，使测定结果或标准值能够与规定的参考标准（通常是国家标准或国际标准）联系起来的特性，称为量值的溯源性。溯源顺序通常采用溯源等级图来描述。要求校正常规方法的参考物必须溯源到国家或国际规定的参考方法上，最好是溯源到SI（国际单位制），SI单位表示了该物质量值的准确性达到计量基准，它具有非常小的不确定度。

除了保证参考物的溯源性外，临床实验室和生产厂商必须对检测系统各组分（仪器、试剂、参考物和操作程序）实行严格的标准化程序，才能实现患者检验结果的溯源性。

（4）计算机的广泛应用推动了质量控制技术的发展：现在几乎所有自动分析仪上都配备计

算机,它们在实施统计控制方法时进行必要的计算,绘制控制图,运用合适控制规则自动作出判断,储存数据并对确属失控的问题提出警告等。

### (二)室内质量控制的统计学基础

一件工业产品可以用物理的直观的指标去评估质量是否合格。临床实验室的分析项目结果多为数据,无法判定某一个数据是否准确。但是可以根据与这个数据有关的一组数据去判断它的质量,这里应用的是统计原理,主要是正态分布和抽样误差的理论。

**1.总体和样本**

研究对象的全体成分称为总体,总体的范围可以非常大,实际中往往无法取得,所以是个理论上的概念。与总体相对的是个体即组成总体中的每一个单位,实际工作中只能从某个总体中取得一部分个体,后者称为样本。应用正确的统计方法可以通过样本推断总体的情况。

**2.均数、标准差、变异系数和概率**

(1)样本均数:常用 $\bar{x}$ 表示,是最常用的一个统计数,能集中反映一个样本的特性。一般有算术均数和几何均数两种,生化检验中常用的是算术均数。即将样本中所有个体的值计总和后除以个体数。可以用计算器或电脑很方便地求得。

(2)标准差:现以 s 表示,也是一个基本的统计数,是表示变异的指标,反映样本中各个个体的离散程度。

(3)变异系数:变异系数是标准差相对于平均数的大小,缩写符号为 CV,也是表示变异的指标,在生化检验中指示不精密度,十分常用。

(4)概率:以符号 P 表示,反映某一事物发生的可能性大小的量,必然发生的事件其 P 值为1,必然不可能发生的事件其 P 值为0,绝大多数情况下 P 值介于0和1之间。常用的两个判别指标是0.05和0.01,$P < 0.05$ 一般指示发生的可能性很小,当 $P < 0.01$ 时,可以说发生的可能性几乎没有了,在做抽样误差分析时,对应这两种情况的统计学术语是"差别有显著性意义"和"非常显著性意义"。

**3.正态分布原理**

正态分布又称高斯分布,表现为一条呈对称的钟形曲线。当一个样本做重复测定后,所有的数据不会全部是一样的,正常时这样一组数据的分布就呈正态的形状,可以得到一个平均数(x)和标准差(s),以 $\bar{x}$ 为中心,左右一个 s(即 ±1s)范围内正态曲线下所包含的面积约为全部面积的68%,也就是 $\bar{x} \pm 1s$ 的数据点约占全部数据点的68%。$\bar{x} \pm 2s$ 的范围内包含约95%的数据点,$\bar{x} \pm 3s$ 的范围内含约99.7%的数据点。在这个正态分布曲线图上,均数 $\bar{x}$ 的大小不同,仅影响曲线顶部的位置,而标准差 s 的大小影响曲线的宽度,所以不同 $\bar{x}$ 和 s 形成的正态曲线的陡峭或平坦的程度是不一样的,但是上述的规律却是一定的。我们正是在这一基础上进行室内质量控制工作的。

**4.抽样误差原理**

对同一个质控品做多次重复测定所得到的结果肯定不会都相同,也不会一定都与平均值相同,这个不同就是由抽样误差所引起的,即在同一个样本中抽样,会因抽样而致某种误差。抽样误差是事物固有的误差,不是人们可以消除的。所以如果得到一个质控结果与平均值(或靶值)不一致,就要判别所发生的误差是抽样误差还是其他误差,例如系统误差或随机误差。

如果是由抽样误差所致,可以将这个结果判为在控,如不是抽样误差所致,就要判为失控。这个判别要由一个"无效假设"来做。就是先假设某一个质控结果与靶值的差异仅是由抽样误差引起的,而不是由其他真正的操作误差所引起,但这还仅仅是一个假设。接下来就要根据统计学的原理来判断这个假设是否成立。如果判断这个"无效假设"成立,那么这个质控结果虽与靶值有差异但还是在控;如果判断引起差异的不是因为抽样误差,则这个"无效假设"不能成立,就要判为失控。如何判断呢?我们看这个质控值与靶值的差异有多大,如果差异$>\pm 1s$,但$<\pm 2s$,根据正态分布原理,则有约 32% 的可能性是抽样误差所致,这是一个很大的概率,所以这个无效假设成立,可将这个结果判为在控。如果差异$>\pm 2s$,但$<\pm 3s$,无效假设成立的可能性大约是 5%,这个概率可以说是个临界概率,一般还是将这个差异判为抽样误差所致,否则会有较高的假失控可能性。当一个差异$>\pm 3s$ 时,抽样误差所致的可能性$<0.3\%$,这时应该有很大的把握推翻无效假设,判断这个差异不是由于抽样误差所致,而是真正因为其他如系统误差等原因所致,可以判为失控。

### (三)质控品的选择和应用

#### 1.质控品的定义和种类

国际临床化学学会(IFCC)对质控品的定义为:专门用于质量控制目的的标本或溶液,不能用作校准。选择什么类型的质控品是质控工作首先要解决的问题。质控品有多种分类方法,若根据血清物理性状可分为冻干质控血清、液体质控血清和冷冻混合血清;根据有无靶值可分为定值质控血清和非定值质控血清;根据血清基质的来源可分为含人血清基质的质控血清、动物血清基质的质控血清、人造基质的质控血清等。市场上有各种进口或国产的质控品可供挑选,实验室可根据自己的实际情况认真选择。

#### 2.质控品选择使用时应注意的几个问题

(1)质控品的基质效应:在对某一分析物进行检验时,处于该分析物周围的其他成分的组合,是该分析物的基质。由于这些组合成分的存在,对分析物的检验可产生"基质效应"。质控品一般为来自人或动物的血清经过处理,添加了无机或有机化学品、生物体的提取物、防腐剂等制备而成。它对分析来说,就是"基质",能产生"基质效应"。

①理想的情况下,质控品应与患者标本具有相同的基质状态,这样,质控品与患者标本具有相同的表现。若从基质差异考虑,强调用人血清。从价格和来源考虑,则选用动物血清。而从检验人员自身防护免受来自质控品内传染性病原体的危害考虑,近来又重视使用动物血清。

②质控品的生产加工处理过程可以改变基质的性质:如为了达到特定的浓度而加入的添加物的来源和性质与人血清标本的差异,添加的稳定剂本身也是改变基质的原因之一,将产品制备成冷冻或冻干状态又使质控品在物理和化学表现上发生变化。

③某些检验方法可影响对质控品的选择:例如用染料结合法测定人血清清蛋白,无论是溴甲酚绿或溴甲酚紫,都对人白蛋白有强烈的特异性,但与牛血清清蛋白结合却很差,特别是溴甲酚紫。因此,使用溴甲酚紫的实验室就不能选用牛血清为基质的质控品。

(2)质控品的稳定性:严格地讲,任何质控品都会有变化,是不稳定的。所谓不变化、稳定只是相对的。认为质控品很稳定,是因为它的变化很缓慢,甚至用检验手段无法反映出其变化。认为其不稳定,是因为它的变化太快。生产定值质控品的厂商在其产品说明书上提供的预期范围很宽,其实是包含了质控品的缓慢变化使实测值有偏离初始均值的倾向。好的质控品应该在规定的保存条件下,至少稳定1～2年。

(3)质控品定值与非定值

①正规的定值质控品在其说明书中有被定值的各分析物在不同检测系统下的均值和预期值范围,用户可从中选择与自己相同检测系统的定值作为参考。但须注意不能误将其预期值范围当作控制的允许范围。

②不定值质控品的质量与定值质控品并无不同,只是生产厂商没有邀请一些实验室为其产品作定值。从用户的角度讲,不定值质控品要比定值质控品便宜许多。

③不论是定值还是不定值质控品,在使用时,用户必须用自己的检测系统确定自己的均值与标准差。只是定值质控品有一个预期范围供用户参考,但即使用户的均值与厂商提供的均值相似,并不说明用户的检测结果准确,不相似也不说明用户的准确度有问题。

(4)质控品的瓶间差

①日常工作中,质控品检验结果的变异是检测不精密度和更换各瓶质控品间差异的综合反映。只有将瓶间差异控制到最小,才能使检验结果间的变异真正反映日常检验操作中的不精密度。

②良好的质控品在生产时极其注意均匀混合,并用称量法控制分装时的重复性。用户对冻干质控品复溶时要严格控制操作的标准化,尽可能避免和减少操作不当造成的瓶间差。

③已有市售的液体质控品,它消除了分装和复溶时引入的瓶间差。只是这类产品价格较高,且含有防腐剂类添加物,可能对某些检验方法会引起基质差异的误差。但液体质控品的稳定期长,消除了瓶间差和复溶时的操作误差,已为不少实验室采用。

(5)质控品的分析物水平(浓度):日常工作中若只做一个水平的质控品检测,其反映的质量是整个可报告范围中的"一点"的表现,只说明在该控制值附近的患者标本检验结果符合要求,难以反映较高或较低分析物水平的患者标本是否也符合要求。若能同时做2个或更多水平的质控品检测,则所反映的质量是一个范围内的水平,其效果更好。因此,在选择质控品时,应该有2个或更多水平的控制物。通常挑选的是医学决定水平的、可报告范围的上下限值的质控品浓度。

3.质控品应具备的特性

作为理想的生化检验质控品,至少应具备以下特性。

(1)人血清基质。

(2)无传染性。

(3)添加剂和抑菌剂(防腐剂)的含量尽可能少。

(4)瓶间变异小,酶类项目的瓶间CV应小于2%,其他分析物CV应小于1%。

(5)冻干品复溶后的稳定性,2～8℃时不少于24小时,-20℃时不少于20天。某些不稳定成分(如胆红素、碱性磷酸酶)在复溶后的前4小时的变异应小于2%。

(6)到达实验室的有效期应在1年以上。

4.质控品的正确使用与保存

有了合格的质控品,在使用时应注意以下几点。

(1)严格按质控品说明书操作。

15

(2)冻干质控品复溶时要确保溶剂(试剂水)的质量。

(3)冻干质控品复溶时,所加溶剂的量要准确,并尽量保持每次加入量的一致性。

(4)冻干质控品复溶时应轻轻地摇匀,使内容物完全溶解呈均一态,切忌剧烈振摇。有些质控品瓶塞不紧,为防止瓶口泄漏,也不宜颠倒混匀。

(5)冻干质控品复溶后宜在室温放置半小时,待其内容物稳定后再开始使用。

(6)质控品应严格按使用说明书规定的方法保存,不能使用超过保质期的质控品。

(7)质控品应与患者标本在相同的条件下进行测定。

### (四)质控图的选择和应用

室内质控的目的是监测测定过程中出现误差时,能有适当的质控方法警告检验人员。通常采用的方法是将质控品与患者标本放在一起测定,将质控品测定结果标在质控图上,然后观察质控品测定结果是否超过质控限来判断该批患者标本的结果是在控还是失控。可供应用的质控图有多种,如 Levey-Jennings 质控图、Z-分数图、Youden 图、Westgard 质控图、Monica 质控图、累计法质控图等,可根据需要选用。这里分别介绍常用的 5 种质控图。

1.Levey-Jennings 质控图

此图即通常所称的常规质控图、$\bar{x}-s$ 质控图。20 世纪 50 年代由 Levey 和 Jennings 引入临床检验中,60 年代以后被普遍应用。其方法是建立在单个质控品做双份测定值的均值(x)和极差(R)的基础上。此图的优点是可以观察批内误差(R)和批间误差($\bar{x}$ 的变化)。在问题出现以前去发现预示性迹象,便于尽早采取措施以防止发生误差。目前大家所熟悉的 Levey-Jennings 质控图是经 Henry 和 Segalove 修改了的图。它以 20 次单份质控品的测定结果计算均值和标准差,定出质控限(以 $\bar{x}\pm2s$ 为警告限,$\bar{x}\pm3s$ 为失控限),每天随患者标本测定质控品 1 次,将所得的质控品测定结果标在质控图上。这个经过修改的图就是单值质控图。制作方法如下。

(1)数据收集和处理:选择合格的质控品,测定其在最佳状态下的变异(OCV)和常规条件下的变异(RCV)。以 RCV 所得均值、标准差制图。目菏生化实验室广泛应用自动分析仪,因而 OCV 与 RCV 的区别已经不明显。目前的做法是,对新批号的质控品,在常规条件下测定 20 天或更多天(批),做统计处理,剔除超过 3s 的数据后得均值和标准差。此均值作为暂定均值,也即为质控图上的中心线(暂定中心线)。暂定均值和标准差作为下 1 个月室内质控图的均值和标准差进行室内质控,1 个月结束后将该月在控结果与前 20 个质控品测定结果收集在一起,重新计算均值和标准差,此为累积均值和标准差,以此累积均值和标准差作为下 1 个月的质控图的数据。重复上述操作,连续 3~5 个月。这 3~5 个月的累积均值和标准差即可作为质控品有效期内的常规均值(常规中心线)和标准差。并以此作为有效期内室内质控图中的数据。对个别在质控品有效期内其浓度水平容易变异的项目,则需视具体情况对均值进行多次的调整。准备更换新批号质控品时,应在旧批号质控品用完之前,将新批号与旧批号质控品同时进行测定,重复,上述过程,建立新批号质控品均值和标准差。在确定均值和标准差后,如果测定方法处于稳定状态,就能对其后的观察值(患者标本测定值)的范围作出统计学上的预测。"稳定"是指均值和标准差保持基本恒定。若均值偏移或标准差增大,就可能来源于额外的测定误差,说明实际测定已偏离了原有的稳定状态。质控方法应该能够检出这些额外的测定误差。质控品预期值范围的确定建立在置信区间概念的基础上。假定均值代表质控品的"真值",标准差可用来表示实际测定值的正态分布,可接受的预期值范围可用均值加减标准差的若干倍数的方式表示。通常规定95％或99％(实际上应为95.45％或99.73％)作为统计学上的可接受置信区间,相当于质控测定值应落在$\bar{x}\pm2s$或$\bar{x}\pm3s$的范围内。在此范围内,则应认为该批测定在控。

(2)制图:取一张Levey-Jenings质控图,在图上方的各项目中填上单位、日期、试验项目、测定方法等有关内容,仔细填上均值(或靶值)、标准差,同时在图的纵坐标$\bar{x}$及$\pm1s,2s,3s$等处标上相应具体的数值。用蓝笔在$\bar{x}\pm2s$处画线,为警告线;用红笔在$\bar{x}\pm3s$处画线,为失控线。

(3)应用:质控图制好后,可以开始将日常工作中该质控品每天(批)测定结果值点子图中,并将相邻的点用线连接。画上连线是增强视觉效果,便于观察,容易发现问题。在图的下方逐日记录日期、校准液吸光度、质控血清吸光度和操作者标志,如有特殊情况可记录在备注栏中。每个项目只做一个数据,并逐日将各个质控点以直线相连,形成质控曲线图。应每天及时将质控数据点到图上,而且要注意观察有无发生失控的情况,如果质控结果提示有失控的情况,即应进入处理失控的程序,并正确处理临床检测结果报告单的签发。在1个月末,应及时对本月的质控情况作出小结,统计出当月的$\bar{x}$、s和CV,对本月的质控情况做一简要明确的回顾,分析与记录所有值得重视的情况,对失控及采取的措施、采取措施后的效果等情况也应在小结中记录。

2.Z-分数图

日常工作中如果每天使用高低不同浓度水平的几个质控品,要在同一个质控图上点出这些质控品的测定结果就有所不便。可采用各个质控品测定值的"Z-分数"的方法解决这个问题。某质控品的"Z-分数"是该质控品的某次测定值与其均值之差,除以该质控品的标准差:

$$Z\text{-分数}=\frac{x_i-\bar{x}}{s}$$

例如,某质控品均值为140,标准差为5,某次测定值为145,则Z-分数=(145−140)÷5=+1;若测定结果为130,则Z-分数=(130−140)÷5=2。因此,Z-分数质控图中的值和正负号表示的是质控品值偏离其均值的标准差的倍数和方向。Z-分数质控图的刻度一般从−4到+4,其间为$\pm1$、$\pm2$、$\pm3$的质控限。

3.Youden图

1967年Youden提出了此质控图。这是双值质控图,同时测定低值及高值两个质控品,将结果点入图内,可以区分系统误差和随机误差,也可以应用于室间质量评价的统计分析。

4.Westgard质控图

Westgard质控图的图形本身基本上和Levey-Jennings质控图十分相似,不同之处,主要在于Levey-Jennings质控图仅在图上考虑"单个"质控规则,而Westgard质控图考虑的是"多个"质控规则。

5.Monica质控图

Monica质控图是另一类被许多实验室常用的质控图,采用定值质控血清和以选定变异系数(CCV)为控制线。因此 Monicac 质控图制作方便,启用新批号质控品时可以立即开始进入质控程序,平行重复的 2 个质控值可以反映操作的精密度,又因使用定值质控血清,一般认为也可反映准确度。原来认为还有另一个优点是本法使用 CCV 为控制限,所以可以将室内质控的情况与室间质量评估联系起来。但目前认为 CCV 的性质是反映众多实验室在室间调查时所有结果的离散度与评价准确度的指标,将 CCV 作为室内质控中的允许误差显然是不妥的。以定值质控品的定值数据直接作为室内质控的靶值,不经过实验室自己定值,也不太适宜。

### (五)室内质控方法的设计和质量评价

室内质控(IQC)不单纯是操作方法,也是质量管理中的一个内容,临床实验室要保证质量,应该实施总体质量管理(TQM)原则。开展室内质控先要有一个质量计划,定出一个试验的质量要求,在确定分析方法的不精密度和不准确度的同时,确定质控方法(规则),以保证达到预期的质量要求。实验室采用何种质控方法不是随意决定的,应使质控有效,能真正达到控制的目的,而且所用的质控方法是最经济的。

所有不同的分析项目由于其方法的不精密度与不准确度不同,若采用同一种质控规则,所起到的控制作用不一致,即所达到的控制质量不同。从质量管理要求来说,这个新的观点更加全面,将方法的不精密度和不准确度都与质量控制(QC)相联系,全面考虑这三个关键因素的相互关系。

质控方法本身也应有质量指标。评价质控方法质量的指标主要为误差检出概率和假失控概率,这也是选择质控方法或规则时的依据,或是预先确定的质量目标。

因此,检测项目选择质控方法不能随意决定,要有一定依据,事先经过仔细地选择,并经常对质控方法进行质量评价。每个项目的质控方法或控制规则不一定都是统一的,而应该在简便适用、确保质量的基础上实施个案化的质控方法。

功效函数图和操作过程规范图是室内质控方法设计和评价的工具,两者相比,后者简化了设计质控方法的过程,不需要计算临界误差并减少了不必要的操作,只要将测定方法的不精密度和不准确度标记在操作过程规范图上,就能直接选择合适的质控方法,保证质控工作的质量。下面介绍操作过程规范图。

1.操作过程规范图的简介

操作过程规范(OPSpecs)图的基础概念是对某项操作不仅应知道做什么,还要知道做得好不好。OPSpeces 图可用于证实当前所用的统计质控方法是否合适,或选择新的控制方法是否能达到分析质量要求。

一张 OPSpecs 图包含了质量要求类型、实际质量要求、不同质控方法所允许的不精密度和不准确度等信息,还包括控制规则及质控测定数目,以及质控方法的误差检出率和假失控率等信息。

(1)标题:表明本项目的分析质量要求是:以医学决定水平的 10% 为允许的总误差(TEa),能达到 90% 的误差检出率 Ped 作为分析质量保证(AQA)。

(2)坐标轴

①y 轴是允许的不准确度,以偏差% 表示;②x 轴是允许的不精密度,以标准差(s)% 表示,等同于变异系数 CV。"操作点"表示一种测定方法的实际操作,根据方法的偏差和 CV 定出

坐标。

（3）控制线:表示不同质控方法的控制限

（1）图中最高的斜线表示测定方法非常稳定时的控制限,相当于以 bias＋2s 为总误差,方法的初次评价或确认时常以此作为可接受的标准。

（2）其他的线对应一定的控制规则和质控测定的数目。

（4）右边方框列出各个质控方法的细节:方框中的第一列是控制规则,缩写为 $A_L$,A 是规则符号或控制测定的数目,L 是控制限。第二列是假失控概率 $P_{fr}$,这一指标如小于 0.05 是理想的,使质控的假报警降至最小。N 是每一分析批次中质控测定的总数,N＝2 可以是一个质控测定 2 次,也可以是 2 个不同质控物各测定 1 次。R 是应用控制规则的批次的数目,一般是 1 批,但在多规则质控中有的规则如 $4_{1s}$ 和 $10_{\bar{x}}$ 分别要在连续几个批次中应用。

2.OPSpecs 图的应用步骤

以胆固醇测定为例。

（1）确定质量目标:这是设计质控方法的起点。质量目标可以用允许总误差（TEa）表示。根据美国 CLIA88 能力验证计划的评价限,概括了常用检验项目的允许总误差、不精密度、不准确度,供设计过程中应用。

（2）确定质控的质量要求:即误差检出能力,一般选用 90％AQA,并先要选用 N 数较小的质控方法,使质控成本降低。

（3）根据方法实际的不精密度和不准确度,在图上标出操作点:即以标准差或 CV％为 x 坐标,以偏差％为 y 坐标。标准差或 CV 的数据可来源于室内质控或 RCV,偏差的数据可来源于室间质评。

（4）确定实验室的首选质控方案:在操作点上方的控制线所代表的质控方法均可以采用,选一种最简便有效的。

如果所有的线均在操作点的下方,说明这些质控方案均不能满足质量要求,应该选另外的 OPSpecs 图,有较高的 N 或较低的误差检出率［如 50％AQA（SE）］,或改用其他精密度和准确度更好的方法,重新定操作点。

如果应用 OPSpecs 图软件,上述操作就十分方便,输入有关的数据后,自动生成 OPSpecs 图,随意选择质控规则用来观察和比较。

3.OPSpecs 图评估分析质量改进的作用

每当测定方法改变后都应重新检查质控计划,如果方法改进了,就有可能减步质控测定数目,采用较简便的质控方法,如果方法恶化,就有必要增强质控,或是增加 N 数,或是改变质控的规则,采用多规则质控。

在上面胆固醇测定的例子中,如果偏差从 2.0％降低为 0.0％,CV 仍为 2.0％,在 OPSpecs 图上画出新的操作点,可以看到由于准确度的提高,可以采用 N 数为 2（原来 N＝4）的 12.5g 单规则质控,或 $1_{3s}/2_{2s}/R_{4s}$ 的多规则质控。

如果 OPSpecs 图表明现有的质控方法可以达到 90％误差检出率,实验室只要严格执行统计学质控就可以保证质控的效率。如现有的方法只能达到 50％误差检出率的目标,则同时还需加强非统计学质控的方法,包括仪器的维护、操作人员的培训等,即通过加强全面质量管理,保证检验的质量。

## （六）质控规则

1.Levey-Jennings 质控图的质控规则

(1)一般将±2s 线作为警告线,±3s 线作为失控线:因为质控测定值的分布是符合正态分布规律的,所以有95％的结果应落在$\bar{x}\pm2s$ 范围内,有5％的结果可在$\bar{x}\pm2s$ 外,但在$\bar{x}\pm3s$ 内,不应有数值落在$\bar{x}\pm3s$ 以外。因此当质控值超过±2s 但＜±3s 时要引起注意,但不作为失控处理。质控值超过±3s 提示失控,暂时不能发出临床检测结果报告,进入失控处理程序。本规则主要是发现随机误差。

(2)当质控图形出现某种规律性或趋势性情况时,应分析是否发生了系统误差:因为在正态分布中均值两侧的数据分布几乎相同,不应有连续5次以上结果在均值的同一侧,或5次以上数值渐升或渐降,不应有连续2次结果在$\bar{x}\pm2s$ 以外。如质控曲线出现向上或向下的"漂移"现象(有明显分界的位移),则提示存在系统误差,准确度发生了突然的向上或向下的改变;出现渐进性的走高或走低(向上或向下的趋向)的趋势性变化,表明检测的准确度发生了逐渐的变化。出现上述情况时,纵使质控值还在±3s 的范围之内,也应引起注意,分析原因,采取正确的措施,使质控值回复到符合统计原理的随机分布状态。

(3)如采用以±2s 为失控线,虽然提高误差检出概率,但假失控概率亦较大,需要经过仔细评价。若以±2.5s 为控制线常可获得较好的控制效果。

(4)室内质控主要是控制精密度,所以如果采用的是定值质控血清,并且$\bar{x}$ 与该定值(靶值)有较大差异时,应以本室的$\bar{x}$ 标图,对质控效果不会有不良影响。否则可能会出现质控值分布在均值线一边的情况。

(5)按照 Levey-Jennings 质控图的原意,使用2个控制品时以$1_{3s}$ 为失控规则,只要有质控值超出$\bar{x}\pm3s$ 的,就定为失控;使用1个控制品时,以$1_{2s}$ 为失控规则,只要有质控值超出$\bar{x}\pm2s$ 的,就定为失控。若仅以$1_{3s}$ 为控制规则,对误差识别的灵敏度不够;因此,这2种规则无论单独使用或联合使用时,均应小心判断。

(6)$R_{4s}$ 只用于每批做2个或2个以上水平质控品时。在一批内,一个质控品的测定值超出了$\bar{x}+2s$ 限值;另1个质控品测定值超出了$\bar{x}-2s$ 限值,是失控规则。这个"范围"规则对分布宽度的变化很敏感,所以对检测系统的精密度变化或随机误差的增大,有很好的指示作用。

2.Westgard 多规则质控程序

临床检验中最简单和最常用的是 Levey-Jennings 质控方法,其质控规则主要为单独的$1_{2s}$ 或$1_{3s}$(即以$\bar{x}\pm2s$ 或$\bar{x}\pm3s$ 作为控制限)来判断该批测定在控或失控。它方便易行,却相对较简单粗糙。生化检验进入自动化阶段后,面对众多控制结果,原先的手工绘图和单规则质控方法显得落后了。Westgard 于1980年提出的多规则程序是针对各个控制规则的特性,将它们组合起来,以计算机做逻辑检索,借此提高控制效率的一种质控方法。Westgard 多规则控制程序(以下简称多规则)要求受控项目每次使用2个水平的质控品。1个水平的质控品亦可以,但观察误差的敏感性就差。手工绘制多规则质控图的基础仍是 Levey-Jenings 质控图,只是控制的规则变了。Westgard 多规则的主要特点是:①它在 Levey-Jennings 方法的基础上发展起来,很容易与 Levey-Jennings 质控图进行比较并涵盖了 Levey-Jennings 图的结果;②具有低的假失控或假报警概率;③失控发生时能确定产生失控的测定误差的类型,以帮助确定失控的原因,便于寻找解决问题的办法。也可以认为 Westgard 多规则是第二代的质控方法。常说的 Westgard 多规则即 $1_{2S}$、$1_{3S}$、$2_{2S}$、$R_{4S}$、$4_{1S}$、$10_{\bar{x}}$ 共 6 个质控规则,用 $1_{2S}/1_{3S}/2_{2S}/R_{4S}/4_{1S}/10_{\bar{x}}$ 表达。分述如下:

(1)$1_{2S}$:为警告规则,不是失控规则。若本批控制结果没有超出 ±2s 限值线,表示本批结果没有问题,在控,可以发出报告。若本批检验有一个控制结果超出(不包括正好在限值线上的结果)±2s,表示本批结果可能有问题,是一个警告,但不能肯定是失控,需要做进一步分析,若再符合以下任何一条规则,才能判为失控。

(2)$1_{3S}$:如这个控制值不仅超出 ±2s 限值线,还超出了 3s 控制线,判为失控。

(3)$2_{2S}$:可有 2 种表现,同批 2 个质控品结果同方向超出 +2s 限值;或同一控制品连续 2 次控制结果同方向超出 -2s 限值。后者要将连续 2 次的质控结果结合分析。这一条属系统误差失控。

(4)$R_{4S}$:在同一批测定中,两个控制结果极差超出 4s 范围,例如其中有一个超出了 +2s 限值,另一个超出 -2s 限值,或一个超出了 +2.5s,另一个超出了 -1.5s 时,属随机误差过大,属失控。

(5)$4_{1S}$:有 2 种表现:①同一质控品连续前 3 次结果和本次结果在同方向超出 1s 范围;②2 个质控品的前 1 次结果和本次结果,均同方向超出 +1s 或 -1s 范围。属系统误差表现,失控。

(6)$10_{\bar{x}}$:本次结果与前 4 次结果连续分析,2 个质控品 5 次结果连续在均值的同一侧。或一个质控品连续 10 次结果在均值的同一侧。属系统误差表现,失控。但是,若出现 $1_{2S}$ 警告结果的这个控制品,仅是这一次在均值的某一侧,正好另一个控制品有连续 9 次结果在均值的同一侧,这不是 $10_{\bar{x}}$ 的表现;若出现 $1_{2S}$ 警告结果的这个控制品,连续共有 9 次在均值的某一侧,另一个控制品这一次也在同侧,但前一次在另一侧。这亦不是 $10_{\bar{x}}$ 的表现。

上述由 6 个规则组合的多规则,是 1980 年 Westgard 提出的经典的 Westgard 多规则。其他常用的规则还有如 $8_{\bar{x}}$ 规则、$12_{\bar{x}}$ 规则、2/32d 规则、$6_{\bar{x}}$ 规则、$9_{\bar{x}}$ 规则、7T 规则等。

(7)多规则质控检索逻辑:以 $1_{2S}$ 规则作为警告规则启动 $1_{3S}/2_{2S}/R_{4S}/4_{1S}/10_{\bar{x}}$ 系列质控规则的逻辑示意图。如果没有质控数据超过 $\bar{x}±2s$ 控制限,则判该批结果在控,可以报告该批患者检测的结果。如果一个质控测定值超过 $\bar{x}±2s$,则由 $1_{3S}$、$2_{2S}$、$R_{4S}$、$4_{1S}$ 和 $10_{\bar{x}}$ 质控规则来进一步检验质控数据。如果没有违背这些规则,表示这次 12s 的出现也许是属于正常的波动,不是失控,不要作任何失控处理,可以报告患者结果。如果违背其中任何规则,说明确实为失控,拒发患者报告。在实践中 $1_{3S}$;或 $R_{4S}$ 规则常检出随机误差,而 $2_{2S}$、$4_{1S}$、$10_{\bar{x}}$ 质控规则是检出系统误差。当系统误差非常大时,也可由 $1_{3S}$ 质控规则检出。

**3.真失控和假失控**

研究质量控制方法的性能时着重在两个方面,即真失控检出的可能性和假失控误报的可能性。每个控制规则都有检出 2 种误差的可能性。对真失控检出的可能性大了,假失控误报的可能性也增加了;反之,真失控检出的可能性减小了,假失控误报的可能性也小了。只是每个质控规则的真失控检出可能性和假失控误报可能性可随规则而变化,所以在使用单个控制规则做质量控制时,更要注意对控制规则的选择。各实验室应重视和熟悉各个质控规则的特性,结合实验室自身要求或临床的允许误差要求,制订出自己的分析过程的控制方案,即设计本实验室的质控方法,并不断提高质控效率。

### (七)失控后的处理

对失控情况采取正确的措施也是质控工作的一项重要内容。分析阶段质量控制的工作流程,是在患者标本检测前和检测中测定质控品,记录控制值绘制于质控图中。控制值在控,患者标本可以检测和报告;控制值失控,停止患者标本的检测,拒发检验报告,寻找原因,解决问题。再重新开始检测,并对失控时的患者标本重做。目前不少实验室的质量控制常常不遵守这个流程。先前对失控(即出现失控信号)时的纠正措施指导意见常常建议先重做质控品或再试一个新的质控品,以查明是否人为误差或偶然误差,或者查明是否"质控品坏了"。新近有观点认为失控后简单地重测质控品或再试一个新的质控品以判断究竟是否失控或失控是否因为质控品的问题,是不正确的做法。因为不分析误差的原因就机械地重测质控品,无论测定的结果是在控还是继续失控实际上对失控的判别意义不大,反而可能延误了解决误差的时机,把问题留给了以后。问题既有可能是因假失控概率加大而表现的失控,也有可能因降低误差检出概率而使得严重的系统误差情况均不能检出。所以不应提倡在分析失控原因之前就复测质控品,而应先分析失控原因。对失控原因的分析和排除是质控程序中最关键的,但又没有固定的模式,大概的方法参阅下面所述。

1.失控处理程序

发生失控情况后,立即向专业组长、科室和质量负责人报告,该分析批的患者标本结果报告暂时不发,根据失控表现仔细分析原因并做纠正和排除后,再复测质控品直至回到控制状态,必要时复测部分或全部待测标本,然后发出正确的检验报告。以上整个过程应有详细文字记录并保存。

2.失控原因分析和排除

失控信号的出现受多种因素的影响,这些因素包括操作上的失误,试剂、校准物、质控品的失效,仪器维护不良以及采用的质控规则、控制限范围、一次测定的质控标本数等。失控信号一旦出现就意味着同批测定的患者标本检验结果可能作废,但也可能没有发生真正的误差而仅是一种假失控。因此,首先要尽量查明导致失控的原因,采取适当措施,消除后,再随机挑选出一定比例(如 5%或 10%)的待测标本进行重新测定,最后根据既定标准判断先前的测定结果是否可接受,对失控做出恰当的判断。如判断为真失控,应该对相应的所有失控待测标本和质控标本进行重新测定,并且质控标本结果应该在控。如失控信号被判断为假失控时,常规测定报告可以按原先测定结果发出,不必重做。无论是真失控或假失控都应该记录分析原因的全过程。一般可以采用如下步骤寻找原因。

(1)检查质控图或控制规则以确定误差类型:区分是随机误差还是系统误差,不同的控制规则有不同的检测误差类型的能力(敏感度)。例如 $1_{3S}$ 和 $R_{4S}$ 规则通常指示随机误差,$2_{2S}$,$4_{1S}$和 $10\bar{x}$ 规则通常指示系统误差,检查质控图上的质控点的分布情况也可提供类似的信息,质控曲线的突然变化或较大幅度的波动应多考虑随机误差,而趋向性的现象多为系统误差。

(2)认识与误差类型有关的一些因素:由于随机误差和系统误差有不同的原因,因此从不同的误差类型较易追查有关误差来源的线索。导致系统误差的因素比引起随机误差的因素多见,一般也较容易解决。引起系统误差常见原因有:试剂批号改变、校准物批号改变、校准物定值错误、不适当配制试剂、试剂变质、校准物变质、试剂或校准物的不适当贮存、由于移液管的误调或未校准引起标本或试剂的体积变化、孵育箱和反应盒的温度变化、分光光度计的光源老化以及操作人员的更换等。

随机误差的常见原因有:试剂和试剂通道中的气泡、混合试剂不恰当、温度和孵育不稳定、不稳定的电压以及在吸量、定时方面的个体操作变异等因素。

(3)对于手工法操作的项目:应认真回顾操作的全过程,有无换人,有无操作及结果计算上的失误,然后依次确认标准品、试剂、反应温度、比色计等是否正常。

(4)对于生化自动分析仪测定者:首先应该分析在质控品失控之前有无改变分析系统的状态,如分析仪硬件的更改(包括光路部件的更换),化学反应参数的更改、标准品的变更、试剂的变更,质控品变更等。对于更改过的部分应仔细确认其更改的正确性。同时区分是个别项目质控品失控还是多数项目失控。个别项目失控,可以基本确定分析仪工作是正常的。重点确认该项目的试剂有无受污染、久置变质、位置错位,确认校准品是否正常,确认质控品中中项目是否分解失效,如葡萄糖、某些不稳定的酶、胆红素等。多项目失控,处理问题的步骤首先应针对这些试验的共同因素,如都是一些脱氢酶反应的项目(丙氨酸氨基转移酶、己糖激酶法葡萄糖测定等)失控,共同的特点是都以 340nm 为测定波长,就很有可能比色灯泡 340nm 光能量明显下降或该波长滤色片损坏;如都是一些氧化酶反应的项目(葡萄糖、三酰甘油、总胆固醇、尿酸等)失控,则最有可能受到维生素 C、胆红素等物质的污染和干扰,或是 500nm 光路有异常。找不出明显共同因素的多项目甚至是全部项目的失控,很可能是仪器的故障、质控品变质等所致。

(5)分析与新近的改变有关的原因:系统误差大多数常与试剂或校准问题有关。突然漂移通常由更换试剂、新的校准或校准品批号改变所引起。当查找漂移的原因时,操作者应检查试剂、校准,并且做好记录,以便为解决问题提供线索。

趋向性的问题可能比单纯的漂移难解决,因为趋向性发生与发展的过程较长,常见的原因有试剂逐渐变质、校正值漂移、仪器温度改变、滤光片或灯泡老化等,查找时应逐个分析确认。

查找和解决导致随机误差增加的问题更为困难,因为随机误差不易分析或量化。

如果上述几个步骤均未能得到在控结果,可能是仪器或试剂的内在原因,只有与仪器试剂厂家联系,请求他们的技术支援。

(6)解决问题并记录处理结果:检查出问题的原因后,针对这个原因采取纠正措施,这时可以重新测试所有的质控品,一旦在控,应将失控批次的待测标本部分或全部重新测定。另外,应该将失控事件以及具体的处理过程详细记录下来。

## (八)室内质控数据的管理

室内质控是长期的日常工作,要将每天累积下来的大量数据,除了在每月结束时做小结和分析外,应该作为实验室重要的资料予以长期妥善的保存。

1.每月室内质控数据统计处理

(1)每月结束时,应将各个分析项目的质控数据做回顾分析,观察每一张质控图的总体情况是否正常,所有的异常情况尤其是数据连续分布在均值一侧、渐进趋向性的现象等是否已做处理等。也要注意质控图的细节,如操作者的标志是否完整,数据点的标记是否规范,所有发生的事件的记录是否完整等。在回顾性分析质控图中发现的问题也应做记录,并告知有关的人员,或在科室业务讨论中通报,以期不断地提高全科的质控意识和工作质量。

（2）统计计算每张质控图的当月 $\bar{x}$、s 和 CV,并与以前的数据做比较,尤其是与本室的OCV 与 RCV 做比较。如整个控制系统没有大的变动,这三个数据也应呈一定的稳定性,任何一个数据出现明显的波动一定是有原因的,一定要仔细分析。

（3）室内质控应用电脑越来越普遍,每月的统计小结可由电脑自动完成,但上述两点中的分析和讨论不能省去。

2.每月室内质控数据的保存

（1）每月的室内质控数据和资料,包括质控图、失控情况记录、失控处理措施、每月分析小结等,都应装订成册,加上标志明显的封面,由质控负责人归档保存。

（2）应用电脑的实验室,可以将上述室内质控数据和资料以电子档案的形式备份,备份可以放在专用电脑的硬盘中,也可以光盘或其他电子存贮介质保存,可以适当加密以保证资料保存的可靠性。

（3）地区临检中心有要求时,可随时将每月的质控资料上报给临检中心。

（4）关于质控数据的取舍与修改问题:室内质控是监测日常工作质量的一种手段,出现失控情况完全是正常的,质控图有时不很漂亮也不能据此认为质控做得不好,实验室如果为了追求形式上的效果,将失控的数据不作记录,或将数据进行人为地修饰,拿出无可挑剔的质控图,是毫无意义的,对室内质控工作只有害处而无任何帮助。重要的是使质控真正发挥控制的作用,切实起到促进和提高实验室技术和管理水平的效能。

## （九）室间质量评价

在临床实验室质量管理体系中,室间质量评价(简称室间质评,EQA)是重要的组成部分。室间质量评价是由多家实验室测定同一个样品并由外部独立机构收集和反馈各参与实验室上报的测定结果,来评价实验室检测水平的过程。室间质量评价也被称作能力验证,根据 ISO/IEC 导则 43:1997 的定义,能力验证是通过实验室间的比对,判定实验室的校准/检测能力的活动。它是为确定某个实验室某些特定校准/检测能力以及监控其持续能力而进行的一种实验室间比对。

国际上实验室间的质量评价可以追溯到 20 世纪 30 年代,我国的室间质评则起始于 20 世纪 70 年代末。经过 20 多年的发展,已在全国范围内形成一个临床检验质控网络,为推动我国检验医学的进步和发展作出了贡献。

1.室间质评的目的和作用

室间质评作为质量控制的手段可帮助参与实验室提高质量、改进工作、减少差错、避免可能出现的医疗纠纷和法律诉讼,建立各实验室间检验结果的可比性,最终使参与实验室能作出准确的检验结果。

（1）识别实验室间差异,评价实验室检测能力:室间质量评价报告可以帮助实验室发现其与其他实验室检测水平的差异,客观地反映该实验室的检测能力。

（2）识别问题并采取相应改进措施：室间质评结果可帮助实验室发现问题和采取相应措施。如果本实验室结果与靶值有显著差异，就需要认真分析找出原因并加以改进。常见的原因如检测仪器未经校准或缺少维护、试剂质量不稳定、检验人员能力不能达到要求、未做室内质控或室内质控失控、对调查样品处理不当、调查样品本身存在质量问题、上报检验结果时计算或抄写错误或者质评组织者确定靶值不准等。

（3）改进分析能力和实验方法：如果实验室拟改变实验方法和选购新仪器时，可以通过室间质评的资料的综合分析找到更准确、更可靠、更稳定或者更适合本实验室的实验方法或仪器。

（4）实验室质量的客观证据：室间质评结果可以作为实验室质量稳定与否的客观证据。新的医疗事故处理条例实施后，实验室可以以获得满意的成绩证明自己检测系统的可靠性。即使成绩不理想，但已根据质评结果找出原因，有了改进并有文字记录，也可以作为质量保证举证的有利证据。

（5）增加实验室用户的信心：多次满意的室间质评成绩可以鼓励实验室（实验数据）的用户即医生和患者充分信任实验室提供的数据信息，应用于诊断和治疗。

（6）支持实验室认可：室间评价结果可以作为实验室认可的重要依据，ISO 15189，IDT《临床实验室——质量和能力的专用要求》提到的"能力验证"就包括室间评价。

（7）实验室质量保证的外部监督工具

我国虽然尚未出台类似美国CLIA88的相关法律，但室间质评成绩可作为卫生行政主管部门和医院管理者对实验室质量实施监督管理的重要工具。

（8）确定重点投入和培训需要：室间质评可以帮助实验室确定哪个项目需要重点投入和加强培训。如哪些项目、哪些环节的成绩不理想，问题较多，就需要医院和实验室给予更多的关注和投入，以期尽快扭转局面。

2.室间质评调查样品的检测

（1）室间调查样品必须按实验室常规工作，与待测患者样品同样的方式，用实验室常规检验方法，由进行常规工作的检验人员检验。

（2）检测调查样品的次数必须与检测患者样品的次数一样。

（3）在规定回报调查样品检测结果给质评组织机构截止日期之前，不得进行关于调查样品检测结果的实验室之间的交流。

（4）不能将调查样品或样品的一部分送到另一实验室进行检测。

（5）实验室对调查样品进行检测时，应将处理、准备、方法、审核、检验的每一个步骤和结果报告及有关人员签字等做好完整记录，形成文件化格式，并妥善保存。

3.室间质评成绩评价方法

（1）调查样品的定值：确定调查样品的定值非常重要。定值准确才能对各参与实验室提高准确度起指导作用，如果定值不当反会影响全局。目前确定靶值常用2种方法。

①由各个参考实验室用参考方法将调查样品的各种成分进行定值，作为靶值，参考实验室可在质评活动中发现和培育。

②将所有参与实验室的结果按测定方法不同算出总均值，反复剔除＞±3s的数据后再算

出方法均值($\overline{X}m$)作为靶值。参与的实验室越多,所得结果越趋向于正态分布,则 $\overline{X}m$ 也越接近真值。

(2)变异指数得分法评价:变异指数得分(VIS)是目前常采用的方法,由 Whitehead 教授提出,并被 WHO 推荐。计算方法:

$$V = \frac{|x - T|}{T} \times 100$$

式中:V 为测定值与靶值偏离百分数(变异百分率)

x 为实验室测定值

T 为靶值,若 x = T,则 V = 0

再计算变异指数(VI):

$$VI = \frac{V}{CCV} \times 100$$

式中:CCV 为选定的变异系数

卫生部临床检验中心召开的质控会议确定将上述公式修改为:

$$V = \frac{x - D}{D} \times 100$$

式中:D 为靶值

$$VI = \frac{V}{CCV} \times 100$$

当 VI≤400 时,VIS=VI;当 VI>400 时,VIS=400,主要目的是防止出现因个别过大的偶然误差造成对检测水平全面评价的假象。VIS 在计算时只计整数,且不带正负符号。

我国的评分标准:VIS≤80 为优秀,VIS≤150 为及格,一般认为 VIS>200,表明结果中有临床上不允许的误差。

(3)偏差%评分方法评价:以测定结果偏离靶值的距离确定每一分析项目的正确结果,即对每一项目确定了靶值后,通过使用基于偏离靶值的百分偏倚的固定准则或标准差进行评价。卫生部临床检验中心推荐使用的准则是美国 CCIA88 中的能力比对试验(PT)对分析质量的要求(表 1-2-3)。

表 1-2-3　美国 CLIA88 能力比对检验的分析质量要求

| 分析物或试验 | 可接受范围 |
| --- | --- |
| 常规临床化学检测项目 | |
| 丙氨酸氨基转移酶 | 靶值±20% |
| 白蛋白 | 靶值±10% |
| 碱性磷酸酶 | 靶值±30% |
| 淀粉酶 | 靶值±30% |
| 天冬氨酸氨基转移酶 | 靶值±20% |
| 胆红素 | 靶值±20%或靶值±6.84μmol/L(取大者) |

| 分析物或试验 | 可接受范围 |
|---|---|
| 血气 $PO_2$ | 靶值±3秒 |
| 血气 $PCO_2$ | 靶值±8%或靶值±5mmHg(取大者) |
| 血气 pH | 靶值±0.04 |
| 钙 | 靶值±0.25mmol/L |
| 氯 | 靶值±5% |
| 胆固醇 | 靶值±10% |
| 高密度脂蛋白胆固醇 | 靶值±30% |
| 肌酸激酶 | 靶值±30% |
| 肌酸激酶同工酶 | CKMB升高(存在或不存在)或靶值±3秒 |
| 肌酐 | 靶值±26.5$\mu$mol/L或±15%(取大者) |
| 葡萄糖 | 靶值±0.33mmol/L或±10%(取大者) |
| 铁 | 靶值±20% |
| 乳酸脱氢酶 | 靶值±20% |
| 乳酸脱氢酶同工酶 | $LDI/LD_2$(+或-)或靶值±30% |
| 镁 | 靶值±25% |
| 钾 | 靶值±0.5mmol/L |
| 钠 | 靶值±4mmol/L |
| 总蛋白 | 靶值±10% |
| 三酰甘油 | 靶值±25% |
| 尿素氮 | 靶值±0.71mmol/L尿素或靶值±9%(取大者) |
| 尿酸 | 靶值±17% |

　　具体地说,某项目的测定值距离靶值的偏倚百分率若在可接受范围内,则PT得分为100,若超出可接受范围,则PT得分为0。

## 四、分析后质量管理

　　分析后质量管理是全面质量控制的进一步完善和检验工作服务于临床的延伸。主要指的是患者标本分析后检验结果的发出直至临床应用这一阶段,这一阶段的质量保证主要有两个方面:①检验结果的正确发出。②咨询服务,即检验结果合理解释及其为临床医师应用的过程。

### (一)分析后质量保证的概念

　　在完成样本检测后,为使检验数据(或检验报告)准确、真实、无误并转化为临床能直接采用的疾病诊疗信息而确定的质量控制措施和方法,称分析后质量保证。顾名思义,分析后质量保证就是指全面质量控制过程中的最后质量把关和提升检验数据在临床上的有效利用。这一环节的疏漏将有可能使前期的分析前、分析中质量保证有始无终,甚至前功尽弃。

### (二)检验结果确认的原则

随着临床实验室管理的日益规范,加之对过去所发生的差错或事故的不断反思和总结,我们可以通过对检验全过程每一环节的质控分析,从而确认和保证检验结果的真实性和可靠性。还必须:一要有强烈的责任感;二要有扎实的理论基础和过硬的检测技术。这样才能提高检验人员的自信心,其检验报告也会获得医生和患者的信任。应该说明的是室内质控和(或)室间质评成绩不能完全代表该实验室所有检测结果都真实可靠,质控工作只是手段,目的仍然是归结于保证用于疾病诊疗的样本检测结果的准确性。

(1)首先被检测样本的采集和送检,合乎要求,否则其结果无意义也无必要加以确认。在某些特殊情况下,样本不符合要求而又进行了检测,则必须加以说明,不管结果正常与否,原则上仍应将样本退回重采。

(2)样本处理得当,没有干扰测试的因素,否则会影响检验结果,如血细胞分析时血液未充分混匀,血清分离时纤维蛋白去除不彻底等。

(3)分析仪器运转正常,检测系统的不确定度确定且在可接受范围内,同时应对仪器进行定期校准,以发现系统误差及其漂移并加以修正,校准时应注意量值的溯源性。

(4)检测试剂无质量问题,且在效期内。

(5)检验人员技术熟练,操作正规无差错,没有其他突发干扰因素。

(6)该批次检测的室内质控"在控",结果计算准确无误。

在上述各点均得到肯定时,则基本上可以确认该批/次检测结果是准确可靠的。

### (三)结果的审核与发出

检验结果是临床医师开展诊疗活动的重要信息,而检验报告就是这些信息的传递载体,所以必须重视这一环节的质量保证。检验结果通常通过以下形式报告给临床医师:发送检验报告单或通过医院内计算机网络系统将结果发送给临床医生。由于后一种形式可以提高效率和减少传递差错,现已成为各大医院检测结果发送的主要形式。无论何种形式,发出的检验报告必须保证"完整、准确、及时"。

1.正确判断检验结果是否可以发出

除了保证报告单的基本信息符合要求外,判断检验结果是否可以发出的重要依据是室内质控是否合格。如室内质控结果"在控"时,报告可发出;"失控"时必须寻找原因,结果不宜发出。但它是总体上的判断,并不能完全代替某一出现异常结果样本或特殊样本的复核或复查。检验医师在应用室内质控结果来解释患者结果是否准确时,必须充分注意这一点。

2.建立制度保证检验结果的正确审核

(1)严格的报告单签发、审核制度:一份完整的检验报告应包含以下内容:医院名称、实验室名称、报告题目、患者姓名、出生日期(年龄)、性别、科室、病床号、申请医生姓名、样本种类、样本采集时间、实验室接收时间、报告时间、检测项目、检测结果(包括单位)、参考区间及异常提示。检验报告单发出前,除操作人员签字外,还应由另一位有资格的检验人员核查并签名,最好由本专业室负责人核查签名。但在危急情况下或单独一人值班时(如夜班)除外。审核的基本内容有:临床医师所申请的检测项目是否已全部检测、是否漏项;检验结果填写清楚、正确;有无异常的、难以解释的结果;决定是否需要复查等。

（2）异常结果、危重疑难患者等检验结果的复核或复查制度:检验科应规定哪些情况下的检测结果应与以前的检测结果进行比较,观察当前检测的结果及其变化是否符合规律,可否解释,必要时可与临床医生取得联系。建立实验室信息系统(LIS)时,软件应有自动对历史结果的回顾与提示功能。

（3）建立危急值紧急报告制度:实验室应规定危急值的报告制度,其中含结果的复核、结果报告的方式(电话报告、病房来取,通过 LIS 系统报告,向主管医生发手机短信等)及规定结果报告时间;因为一些检测项目,如血钾、钙、糖、血气(血 pH、$PO_2$、$PCO_2$ 等)结果过高、过低,都可能危及患者生命。实验室必须迅速将结果报告临床,并记录报告时间、报告人及结果接收者。

（4）特殊项目的检验报告及一些关系重大的检验报告:如抗 HIV 抗体阳性的报告单、诊断为白血病及恶性肿瘤的报告单、发现罕见病原体的报告单等,需检验科主任或由科主任授权的人员,复核无误并签名后尽早把结果发给临床。

（5）建立检验报告单发送的签收制度:医院应建立这方面的规章制度,患者取报告单应有相应的凭据,一方面可以避免拿错报告单,另一方面可以保护患者的隐私。同时加强医护人员责任心,防止检验报告单的丢失或发错科室。

（6）检验数据管理:实验室应管理好检验相关数据,所有检验报告和原始记录应保存一段时间。通常检验申请单应至少保存 2 年,检验结果数据至少保存 2 年,质控和能力验证记录至少保存 2 年,仪器维修和状态记录保留到仪器使用终身。实验室信息系统的数据要拷贝至少3 份并保存在不同地方,以防火灾等灾难性事件带来损失。以上所有数据在特殊情况下,应提供以便于临床查找及核对。

### （四）检验后标本的储存

标本的储存是指对检测完毕后的样本进行必要的一定时间的备查性保留。分析前,样本保存时间要尽可能短;分析后,根据样本种类及检测指标的不同保存时间可长可短,其原则是保存后的样本检测结果与初次检测结果仍有可比性。

1.样本储存的目的

临床上对每一个标本的检测项目只做一次测定,所以样本储存的最主要目的就是备查。检测结果也只能代表该次样本的某项指标水平,换言之,每份检测报告仅对送检样本负责。所以,当临床对检测结果提出疑问时,只有对原始样本进行复检,才能说明初次检测是否有误。此外,样本储存也有利于在科研工作中开展回顾调查。

2.样本储存的原则

首先应有样本储存的专门规章制度,最好专人专管,敏感或重要样本可加锁保管;其次在样本储存前要进行必要的收集和处理,如分离血清、添加防腐剂等。另外,应做好标志并有规律存放,最好将样本的原始标志一并保存。最后,对储存样本要定期清理,以减少不必要的资源消耗。

3.储存样本的种类及条件

临床检验样本虽多种多样，但最常见的仍以血液、尿液、粪便为主。尿液及粪便除有必要外很少进行保存，且保存价值亦不大。血液的保存又由检验内容的不同，其保存条件、保存时间会各不相同。而作为细胞学分析的骨髓片、各种积液细胞涂片样本等，则需要以档案片的形式进行长期保存和（或）电子版保存。

### （五）咨询服务与抱怨的处理

临床检验除了尽可能满足临床需要，及时、准确、经济地提供检验信息外，对于检验人员尤其是检验医师来说还应全方位地面向临床医师和患者提供检验医学咨询服务。这种咨询不仅仅是在医师或患者得到检验之后被提出来，也可以是在检验开始之前或不做检验仅为了了解检验医学动态或常识而提出咨询，这就对检验人员提出了更高的要求。通过检验咨询服务，可以大大提高临床实验室的总体服务水平，充分发挥检验医学在疾病诊治中的巨大作用。

1.咨询服务

咨询服务的主题是检验结果的解释及临床处理意见或建议。这是目前检验人员回答最多的问题，这种咨询主要来自患者，也来自其他医护人员。分析后对检验结果的解释及其相应的咨询服务非常重要，它关系到检验数据能否被临床有效利用，但是也要注意几个问题。

（1）标本质量问题：当检测结果异常或检测结果与临床不符时，应考虑标本质量问题，应检查标本采集、保存、送检情况，有无溶血、乳糜血、还应考虑药物影响，如有这种可能，应暂停药或排除这些原因后再进行复查。

（2）传染性疾病"窗口期"的问题：在病毒性感染的疾病中比较明显，即使感染了某种病毒，其标志物的检测在一定时间内可能还是阴性，遇此情况，要注意一下病程，并可采取间隔一定时间后再进行复查予以核实。

（3）采取标本时间及患者状态：如输液后立即抽血检查血糖及 $K^+$、$Na^+$、$Cl^-$ 等电解质显然是不适当的。

（4）患者检验结果的解释：常遇到的另一个问题是这次检验结果与上次结果有差异时如何判断；在除外标本采集错误或不合格的情况下，主要考虑有两种情况：①病情确实有了变化；②实验误差引起。室内质控的 Delta 检查在区分这两种情况会有所帮助，但有时仅凭二次检查很难区别，可以多次检查后，从检验结果变化趋势作出判断。

（5）ELISA 检测的"灰区"："灰区"是把定量分析的正常值范围引入定性分析而建立的概念。灰区的设置一般有两种：

①C.O×（1±CV），CV 为该试剂的批内 CV（一般为 15%～20%）。

②C.O±2s，S 为实验室做室内质控 ROC 的 S。

通常情况下，ELISA 定性实验以"阳性"和"阴性"来报告结果，两者间有一条分界线被称为"阳性判断值"（CO 值），这是定性免疫测定结果报告的依据。由于 ELISA 的 CO 值的设置不能区分所有正常和异常的人群，尤其是位于 CO 值附近的人群。ELISA 检测还有几个特点：检测变异大（18%～65%）；不同试剂盒 CO 值存在差异；病毒感染存在窗口期；病毒变异后表达产物含量低以及个体差异等。因此在 CO 值附近存在一个临床意义可疑的区域，被称之为"灰区"。国产的传染性病原体抗原和抗体检测的 ELISA 试剂盒中均未涉及"灰区"的设置，仅仅依靠 CO 值来决定感染的有无,尤其是对献血员的筛查具有较大的风险。因此对于检测结果位于"灰区"的患者可采用确认实验或追踪检测的办法加以确诊。例如用 ELISA 检测 HBsAg 的 OD 落在 CO 值附近的"灰区"范围,应该用中和试验来确证。

由于 ELISA 检测结果落在"灰区"而造成的"假阳性"和"假阴性",一位患者检出两个截然相反的结果,导致医疗投诉、纠纷甚至诉讼的情况在医院时有发生。这就要求临床实验室及其管理部门要尽早制定"灰区"标本的确认实验或追踪检测的办法,另一方面要求临床实验室加强对临床或患者的宣传和咨询,说明某些检验方法的不足和局限性,在临床上一旦出现上述投诉,有一个明确合理的解释。

2.抱怨的处理

(1)临床检验的抱怨:通常是指临床医师、患者或其他方面对实验室的服务不满意时所做出的各种形式的表述,包括投诉或质询等。在实际工作中,最常见的抱怨是来自患者和送检医生的投诉。

(2)抱怨的内容:无论是来自临床医师的抱怨还是来自患者的投诉,其主要内容不外两个方面,一是服务态度的问题,二是服务质量的问题,这里主要讨论因检验质量问题而引起的抱怨及其处理。

(3)对抱怨的处理:在医学检验的质量保证体系中,抱怨的处理应是一个重要的组成部分。因为抱怨在所难免,通过正确的抱怨处理可以帮助检验人员查找导致质量问题的原因或影响因素,在整改的过程中不断积累经验,从而改进和提高检验质量,同时也就不断地减少抱怨。

### (六)参考范围、不精密度和不准确度

检验结果正常与否的判断,最常用的判断标准是看其是否处于参考范围,这已是一种常识。然而这种判断方法在现实工作中难免会出现偏差,尤其是在未充分考虑到该参考范围所蕴藏的更深层次的问题时,这种偏差出现概率就大大增多,如生物因素对检测结果的影响,检测过程中的分析误差,参考范围的可信区间等问题,只有在充分了解这些问题的实质后,才能对检测结果作出正确判断或合理解释。

一个检测方法或检测系统是否精密,是用精密度来衡量,在精密度的表达上常常以不精密度来表示,统计量为标准差(s),较小的标准差表示精密度高。临床实验室即使最好检验的方法也会有一定的不精密度,在结果解释时应给予考虑。

检测结果和真值(或可接受的参考值)之间存在差异,更确切地称为"不准确度"。这类误差有一定的方向和大小,主要由系统误差引起。临床实验室通过各种办法力求最大限度地减少系统误差,但它是客观存在的。检验结果的不准确度一般不在检验报告中加以表述,只作为判断结果的参考,因此在临床咨询和检验结果解释时必须阐明误差存在的必然性和适当范围。

### (七)实验室与临床科室的沟通

实验室与临床科室的信息沟通在分析后的质量保证中具有重要作用。从严格意义上讲,检验报告所提供的结果绝大多数属于数据资料,而非信息,信息是经过解释的数据,即数据经过分类、整理、分析才成为信息。

1.信息沟通的内容

一方面检验人员应将实验室所开设项目的相关信息主动告之临床,这些信息包括检验项

目的临床意义,检测方法的影响因素和不精密度,检测值的正常参考范围,以及需要临床配合的患者准备、样本采集、运送要求和注意事项等。甚至包括该项目检测的成本核算、收费标准。在分析后的质量保证中,来自临床的信息主要是检验质量的反馈信息,这对实验室来说非常重要,因为无论实验室质控工作做得有多好,最终仍要看是否满足了临床需要,尽管这种反馈信息有时是以质量投诉的形式出现,实验室也必须正确对待。

2.信息沟通的途径和方式

最常用的沟通方式就是电话联系,召开医技-临床对话会是一种较好的方式,或者是全院性的工作会议交流,即使是提意见也是一种沟通。其实方式方法也可是多种多样的,例如开展检验医学专题讲座、编印检验信息发放到临床科室、实验人员到临床参与查房或会诊、通过医院信息管理系统(HIS)在网上进行实验室与临床的信息交流等。

3.临床咨询应注意的问题

样本的质量是检验报告准确的关键,检验人员首先要检查样本采集、保存、运送过程中是否存在影响检验质量的因素;对于感染性疾病需要考虑病程的变化,如病毒性感染的"窗口期";两次检验结果差异较大时,除外分析前影响因素后,主要考虑室内质量控制情况,检查室内质量控制是否符合要求。此外检验人员应掌握循证检验医学的规律,正确评价诊断性试验,对检验项目的方法学及临床应用进行评估,优选所应用的检验项目,为临床咨询积累必要的资料。

# 第三节  标本的正确采集

## 一、送检标本的采集要符合两个基本原则

(1)必须满足检测结果正确性的各项要求。

(2)检测结果必须能真实、客观地反映患者当前病情。因此应尽可能避免一切干扰因素,这些干扰因素存在时,一是影响检测结果的正确性,二是检验结果并不真实反映患者当前病情。所以"用不符合质量要求的标本进行检验,不如不进行这项检验"应该成为牢记的座右铭!

## 二、标本的正确采集应注意的基本问题

1.采样时间的控制

(1)血液标本原则上晨起空腹时采集。其理由如下:

①尽可能减少患者昼夜节律带来的影响。

②患者一般处于平静、休息状态,减少患者由于运动带来的影响。

③减少饮食的影响。

④生物参考区间通常是根据正常健康人空腹标本测定值确定的,因此易于与生物参考区间比较。

（2）检出阳性率最高的时间：如尿常规宜采取晨尿，由于肾脏浓缩功能，易发现病理成分；细菌培养应尽量争取在抗生素使用前采集标本等。

（3）对诊断最有价值的时间：如急性心肌梗死患者查心肌肌钙蛋白 T(cTnT)或心肌肌钙蛋白 I(cTnI)应在发病后 4～6 小时采样较好；病毒性感染抗体的检测，在急性期及恢复期采取双份血清检查对诊断意义较大。

2.采取具有代表性的标本

（1）大便检查应采取黏液、血液部分。

（2）痰液检查应防止唾液混入。

（3）末梢血采取时防止组织液的混入。

（4）骨髓穿刺、脑脊液穿刺应防止外伤性血液的渗入。

（5）输液的患者输液完毕至少半小时后方可采取血液标本。

3.采集最合乎要求的标本

（1）抗凝剂、防腐剂的正确应用。

（2）防溶血、防污染。

（3）容器洁净度或无菌程度（如 24 小时或 12 小时尿中某些成分分析需加防腐剂，而细菌培养绝对不能有防腐剂）。

（4）防止过失性采样（如采错部位、用错真空采血管等）。

（5）防止边输液边采血。

（6）采集标本运送间隔时间及运送条件。

4.唯一性标识

标本容器的标签上至少应注明下列内容：

（1）送检科别及病床号。

（2）患者姓名及病历号。

（3）送检标本类型及标本量。

（4）采集标本的时间。

特别要防止贴错标签。

# 三、血液标本的采集

## （一）全血细胞分析检查标本的采集

1.患者要求

患者应处于平静状态，减少运动，避免在输脂肪乳过程中或其后采血，禁止在输液手臂同侧采集血液，冬天从室外进入室内，应等患者体温暖和后再采血，采血时一般取坐位或卧位。

2.标本采集

（1）末梢血采集

①采血部位的选择：成人选择左手环指，1 岁以下婴儿选择大拇指或足跟部两侧采血。

②轻轻按摩采血部位，使其自然充血，用 75％乙醇棉球消毒局部皮肤，待干。

③操作者用左手拇指和示指捏紧采血部位两侧,右手持无菌采血针迅速刺入采血部位。

④用消毒干棉球擦去第一滴血后,用微量吸管采集标本。

⑤采血完毕,用消毒干棉球压住穿刺点几分钟至止血为止。

(2)静脉血采集:用普通采血法或真空采血法抽取肘前静脉、手背、手腕和外踝静脉,或幼儿的颈外静脉处静脉血 2mL 注入含 EDTA·K$_2$ 抗凝剂的抗凝管中,立即轻轻将试管颠倒混匀 5～8 次,使其充分抗凝,并在试管上贴好标识。该管血液标本除用于全血细胞分析检查外,还可用于 ABO 血型测定、网织红细胞计数、微量元素和疟原虫涂片的检测。

3.标本保存

(1)使用末梢血做细胞检查时采集标本后应及时检测,最好在 2 小时内完成,且不要放在冰箱内冷藏。

(2)抗凝静脉血室温中可稳定 8～12 小时,如不能及时检测,可置于 4℃冰箱中,上机检测前须将其取出平衡至室温,混匀后再测定。

4.注意事项

(1)一般要求用抗凝的静脉血,尽可能不用皮肤穿刺采集末梢毛细血管血进行全血细胞分析检测。因为末梢血采集时,易受组织液的稀释,细胞成分和细胞与血浆的比例同静脉血有差别。末梢毛细血管采血量较少,特别对一些全自动分析的仪器,不易采到足够量,更不能在有疑问时重复检查。因此,除了少数不易取得静脉血,如婴儿、大面积烧伤等患者,以及某些需要经常采血检查的病例,如血液病、肿瘤化疗或放疗的患者等,均应采静脉血进行检测。

(2)采静脉血时止血带压迫不能时间过长或过紧,应<1 分钟,避免造成血红蛋白和血细胞比容增高。

(3)末梢采血时,挤压力不能过大,以免过多组织液混入;同时要避开冻疮、发炎、水肿等部位,以避免影响结果;每个患者换新的薄膜手套。所以,为了保证结果的准确性,尽可能使用静脉采血方法,而不用毛细血管采血方法。

(4)当标本同时用于血涂片分析时,应在采集后 4 小时内制备血涂片,以免引起中性粒细胞和单核细胞形态的改变,同时标本亦不能冷藏。

(5)静脉采血如不注意,常易使血样溶血,影响检验,常见溶血的技术因素有注射器或试管潮湿,或有表面活性剂污染,或抽血后未卸下针头,强力将血液排入试管管内有许多气泡,或抽血时负压过大,或止血带结扎过久又不能一针见血等。严重溶血标本原则上不能使用,应通知临床重新采血,或在报告单上注明"溶血"字样,提醒临床医师注意。

### (二)红细胞沉降率(血沉)检查标本的采集

1.患者要求

患者应处于平静状态,避免在输入脂肪乳过程中或其后采血。

2.标本采集

抽取静脉血 1.6mL,加入到含 0.4mL 浓度为 109mmol/L 枸橼酸钠溶液的(1∶4)抗凝试管中,并轻轻颠倒 5～8 次使之充分混匀与抗凝,并在试管上贴好标识。

3.标本保存

采血后及时送检,尽快检测,室温中保存不得超过 3 小时。

**4.注意事项**

血液和抗凝剂的比例要准确,标本总量 2.0±0.1mL,<1.8mL 或>2.2mL 为不合格标本。采血过程须顺利,溶血或有细小凝块的血液标本,均影响血沉结果。

### (三)血栓与止血检验标本采集

**1.患者要求**

(1)患者采血的环境温暖,患者状态放松,避免剧烈运动,对于多次反复采血的患者最好在同一条件下采血。

(2)进行血小板聚集功能试验的患者采血前 1 周,不能服用阿司匹林、双嘧达莫(潘生丁)、肝素、双香豆素等含抑制血小板聚集的药物,采血当天禁饮牛奶、豆浆和脂肪性食品。

**2.标本采集**

(1)收集静脉血,采血前不应拍打前臂。

(2)采血时止血带不宜扎得过紧,压迫时间不应超过 5 分钟。

(3)抗凝剂首选枸橼酸钠,抗凝剂的浓度为 109mmol/L,其与血液的比例为 1:9。

(4)用清洁塑料管或硅化玻璃试管采集血液标本,避免表面激活。

(5)通常采集第 2 管血液标本用于凝血方面的检测,第 1 管血液用于其他的化学检测。

(6)在血细胞比容(Hct)<20% 或>55% 时,需按以下推荐的公式来调整抗凝剂与血液的比例,公式如下:抗凝剂用量(mL)=0.00185×血量(mL)×[1−Hct(%)]。

**3.标本保存**

(1)原则上取血后即送检,凝血因子(特别是Ⅷ因子)分析必须立即检测或分离血浆置于−20～−40℃条件下待测。

(2)全部试验最好在采集标本 4 小时内完成,室温保存不超过 4 小时,不能按时完成的标本应分离血浆贮于−20℃或−70℃冰箱中,复融过的标本不能再次冷冻。

(3)冰箱保存血浆要放在塑料管内,防止冷激活。

(4)运送标本应避免受阳光直射,减少震动。

(5)标本在室温(15～25℃)保存为宜,低温会使血小板激活,高温会使血小板聚集力减弱。

(6)标本保存必须加盖,以防外源污染及 $CO_2$ 的丢失,使标本 pH 升高,使试验结果受到影响,例如会使凝血酶原时间(PT)或活化部分凝血活酶时间(APTT)结果延长。

**4.注意事项**

(1)采血技术要熟练,最好"一针见血",防止组织损伤而激活凝血系统,影响试验结果,例如凝血因子活性增高、血小板数量假性降低等。

(2)抽血后迅速将血液和抗凝剂轻轻颠倒混匀,不能用力振荡使凝血蛋白受到破坏。

(3)不能从输液三通管取血,防止样品中可能含有的小凝块及污染的组织对实验结果造成影响。

(4)注射器选用,国际上推荐用 21G1.5 或 20G1.5 号针头。

(5)采血时,血液要平稳地进入试管,防止产生气泡,避免纤维蛋白原、凝血因子Ⅴ和因子Ⅶ变性。

(6)拒绝溶血的标本。

(7)不能使用过期变质的枸橼酸盐抗凝剂抗凝,否则会使 PT、APTT 试验的结果缩短。

### (四)血流变学标本采集

**1.患者要求**

需空腹12小时以上,采血前1天晚上低脂饮食。在采血前3天,停用具有溶栓抗凝作用的药物、降脂药物等。运动和体位对血黏度有影响,采血时患者应取坐位,清晨空腹安静状态下进行。女性应避开月经期。

**2.标本采集**

抗凝剂宜选用肝素或乙二胺四乙酸二钠盐(EDTA·Na$_2$),其抗凝浓度范围为 $10\sim20U/mL$ 血及1.5g/L血,液体状的抗凝剂会稀释血液,降低其黏度,故多用固体抗凝剂。采血后立即慢速颠倒,充分混匀,防止产生泡沫及血液凝固,并在试管上贴好标识。

**3.标本保存**

采血后尽快检测,标本一般于室温密封保存,时间不应超过4小时,尽可能不存放于冰箱,以免影响血液的生理状态和流变特性。受实验条件限制时,标本可保存于4℃冰箱中12小时,但不能在0℃以下存放,因为红细胞在冰冻条件下会发生破裂。

**4.注意事项**

(1)采血要求"一针见血",顺利取血,否则换一个部位重新采血。

(2)采血针头的内径以较大为好(最好为7号以上),在较大处静脉(肘静脉)采血为宜,采血过程中若用到压脉带时,压脉时间要尽可能短,应在压脉带撤除至少5秒后才开始抽血。

(3)抽取血样时负压不宜过大,必须缓缓抽吸,以免造成血液流经针头时受到异常高的剪切力。

(4)血黏度有昼夜节律性变化,与生活饮食习惯有关,一般在 11:00 及 20:00 最高,患者在治疗前后应统一采血时间,确保结果的可比性;进食会引起血细胞比容(Hct)和血浆成分的变化,采血时间以清晨空腹为宜。

### (五)溶血检查试验标本的采集

**1.患者要求**

患者应处于平静状态,避免在输入脂肪乳过程中或其后采血。

**2.标本采集**

(1)大部分试验的抗凝剂选择以肝素为主,部分试验可有其他选择,如高铁血红蛋白还原试验首选枸橼酸钠抗凝,血红蛋白电泳可以 ACD 液、肝素、草酸盐、EDTA 等抗凝,G-6-PD 检测可选用 EDTA·Na$_2$、ACD 液或肝素抗凝。

(2)采血要顺利,防止溶血,抽取血液标本置于抗凝试管中立即轻轻颠倒摇匀,充分抗凝。

(3)酸溶血标本不用抗凝血,要采集脱纤维血,方法为抽取血液标本后,取下针头将血液慢慢注入放有几个清洁小玻璃珠的小烧瓶内,不断地轻轻摇动 $10\sim15$ 分钟,直至纤维蛋白出现并附着于玻璃珠上为止,避免造成溶血。

**3.标本保存**

(1)G-6-PD 检测标本,4℃保存,可稳定1周。

(2)血红蛋白异常检测的标本采集后应尽快分离血浆,尽量减少红细胞与血浆接触,避免产生高铁血红蛋白。

（3）制作成的血红蛋白溶液置4℃冰箱保存不能超过1周，冰冻保存可几个月，不宜反复冻融而引起血红蛋白变性。若需长期保存，可通入CO，制成碳氧血红蛋白(COHb)，然后密封或冻干保存。

（4）所有贫血检测的标本都应尽快送检，保证用新鲜标本进行检测。

**4.注意事项**

（1）采样及分离血浆过程不能发生溶血。

（2）酸溶血试验要用脱纤维血，不能用抗凝血，因为抗凝剂会影响血液的pH。

### （六）骨髓细胞检查标本的采集

骨髓检查是诊断许多疾病，特别是血液系统疾病的重要手段之一，可以进一步了解骨髓中血细胞的生成、成熟、释放的程度，以及病理细胞形态或异常细胞出现的意义，从而诊断或协助诊断、观察疗效、测知预后或排除某些疾病，因此，骨髓标本的采集、接收及处理在整个骨髓分析过程中显得尤其重要。

**1.骨髓检查的适应证**

患者多次检查外周血异常，出现原因不明的肝、脾、淋巴结肿大；不明原因的发热、骨痛和恶病质；诊断一些造血系统疾病，如各种类型的白血病、再生障碍性贫血、多发性骨髓瘤、巨幼细胞性贫血、恶性组织病等具有肯定诊断意义，也可通过复查骨髓象来评价疗效和判断预后；用于提高某些疾病的诊断率，如疟原虫、黑热病原虫、红斑狼疮细胞检查等。

**2.骨髓穿刺禁忌证**

某些出血性疾病如血友病；晚期妊娠的孕妇做骨髓穿刺术应慎重；局部皮肤有弥散性化脓性病变或局部骨髓炎。

**3.标本采集**

（1）骨髓取材

①髂后上棘穿刺技术：a.患者侧卧，幼儿则俯卧（腹下放一枕头），侧卧时上面的腿向胸部弯曲，下面的腿伸直，使腰骶部向后突出，髂后上棘一般明显突出臀部之上，可用手指在骶椎两侧摸知，此处骨髓腔大，骨皮质薄，骨面平而大，容易刺入，多被选用。b.局部用碘酒、乙醇消毒，盖上已消毒的孔巾。c.麻醉局部皮肤、皮下组织及骨膜，按摩注射处至药液扩散为止。d.左手固定局部皮肤，右手持穿刺针与骨面垂直转刺而入，达骨髓时有阻力消失感（或落空感），深度为针尖达骨膜后再刺入1cm左右。e.取出针芯，用5mL干燥注射器，轻轻抽取，待红色骨髓液标本出现于针管底部即止。抽取骨髓量一般不超过0.2mL，过多则容易混血稀释。f.立即取下注射器，制作骨髓液涂片。因骨髓液容易凝固，动作应快。g.拔下穿刺针，敷以消毒纱布，压迫数分钟使其止血，然后贴上胶布，3天内禁止洗澡。h.同时取末梢血制作血涂片。i.特点：该部位骨质较薄，刺针容易，骨髓液丰富；很少被血液所稀释，抽出量较多，可利用其做细菌培养及查找LE细胞，其次对再生障碍性贫血有重要早期诊断价值。

②髂前上棘穿刺技术：a.患者仰卧，穿刺点在髂前上棘顶端后约1cm，常规消毒。b.穿刺时左手固定髂前上棘，右手持针与骨面垂直转刺而入，凭落空感探知骨髓腔；然后再用注射器抽取骨髓，方法同前。c.特点：该部位较安全，但此部位骨骼较硬，不如髂后上棘易穿，但对早

期再障诊断价值较大。

③胸骨穿刺技术：a.患者仰卧，并将胸部稍垫高，取胸骨中线，相当第 2 肋间水平，胸骨体上端为穿刺点。b.用碘酒、乙醇常规消毒。局部麻醉，然后用手按摩使药液扩散。c.左手固定穿刺点两旁胸骨缘，右手将针头斜面向上，针向头部 75°斜方向徐徐转动刺入，达骨髓腔时有落空感，此时轻摇穿刺针不倒，穿刺时注意用左手固定胸腔，勿过猛用力，以免不慎刺入胸腔。d.特点：该部位骨髓细胞增生旺盛，尤其对早期白血病诊断价值极大。但风险较大，稍有不慎刺入胸腔容易引起气胸。

④脊突穿刺技术：a.患者取坐位，双手伏在椅背上，使上身向前弯曲，或卧于左侧，右臂抱着大腿，使腰椎明显暴露，取第 3、4 腰椎脊突为穿刺点。b.穿刺时左手固定皮肤，右手持针自脊突定点垂直刺入。c.特点：痛苦较少，穿刺时患者不易看到，可减轻患者的恐慌心理。其次该部位的骨髓细胞增殖较好，仅次于胸骨。

（2）骨髓涂片：制作涂片的数量为 3～5 张，若要进行细胞学染色检查，可再推 3～5 张骨髓片。用推片蘸取骨髓液少许，置于载玻片右端 1/3 处，使推片和骨髓液接触，当骨髓液扩散成一均匀的粗线，然后使推片与载玻片呈 30°～45°（骨髓液较浓时，角度要小，推的速度要慢；骨髓液较稀时，角度要大，推速要快），自右向左，均匀地向前推，在载玻片的左侧 1/6 处结束。推好的玻片平放，让其自然干燥后在涂片边膜上用铅笔标记上患者姓名。涂片后将其在空气中快速摇动，使其快干，以免细胞皱缩而形态变异。涂片不宜太厚，要头、体、尾分明，取材良好的骨髓，涂片片膜粗糙，易见骨髓小粒。

4.标本保存

涂片要新鲜，及时染色，特殊情况可在 1 周内染色，否则会影响染色质量。

5.注意事项

（1）术前向患者说明穿刺的必要性与安全性，解除患者的顾虑。一般选择髂后上棘进行穿刺，因为该位置骨皮质薄，骨髓腔大，骨髓量多而容易穿取，且又在身后，患者不易产生恐慌心理，故列为首选。

（2）穿刺时部位要固定，勿随意移动，抽不出时可采取以下措施：把穿刺针稍稍拔出或深入或变动方向再抽；或抽不出时也可将注射器向玻片上推射几次，常可获微量骨髓液。

（3）对于有出血倾向的患者，穿刺后应压迫穿刺点稍久，以免术后出血不止。

（4）穿刺成功的标志：骨髓抽出量一般不超过 0.2mL，抽吸瞬间患者有特殊的痛感，骨髓液中可见到淡黄色骨髓小粒或油珠，涂片检查时有骨髓特有细胞，如浆细胞、巨核细胞、组织嗜碱细胞等，分类时中性杆状核粒细胞多于分叶核粒细胞。

（5）骨髓穿刺结果，一次获得性不能代表全骨髓状态，只能代表此部位该次骨髓检查结果。

（6）骨髓细胞在机体死亡后相继发生自溶，尤以红、粒、巨、淋巴细胞较明显，一般超过 2～3 小时无诊断价值。不易穿刺原因：多见于骨髓疏松、坏死、软骨症、肿瘤或恶性贫血。

（7）用作涂片的玻片要洁净、无油腻，处理好的玻片，手指不要接触玻片面。

（8）骨髓液抽取后应立即推片 5 张以上。一张好的涂片应该厚薄均匀，分头、体、尾 3 部分，尾部呈弧形，上下两边整齐（最好留出 1～2mm 的空隙）。显微镜下观察时，各类有核细胞分布均匀，红细胞互不重叠，而又不太分散者为佳。

(9)涂片染色时,先染 2 张,方法基本与血片相同,但染色液应稍淡,染色时间应稍长。其余的涂片留作细胞化学染色用。备骨髓涂片的同时,应同时制备血涂片 2 张,一并送检。

### (七)血液寄生虫检查标本的采集

**1.疟原虫检查**

(1)采血时间:间日疟及三日疟应在发作数小时至 10 小时左右采血,恶性疟患者应在发作后 20 小时左右采血。

(2)采血方法:可用毛细血管采血法和静脉采血法采集标本,用 EDTA·$K_2$ 抗凝。

(3)薄血片法:取血液 1 滴于载玻片上,以常规方法推制成薄片。

(4)厚血片法:在洁净玻片上,取血液 2 滴,用推片角将血液由内向外转涂成直径约为 1cm 厚薄均匀的血膜,在室温中自然干燥。

**2.微丝蚴检查**

(1)采血时间:以 21:00～24:00 前后为宜。

(2)采血方法:采血前让患者躺卧片刻,对夜间采血有困难的患者,可在白天按每千克体重口服枸橼酸乙胺嗪(海群生)2～6mg,15 分钟后取血检查。标本可以采集耳垂血或用 109mmol/L 枸橼酸钠 0.4mL 抗凝 1～2mL 的静脉血。

(3)鲜血片法:采耳垂血 1 滴置于玻片中央,用一张盖玻片覆盖于鲜血上进行检测。

(4)厚血片法:取耳垂血 2～3 滴,置于玻片中央,用推片角将血液由内向外回转涂成 2cm×3cm 长椭圆形厚薄均匀的血膜,自然干燥。

### (八)红斑狼疮细胞检查标本采集

**1.标本采集**

抽取患者静脉血 2～3mL,注于干燥洁净试管中,立即送检。

**2.注意事项**

送检要及时,因整个操作时间不能超过 3 小时,时间过长,红斑狼疮细胞会溶解,检出率下降。

## 四、尿液标本的采集

### (一)标本收集的容器与尿量

**1.容器**

容器只限一次性使用,清洁干净,不含干扰物质;容器至少可容纳 50mL 尿量,开口应大于 4cm,底部宽,防止尿液溅出;容器应方便运输,便于保存;对于儿科患者,特别是新生儿,可使用小型、特殊的容器。

**2.尿量**

10～12mL,不少于 10mL。

### (二)尿液标本种类

**1.首次晨尿标本**

收集早晨起床后的第一次尿液,适合于尿液常规检查,特别是尿液蛋白、细胞、管型等有形成分的检查。

**2.随即尿**

随机留取任何时间的尿液标本,不受条件限制,容易获得。但受饮水、饮食和收集时间等多种因素的影响。适用于门诊、急症患者的过筛检查。

**3.空腹尿**

进餐前的尿液,适用于糖尿病患者尿糖的检查。

**4.餐后尿**

进餐后 2 小时收集的尿液,适用于病理性蛋白尿、糖尿检查。

**5.3 小时尿**

收集上午 3 小时的尿液标本。适用于患者每小时或每分钟细胞排泄率。

**6.12 小时尿**

患者晚上 8 点排空膀胱的尿液,于容器中加入约 10mL 甲醛作为防腐剂,再收集以后 12 小时内所有尿液标本。适用于 Addis 计数,现已少用,建议使用 3 小时尿标本。

**7.24 小时尿标本**

规范采集此类尿标本最为困难,最常见的问题是未能采集到全部 24 小时内的尿量。因此,要求患者密切配合。

收集方法:必须明确告知患者尿标本采集具体步骤,并提供书面说明:①容器:容量最好大于 4L,清洁,无化学污染,并预先加入合适的防腐剂。②方法:在开始标本采集的当天(如早晨 8 点),患者排尿并弃去尿液,从此时间开始计时并留取尿液,将 24 小时的尿液全部收集于尿容器内。③在结束留取尿液标本的次日(如早晨 8 点),患者排尿且留尿于同一容器内。④测定尿量:准确测量并记录总量。⑤混匀标本:全部尿液送检后,必须充分混匀,再从中取出适量(一般约 40mL)用于检验,余尿则弃去。⑥避免污染:儿童 24 小时尿标本采集过程中,应特别注意避免粪便污染。主要用于肌酐清除率试验、儿茶酚胺、17-羟皮质类固醇(17-羟)、17-酮类固醇(17-酮)、尿蛋白、尿糖、电解质等化学物质定量或结核杆菌检查等。

**8.中段尿**

留尿前先清洗外阴,女性应清洗尿道旁的阴道口,男性应清洗龟头;再用 0.1% 清洁液(如新洁尔灭等)消毒尿道口,但不可用抗生素和肥皂等清洗尿道口,以免影响细菌生存力。在排尿过程中,弃去前、后时段排出的尿液,以无菌容器收集中间时段的尿液,主要可避免生殖道和尿道远端细菌的污染。中段尿一般用于细菌培养,但衣原体、支原体应留取前段尿,且应憋尿 3 小时以上。

### (三)标本收集方法

**1.尿液自然排尿法**

采用中段尿法,即尿流开始小部分弃之,收集中段尿。注意防止尿道口分泌物的污染。

**2.膀胱导管或穿刺法**

对于自然排尿困难的患者或为了避免女性阴道分泌物的污染,可采用膀胱导管。为了获得单次尿标本,在耻骨弓上穿刺膀胱收集尿液。

### （四）注意事项

（1）尿液化学物质和有形成分不稳定，尿液常规检查在排尿后尽快送检。

（2）临床医护人员和实验室工作人员应指导患者正确留取尿液标本的方法，根据不同实验要求，留取不同种类的尿液标本、取样方式和尿量。

（3）室温保存的尿液必须在2小时内测定完毕，标本不能及时分析，4℃条件下保存不超过8小时。

（4）清洁外生殖器、尿道口及周围皮肤，女性患者应特别避免阴道分泌物或经血污染尿液。

## 五、粪便标本的采集

### （一）标本容器

盛标本的容器应清洁、干燥、有盖，无吸水和渗漏。细菌学检查，粪便标本应采集于灭菌、有盖的容器内。

### （二）标本采集

（1）采集标本的量。一般采集指头大小(约3～5g)的新鲜粪便，盛于清洁、干燥、无吸水性的有盖容器内。

（2）送检时间。标本采集后一般应于1小时内检验完毕，否则可因pH改变及消化酶的作用等，使有形成分分解破坏及病原菌死亡而导致结果不准确。检查阿米巴滋养体时，应于排便后立即检验，冬季还需对标本进行保温处理。

（3）采集标本的性质。应尽可能挑取含有黏液、脓血等异常成分的粪便。外观无明显异常时，应于粪便内外多点取样。

（4）隐血试验标本。隐血试验时，应嘱咐患者素食3天后留取标本，禁服维生素C及铁剂等药品。

（5）特殊情况的标本。无粪便排出而又必须检验时，可采用肛门指诊或采便管采集标本。

（6）寄生虫检验标本。检查蛲虫时需要用透明薄医学教育网整理膜拭子或棉拭子于清晨排便前拭取肛门四周，并立即镜检。

（7）24小时标本检查胆石、胰石、寄生虫体及虫卵计数时，应收集24小时内粪便送检。

## 六、脑脊液的采集

脑脊液由临床医师进行腰椎穿刺采集，必要时可从小脑延脑池或侧脑室穿刺获得。待压力测定后将脑脊液分别收集于3个无菌试管中，第一管做细菌培养，第二管做化学分析和免疫学检查，第三管做一般性状及显微镜检查。每管收集1～2毫升。脑脊液标本必须立即送检并及时检查，放置过久，细胞会破坏、变性或细胞包裹于纤维蛋白凝块中，导致细胞数降低、分类不准确等。存放中的脑脊液葡萄糖会分解，使之含量降低；细菌自溶可影响细菌检出率等。

## 七、骨髓的采集

由临床医师穿刺采集，为使涂片满意，必要时检验科协助制作骨髓涂片。

## 八、胃及十二指肠液的采集

一般均在门诊室或病房采集后送检,收样时应核对标本。胃液分基础胃酸分泌(BAO)、最大胃酸分泌(MAO)等;十二指肠液分甲、乙、丙管,甲管来自胆总管为橙黄色,乙管来自胆囊为黄绿色,丙管来自胆道为柠檬色,细菌培养应从乙管取样接种培养。

## 九、痰液标本的采集

留取痰标本的方法有自然咳痰、气管穿刺吸取、经支气管镜抽取等。后两种操作复杂且有一定的痛苦,故仍以自然咳痰为主要留取方法;采早晨第一口痰,多用于细胞学及微生物学检查。留痰时患者先用清水漱口数次,然后用力咯出气管深处痰,留于无菌的玻璃或塑料小内。对于无痰或少痰患者可用经45°加温、浓度为100g/L氯化钠水溶液雾化吸入,促使痰液易于咯出;对小儿可轻压脑骨柄上方,诱导咳痰。昏迷患者可于清理口腔后用负压吸引法吸取痰液。痰标本必须立即送检,以免细胞与细菌自溶破坏。采集标本时严防痰液污染容器外壁,用过的标本需灭菌后再行处理。微生物培养取样应在抗生素等药物治疗开始之前,如已用药,则应选血药浓度最低时采样。

## 十、阴道分泌物的采集

由妇产科医师采样后送检,如成批送检应在37℃加温数分钟后检查,否则影响滴虫动力,容易漏检。

## 十一、精液和前列腺液的采集

采集精液时,要求患者应在3～5天内勿排精,且于排精后30分钟内保温送达检验科。容器以广口小玻璃瓶为好,不可贮于避孕套或塑料瓶内。收到标本后应及时检查。前列腺液由医师作前列腺按摩术取样,收到标本后应立即检查。

# 第四节　标本的运送、核收和贮存

## 一、标本的运送

### (一)原始标本的识别

原始样品的识别,是指如何辨别原始样品,建立起原始样品的ID系统。要清楚辨别一份原始样品的身份,要做到两方面的保证:保证被检测的原始样品是属于该患者的;保证样品标识的唯一性。

(1)要保证患者资料的唯一性,检验申请单上应至少具备以下信息:具有姓名、性别、年龄、唯一性的患者 ID 号。ID 号可采用患者身份证号、社会保障卡号、医院自建的门诊病历号或住院病历号等。

（2）要保证被检测的原始样品是属于该患者的,样品容器上应始终贴有唯一性的标识号。如果使用手写检验申请单,申请单应具有一式两份的标识号,其中一份粘贴于样品容器上,并一直伴随到样品作废;如果使用条形码系统,则将生成的条形码标识纸一直粘贴于样品容器上,直到样品作废,条形码系统保存其原始记录,不得撤销。

对于急查标本,还应在申请单或条形码上标有"st"或"急"等字样以便于检验人员对这类标本进行识别并快速处理。

### （二）运送流程

标本的运送,应保证标本在不影响检验结果质量的时间和环境条件下送至检测地点。运送的过程包括采集登记、送检签收、运送和实验室接收 4 个部分,4 个部分的时间都应体现在检验报告中,以便进行质量监控。

#### 1.采集登记

所有标本在采集后由采集人员登记标本的患者姓名、年龄、性别、ID、采集时间、标本类型以及检测项目等资料,然后放置在指定的存放位置,等待运送人员前来收取。对需紧急送检的标本应立即电话通知运送人员收取。

#### 2.送检签收

对于一般标本,运送人员定时到临床科室收取,并与临床人员共同核对标本的数量、患者姓名、检测项目、收取时间等信息,在登记本上登记,双方签名确认,然后送往实验室。

急查标本必须有明显标识,在签收时应单独交给运送人员,运送人员在标本运送至实验室时也应单独呈给检验人员,以防止延误检测。

门诊患者的尿液、粪便、精液、分泌物等由患者自行采集的标本可由运送人员、患者或其家属直接送至实验室,由检验人员登记送检的时间、患者姓名、年龄、性别、检测项目等信息后,由送检者签名确认。

### （三）标本运送

#### 1.生物安全要求

（1）实验室负责人应负责为所有向实验室提交样本的地点准备适当的指南和指示。

（2）所有样本应以防止污染工作人员、患者或环境的方式运送到实验室。

（3）样本应置于被承认的、本质安全、防漏的容器中运输。

（4）样本在机构所属建筑物内运送应遵守该机构的安全运输规定。样本运送到机构外部应遵守现行的有关运输可传染性和其他生物源性材料的法规。

（5）样本、培养物和其他生物材料在实验室间或其他机构间的运送方式应符合相应的安全规定。应遵守国际和国家关于道路、铁路和水路运输危险材料的有关规定。

（6）按国家或国际标准认为是危险货物的材料拟通过国内或国际空运时,应包装、标记和提供资料,并符合现行国家或国际相关的规定。

#### 2.血液标本的运送要求

（1）及时送检:标本采集后应尽快运送到实验室,标本采集后至标本开始检测的时间应不超过检测项目的稳定期。因为考虑到标本送到实验室后实验室尚需一定的时间进行处理,所以标本采集后送至实验室的间隔时间各实验室应根据标本量的多少作出相应的规定。血液标本如果不能及时送往实验室,应采取措施降低对结果的影响,如把标本离心,分离出血清或血浆再送往实验室或把标本放置在冰箱等;对于特殊实验应参考有关规定作特殊处理。

(2)试管放置:试管必须加管塞,管口朝上垂直放置,因为垂直放置能促进凝血完全、减少试管内容物的振动、外溅,可以避免溶血、减少污染、防止打翻。

(3)避免标本管的振荡及溶血:因为标本管的振荡可能造成溶血,所以应温和地处理已收集的标本以减少红细胞的破坏。中度溶血(有 1‰ 的红细胞破坏)血清或血浆即可见红色。

(4)应避免暴露于光线下:部分检测对光线敏感,应使用黑纸、铝箔或类似物包裹保护,以避免使标本暴露于人造光、太阳光或紫外线照射下。此类分析物有:胆红素、维生素 A、维生素 $B_6$、β-胡萝卜素、卟啉。

3.尿液标本的运送要求

(1)及时送检:尿液标本应在收集后 2 小时内送至检验科并检测完毕。如不能立即送检或检测,应放置于 $2\sim8℃$ 冷藏保存。$2\sim8℃$ 冷藏保存仅适合部分项目,不适合于胆红素和尿胆原,而且冷藏保存可令无定形尿酸盐和无定形磷酸盐沉淀,影响显微镜检查。如果尿液还要用于做细菌培养,运送过程也应冷藏,冷藏过程应保持到标本接种为止。由于尿标本的组成多样,所以冷藏保存的时间至今没有达成共识。

(2)避光保存:由于有些分析物(如胆红素)对光敏感,进行此类项目的检测应避光保存和运送。

(3)运送容器:盛放标本的容器要有盖以防止尿液漏出。在运送过程中,最好放置在第 2 个容器内以防止容纳溅出液体。

4.微生物标本的运送要求

(1)所有的标本应在 2 小时内送往实验室。

(2)细胞学检验标本的存放,即使在冷藏条件下,一般不能超过 24 小时;而病毒检测标本在 4℃ 条件下可存放 $2\sim3$ 天。

(3)最佳的临床标本送检(包括厌氧菌培养标本)首先取决于所获取标本的量,量少的标本应在采集后 $15\sim30$ 分钟送检。活检组织如果采用厌氧运送方式,于 25℃ 可存放 $20\sim24$ 小时。

(4)对环境敏感的微生物,如淋病奈瑟菌、脑膜炎奈瑟菌、志贺菌和流感嗜血杆菌(对低温敏感)应立即处理,禁止冷藏脊髓液和生殖道、眼部、内耳道标本。

(5)从病房或实验室将临床标本运往另一个实验室,不论距离长短,都要求严格注意标本的包装和标签说明。所要运送的标本必须正确标记、包装和保护;运送工具上也应该标明运送生物材料,贴上生物危害标记。运送途中要注意安全防护。

## 二、标本的验收

标本送至实验室后应有专人验收,验收基本程序和内容是:

(1)唯一性标志是否正确无误。

(2)申请检验项目与标本是否相符。

（3）标本容器是否正确、有无破损。

（4）检查标本的外观及标本量，其中标本外观包括有无溶血、血清有无乳糜状、抗凝血中有无凝块等；细菌培养的标本有无被污染。

（5）检查标本的采集时间到接收时间之间的间隔。

遇到下列情况可以拒收：

①唯一性标志错误或不清楚的；脱落、丢失的。

②用错标本容器（如用错真空采血管）；容器破损难以补救者。

③溶血、脂血严重者。

④抗凝血中有凝块；该抗凝血未加抗凝剂者；或抗凝剂比例不正确者（如血沉、PT 等）。

⑤标本量不足者。

⑥该加防腐剂而未加导致标本腐败者。

⑦不应该接触空气的接触了空气者。

⑧细菌培养被污染者。

⑨输血、输液中采集的标本。

⑩采集标本离送检时间间隔过长者。

各临床实验室根据各自遇到的情况还可有各自规定。验收情况应有记录，标本不合格的情况应及时反馈给申请科室。

在某些情况下，退回标本如有困难，应与申请医师直接联系，提出处理意见，如仍需作检验应在检验报告单上对验收不合格的情况进行描述，并提醒对检验结果可能产生的影响。

验收工作实际上是临床实验室对送检标本外在质量的把关。如果临床实验室建立了 LIS 系统并与 HIS 联网，验收情况可通过 HIS 反馈，同时推荐条码技术，这有利于减少错误并提高工作效率。

## 三、标本的贮存

标本的贮存时间和贮存条件应视贮存目的的不同而有所不同。有部分检验项目由于标本数量少或操作复杂等原因无法在短时间内检测，此类标本的贮存应保证在保存期内标本性能稳定、不变质，保证保存后检验结果与新鲜标本检测的结果无明显差异。

血液标本通常置于 4～8℃冰箱或冰库保存，保存时间视分析物在分析标本中的稳定性而定。一般临床生化、临床免疫检测项目保存应不超过 1 周，但检测抗原、抗体的标本可保存较长时间；激素类测定以不超过 3 天为宜；血细胞、凝血因子测定的标本、尿液、胸腔积液、腹水和脑脊液等一般不保存。

检验后标本的保存主要是为了对有疑问的结果进行复查或核对标本的患者信息，因此保存时间各实验室可根据各自保存空间和其他情况适当延长，但超出标本稳定期的复查结果只能用于核实，不能用于纠正以前的报告。保存的标本应按日期和类型分别保存，并有明显标志，以易于查找，到保存期后才可处理。在贮存过程中，标本应加盖保存或存放于有盖的盒子内,以防止标本蒸发以及气溶胶对人体产生危害。

对于 HIV 阳性或可疑阳性标本,应放置于带锁的冰箱内,并应实行双人双锁双签名保管,每位保管人只保管其中一把锁的钥匙。在标本入库和出库时,两个保管人均要签名。

# 第二章 临床常用检验技术

## 第一节 细菌学检验技术

### 一、细菌的形态结构与生理特征

在一定条件下,细菌具有相对恒定的形态和结构,了解细菌的形态与结构,对鉴别细菌、防治细菌感染及研究细菌的生物学特性、致病机制、免疫特征等具有重要意义。

#### (一)细菌的基本形态

通常用微米(μm)作为测量细菌大小的计量单位。不同种细菌大小不一,同种细菌也可因菌龄和环境因素的影响,大小有所差异。

细菌基本形态有球菌、杆菌和螺形菌。球菌大体上为球形细胞。按其分裂繁殖时细胞分裂的平面不同,菌体的分离是否完全以及分裂后菌体之间相互黏附的松紧程度不同,可形成不同的排列方式,此特点可用于细菌鉴定。杆菌多数为直杆状,亦可呈棒状;多数分散排列,亦可呈链状、栅栏状等。螺形菌菌体弯曲,呈弧菌、螺菌和螺旋体。

#### (二)细菌的基本结构

细菌的基本结构包括细胞壁、细胞膜、细胞质及核质等。

1.细胞壁

它是细菌最外层结构,与细胞膜紧密相连。主要功能是维持菌体固有的形态,免疫低渗环境。革兰阳性细菌细胞壁较厚,其主要成分为肽聚糖、磷壁酸和少量蛋白质;革兰阴性细菌细胞壁较薄,肽聚糖含量少,肽聚糖外层还含有由脂蛋白、磷脂和脂多糖组成的多层结构。两者结构的不同导致在染色性、抗原性、致病性及对药物的敏感性等方面有很大差异。

细菌 L 型是细菌细胞壁的肽聚糖结构受到理化或生物因素的直接破坏或合成被抑制,在高渗环境下仍可存活者。细菌 L 型在体内、外,人工诱导或自然情况下均可形成,呈高度多形性,染色不均,多被染成革兰阴性菌。在高渗低琼脂含血清的培养基中培养后形成荷包蛋样、颗粒状或丝状菌落。去除诱发因素后,有些 L 型细菌仍可回复为原菌。

2.细胞膜

它位于细胞壁内侧,基本结构是脂质双层。细胞膜含有多种酶类,参与细胞结构的合成。其中与肽聚糖合成有关的酶类,也是青霉素作用的主要靶位,称其为青霉素结合蛋白,与细菌的耐药性形成有关。

**3.细胞质**

它为细胞膜包裹的溶胶状物质,由水、蛋白质、脂类、核酸及少数糖和无机盐组成,其中含有许多重要结构如核糖体、质粒、胞质颗粒等。

**4.核质**

它是细菌的遗传物质,集中于胞质的某一区域,多在菌体中央,也称为细菌的染色体。

### (三)细菌的特殊结构

主要包括荚膜、鞭毛、菌毛、芽孢等。

细菌的荚膜是某些细菌在细胞壁外包绕的一层黏液性物质,结合牢固,成分主要为多糖或多肽,去除后并不影响菌细胞的生命活动。为细菌血清学分型的基础。荚膜具有抗吞噬、黏附、抗有害物质损伤等作用,是细菌重要的毒力因子。

鞭毛是细菌的运动器官。根据鞭毛的数量和部位,可分成4类:单鞭毛菌、双毛菌、丛毛菌和周毛菌。鞭毛具有高度抗原性,称鞭毛抗原。有些细菌的鞭毛与致病性有关,如霍乱弧菌。根据细菌能否运动,鞭毛的数量、部位和特异的抗原性,可用于鉴定细菌和进行细菌分类。

菌毛是细菌菌体表面存在的一种丝状物,比鞭毛细、短。分为普通菌毛和性菌毛两大类。与细菌的致病性、毒力和耐药性质粒的传递相关。

芽孢是革兰阳性细菌,在特定环境下,胞质脱水浓缩,菌体内部形成一个圆形或卵圆形小体,是细菌的休眠形式。芽孢对热、干燥、辐射、化学消毒剂等理化因素具有很强的免疫力,杀灭芽孢最可靠的方法是高压蒸汽灭菌。

### (四)细菌的生理特征

**1.细菌的化学组成**

它包括水、无机盐、蛋白质、糖类、脂质和核酸等。水分是菌细胞主要的组成部分,占细胞总重量的75%~90%。菌细胞去除水分后,主要成分为有机物,还有少数的无机离子。细菌尚含有一些原核细胞型微生物所特有的化学组成,如肽聚糖、胞壁酸等。

**2.细菌的物理性状**

它包括光学性质、带电现象、半透性和渗透性等。

(1)光学性质:细菌为半透明体,当光线照射至细菌时,部分光线被吸收,而另一部分光线被折射,因此,多数细菌悬液呈浑浊状态,菌数越多则浊度越大,可通过比浊法粗略地估计菌量。同时,由于细菌具有多种光学性质,可使用相差显微镜观察形态和结构。

(2)表面积:细菌体积微小,相对表面积大,有利于同外界进行物质交换。

(3)带电现象:细菌的带电现象与细菌的染色反应、凝集反应,抑菌和杀菌作用等都有密切关系。

(4)半透性和渗透性:细菌的细胞壁和细胞膜都具有半透性,允许水和部分小分子物质通过,有利于吸收营养和排出代谢产物。细菌所处环境相对低渗,若处于比菌体内渗透压更高的环境中,则菌体内水分溢出,胞质浓缩,细菌不能继续生长繁殖。

**3.细菌的营养与生长繁殖**

细菌分为自养菌和异养菌两大营养类型。自养菌以简单的无机物为原料,异养菌以多种有机物为原料。营养物质包括水、碳源、氮源、无机盐和生长因子等。细菌摄取营养物质的机制:水和水溶性物质通过半透膜性质的细胞壁和细胞膜进入细胞内,蛋白质、多糖等大分子营养物,经细菌分泌的胞外酶作用,分解成为小分子物质才能被吸收。营养物质进入菌体内的方式有被动扩散和主动转运。①被动扩散:细菌依靠菌体表面细胞壁和细胞膜的半透性调节各种营养物质的摄取;②主动吸收:细菌将许多营养物质以高于细胞外浓度积累在细胞内的过程称为主动吸收;③基因移位:是一种耗能的运输营养方式,它是靠胞外酶将糖类等物质与一种耐热蛋白(HPr)和磷酸结合,使糖类等发生磷酸化而被运送到菌体内并与 HPr 解离。

4.影响细菌生长的环境因素

它主要包括营养物质、氢离子浓度、温度、气体等。只有处于合适的环境条件下,细菌才能进行正常的代谢繁殖。

5.细菌的生长繁殖

单个细菌一般以简单的二分裂方式进行无性繁殖。细菌分裂数量倍增所需要的时间称为代时,多数细菌为 20～30 分钟。个别细菌繁殖速度较慢,如结核分枝杆菌的代时长达 18～20 小时。

细菌群体的生长繁殖:一般细菌约 20 分钟分裂 1 次。群体生长繁殖可分为 4 期:①迟缓期:是细菌进入新环境后的适应阶段;②对数期:此期细菌以几何级数增长,形态、染色性、生理活性较典型,对外界环境因素的作用较为敏感;③稳定期:随着环境中营养物质的消耗,毒性产物积聚,pH 下降使繁殖速度渐趋下降,死菌数逐渐上升,此期细菌繁殖数与死亡数大致平衡;④衰亡期:细菌繁殖逐渐减慢,死亡逐渐增多,死亡数超过活菌数。

6.细菌的新陈代谢和能量转换

细菌能量代谢活动主要涉及 ATP 形式的化学能。细菌有机物分解或无机物氧化过程中释放的能量通过底物磷酸化或氧化磷酸化合成 ATP。

病原菌合成细胞组分和获得能量的基质(生物氧化的底物)主要为糖类,通过糖的氧化或酵解释放能量,并以高能磷酸键的形式(ADP、ATP)储存能量。

各种细菌所具有的酶不完全相同,对营养物质的分解能力亦不一致,因而,细菌的代谢产物各不相同,此特点可用于鉴别细菌。

## 二、细菌的感染与免疫

细菌感染是指当细菌侵入宿主体内后,在生长繁殖的过程中释放毒性产物,与宿主细胞之间发生相互作用,导致宿主出现病理变化的过程。导致人体感染的细菌称为致病菌。当致病菌入侵后,机体免疫系统必然会产生抗感染的免疫应答,以抑制或清除其破坏作用。致病菌的毒力、侵入的门户和侵入数量的多少以及宿主抗感染免疫应答能力的强弱,决定了感染的发展和转归。细菌感染类型主要包括隐性感染、显性感染和带菌状态。

正常菌群是存在于体表和同外界相通的腔道黏膜上不同种类和数量的微生物。通常这些正常菌群和宿主以及周围环境共同处于一个微生态平衡中,对人体无害,有些属于互利共生关系。但是当这种生态平衡在某些特定情况下被打破时(如寄居部位改变、宿主免疫功能低下、菌群失调等),这些正常菌群也有可能成为机会致病菌导致感染。

细菌的致病性主要取决于3个方面:细菌的毒力、侵入的数量及侵入的途径。毒力是表示细菌致病性的强弱程度,构成病原菌毒力的物质基础,主要有侵袭力和毒素2个方面。影响侵袭力的因素主要为黏附素、荚膜、侵袭素、侵袭性酶类和细菌生物被膜等;毒素包括外毒素和内毒素两类。细菌致病除必须具有一定的毒力物质外,还需要有足够的感染菌量。引起感染所需的菌量多少,主要与毒力强弱和宿主免疫力的强弱有关。具有毒力及足够数量的致病菌,还必须通过合适的途径才能引起感染。

致病菌入侵机体,首先激起机体的非特异性免疫,这种免疫方式是人类在长期的种系发育和进化过程中,逐渐建立起来的。参与非特异性免疫的主要有皮肤黏膜上皮细胞、吞噬细胞、NK细胞以及正常体液和组织的免疫成分等。其特点是作用范围广泛,应答迅速。随着感染时间的延长,机体产生特异性免疫应答;特异性免疫在发挥效应的同时,又可显著增强非特异性免疫功能。特异性免疫主要包括体液免疫和细胞免疫两大类,分别由B淋巴细胞和T淋巴细胞介导。

细菌感染可分为胞外菌感染和胞内菌感染两类。抗胞外菌免疫主要以中性粒细胞的调理吞噬以及抗体和补体的溶菌作用为主,如抗金黄色葡萄球菌感染;抗胞内菌免疫主要依靠细胞免疫,如抗结核分枝杆菌感染;此外某些特殊细菌感染,如破伤风、气性坏疽等以外毒素致病为主,尚存在抗毒素免疫(以抗体为主的免疫反应)。

## 三、经典临床细菌学检验技术

目前,临床微生物检验均采用成熟、性能稳定的常规技术,主要采用形态学检查、细菌分离培养和鉴定以及细菌的非培养检测方法为患者进行诊断。

### (一)细菌形态学检查

细菌的形态学检查是初步的检验,主要的依据是菌落特征、生化反应、血清学实验。通过对临床标本进行染色或不染色,观察细菌的形态、大小、排列方式、动力等情况,为临床早期诊断提供依据。常用的染色方法有革兰氏染色、抗酸染色、荧光染色、鞭毛染色和荚膜染色。常用的不经染色的直接镜检方法有压滴法和悬滴法,主要观察生活状态下细菌的动力及运动情况。

### (二)细菌的分离培养和鉴定

当临床标本含有一种或多种细菌时,对其中一种或多种细菌分别予以鉴定时,需要选用不同用途的培养基对标本进行细菌分离培养和鉴定。常用的培养基有基础培养基、营养培养基、选择培养基、鉴别培养基和特殊培养基。例如,接种疑似有奈瑟菌的标本,可选用巧克力培养基;疑似有沙门氏菌的标本,可选用SS琼脂培养基。根据标本来源可选用需氧培养法、二氧化碳培养法和厌氧培养法。获得纯的培养物后,下一步就可以进行生化反应,主要包括碳水化合物的代谢试验、蛋白质和氨基酸的代谢试验、碳源和氮源利用试验、各种酶类试验以及抑菌试验。常见细菌培养物通过以上方法,结合一定的免疫学方法和抗生素敏感性试验即可进行鉴定分析。

### (三)细菌的非培养检测方法

通过形态和生化反应结果,结合一定的免疫学和耐药性检测方法,可以对可培养细菌进行鉴定;对于难以培养或不可培养细菌,则可以通过非培养的检测方法进行鉴定。常用的方法有免疫学检测方法、分子生物学检测方法、细菌毒素检测方法及动物实验方法。

从 20 世纪末人类消灭天花病毒开始,人类在与由病原体引起的疾病的对抗中不断取得新的进展。但人类消灭病原菌的速度远远跟不上新型病原体出现的速度,与此同时,一些过去本已得到控制的疾病,如结核、霍乱等,在世界一些地方又接连暴发疫情。近年来,新型快速诊断方法及分子生物学技术飞速发展,为临床微生物学检验提供了有力的技术支持。

## 四、临床细菌学检验新技术及其应用

本节将系统、详细地介绍目前用于临床微生物学检测的各种新技术,包括基于生化反应的商品化微生物鉴定系统、基于 PCR 和 DNA 测序技术的微生物鉴定方法、抗原检测技术、抗体检测技术、基质辅助激光解吸电离飞行时间质谱(MALDI-TOF MS)技术、电喷雾电离(ESI)-MS 技术、流式细胞技术和非 PCR 靶核酸扩增技术等先进技术的原理、方法和特点,为这些新技术在临床微生物学中的应用提供坚实的技术基础。

### (一)基于生化反应的商品化微生物鉴定系统

生化试验是细菌鉴定实验中的重要组成部分,其主要分为传统的微生物鉴定系统和商品化微生物鉴定系统。下面重点介绍商品化微生物鉴定系统。

1.API 鉴定系统

API 鉴定系统是基于细菌碳源发酵试验或酶活力检测结果进行细菌鉴定的方法。使用者只需根据细菌种类选择适合的 API 试纸条,通过观察细菌是否生长即可进行判断,具有操作简单、准确率高的特点。其主要分为革兰氏阴性菌 API 鉴定系统、革兰氏阳性菌 API 鉴定系统和厌氧菌 API 鉴定系统。常用的有 API 20 系列,如 API 20E 是肠杆菌科和其他革兰氏阴性非发酵杆菌的标准鉴定系统,24 小时内出鉴定结果。API 20Strep 是链球菌和肠球菌鉴定系统,可在 4 小时或 24 小时内出结果。API 20A 是厌氧菌鉴定系统,可在 24 小时内出结果。

2.VITEK 全自动细菌鉴定及药敏分析仪

以每种细菌的微量生化反应为基础对细菌进行鉴定,不同种类的鉴定卡或药敏卡含有多种生化反应孔,根据卡上各生化反应孔中的生长变化情况,由读数器按光学扫描原理,定时测定各生化介质中指示剂的显色,通过与数据库进行比较,得到鉴定结果。VITEK 已被许多国家定为细菌最终鉴定设备,并获美国食品药品管理局(FDA)认可。

3.Biolog 微生物鉴定系统

利用微生物对不同种类碳源进行呼吸代谢的差异,针对每一类微生物筛选出 95 种不同种类碳源或其他化学敏感物,配合四唑类显色物质(如 TTC、TV),固定于 96 孔板上(A1 孔为阴性对照),接种菌悬液后培养一定时间,通过检测微生物细胞利用不同种类碳源进行呼吸代谢过程中产生的氧化还原物质与显色物质发生反应而导致的颜色变化(吸光度)以及由于微生物生长造成的浊度差进行微生物种类区分,95 种碳源利用情况的差异结果组成特殊的"指纹图谱",通过与好氧细菌数据库、厌氧细菌数据库、酵母菌数据库和丝状真菌数据库进行比对,得到最终鉴定结果。目前数据库涵盖近 1700 种细菌和近 1000 种真菌。

**4.BBL Phoenix 全自动微生物鉴定/药敏系统**

此系统是设计应用于临床微生物实验室进行快速细菌鉴定和药物敏感试验的全自动设备。其药敏试验结果以最低抑菌浓度(MIC)的形式表示,分为敏感、中介或耐药三种程度。

**5.BBL™ Crystal™ AutoReader 自动微生物鉴定系统**

这是一款专门为中小型微生物实验室以及科研机构设计的经济型鉴定系统。它将传统的酶、底物生化反应与先进的荧光增强技术结合,使检测速度明显提高,可在 4 小时内完成大多数致病菌的鉴定实验。该系统具备快速、准确、灵敏的特点。

**6.Sensititre ARIS 2X 全自动微生物鉴定及药敏分析系统**

这是一个集培养和判读于一体的自动化的鉴定和药敏试验系统。其药敏试验结果可以报告实测 MIC 值,能够有效地为临床医生合理使用抗生素提供依据。

**7.MIDI Sherlock 全自动微生物脂肪酸分析鉴定系统**

这是一种基于细菌脂肪酸的气相色谱分析方法,该系统主要应用于罕见细菌的鉴定,如对生物武器和生物恐怖细菌的筛选和区分。

## (二)基于 PCR 和 DNA 测序技术的微生物鉴定方法

PCR 是一种体外核酸复制或扩增技术,因其具有极高的灵敏度,已成为细菌检测、分型的"金标准"之一。下面主要介绍几种在临床微生物实验室既实用又有应用前景的方法。

### 1.实时荧光定量 PCR

实时荧光定量 PCR 可分为非特异性检测和特异性检测两类。前者使用以 SYBR green 为代表的荧光染料定量或定性检测扩增产物;后者使用以 Taqman 探针、分子信标探针和罗氏探针为代表的探针对样品进行定量或定性检测。在一些食源性细菌污染事件中,如沙门氏菌、李斯特氏菌、弧菌等的检测中,实时荧光定量 PCR 检测已经可以做到准确、快速和定量的多重检测。

### 2.细菌 16S rRNA 基因测序鉴定技术

PCR 和 DNA 测序技术的发展已广泛用于系统发育研究,被认为是细菌鉴定和分类的新标准。目前 16S rRNA 基因数据库已初具规模,细菌基因组计划的实施已证实 16S rRNA 基因对全基因研究的代表性。在对传统表型检测难以区分的厌氧革兰氏阳性杆菌如放线菌和非放线菌的鉴定中,因为临床通常需要数周乃至数月时间的抗生素治疗,以预防放线疾病的恶化或复发,这使得 16S rRNA 基因测序在快速明确诊断或排除放线菌病上具有非常重要的临床意义。实验室会时不时碰到一些不常见菌以及表型的情况,此时 16S rRNA 基因测序可以有效规避对细菌的错误鉴定。如临床上 Francisella tularensis subsp.novicida 经常被错误地鉴定为脑膜炎奈瑟氏菌或放线菌。而在生长缓慢细菌及不可培养细菌的鉴定中,16S rRNA 基因测序的作用更加明显。例如,在临床方面要确诊是由不可培养细菌麻风分枝杆菌引起的麻风病是非常困难的,16S rRNA 基因测序鉴定技术的出现为其提供了一种可行的诊断方法。尽管越来越多的实验室开始使用 16S rRNA 基因测序鉴定技术,但至今还缺乏一个被广泛认可的 16S rRNA 基因测序鉴定和序列数据解释的应用指南。临床及实验室标准化协会于 2008 年刊发了一份受到广泛认可的共识文件,以指导 DNA 靶向测序技术在属和种的水平鉴定微生物。除此之外,尽可能应用 16S rRNA 基因全序列测序会比只对一个或几个保守区域(如

V3/V4 区)进行测序得到的结果更准确。针对部分区域测序的技术如 MicroSeq 等,则更加依赖全面和更新的数据库。针对特定微生物种群的鉴定工作,可以参照除 16S rRNA 基因之外的其他靶基因,如 dnaJ 基因被发现有助于肠杆菌科的系统发育研究和种水平鉴定,与 16S rRNA 基因相比,具有更多的单源进化群和更大的差异度;rpoB、sodA 和 recA 基因被证明是区分缓症链球菌群、肠球菌种更为有力的靶基因;Hsp65 基因可用于分枝杆菌菌种的鉴定;以膜脂蛋白、TmpA 和 4D 基因、tp47 基因等为基础开发的梅毒螺旋体 PCR 检测已经成为梅毒诊断和快速鉴定的可靠的替代方法。此外,以重复序列为基础的 PCR 技术,如梅里埃公司的细菌条码检测系统已经在临床上用于快速微生物菌株分型和亚型鉴定。

3.多重 PCR(mPCR)

mPCR 一次反应可以从一份样品中检测到多个靶目标分子,尤其适合感染性疾病的诊断。由于多数感染性疾病的临床表现往往不够特异,很难直接从症状上对感染的病原体做出明确的诊断,为了及时和更好地进行诊断和治疗,基于 mPCR 的分子鉴别诊断(MDD)技术被越来越多地应用到与感染相关的致病菌鉴定中。例如,在 2003 年暴发 SARS 疫情时,科学家们应用 MDD 技术迅速排除了一些引起相似临床症状的病原体,并将注意力放在了轮状病毒上,并确定了感染的病原体为冠状病毒。

4.高通量测序技术(HTS)

HTS 又称"下一代测序技术"(NGS),NAS 和微列阵技术的发展与应用使细菌菌株分子分型的目标成为现实。目前已经广泛应用的平台有 IlluminaSolexa 测序平台、Thermo Fisher Ion Torrent 平台和 Pacific Biosciences PacBio RS 平台,平台具体情况见本书其他章节详细介绍。相较传统的病原菌鉴定方法,NGS 具有快速、不受表型因素干扰等优势,能够对因病原菌引起的传染病进行快速溯源分析。2011 年,北京基因组研究所的团队与德国明斯特大学的团队同时采用新的 Ion Torrent 基因组测序仪对德国暴发的 O104:H4 大肠埃希菌株的全基因组进行测序,帮助研究者在短短数月内分离鉴定出新出现和重组的大肠埃希氏菌,进而判断暴发株的类型,为制订适宜的治疗方案提供了帮助。NGS 还催生了"宏基因组学"的研究,有研究者通过检测特发性腹泻发生时和发生后患者粪便 DNA,发现只有患者样本检出空肠弯曲杆菌 DNA 序列,进而完成了疾病的诊断。

美国食品药品管理局于 2016 年 5 月 13 日发布了基于 NGS 的传染病诊断设备的指南草案《基于 NGS 的传染病诊断设备:微生物鉴定及耐药性和毒力标志物的检测》,目的是为相关从业者提供设计验证研究的建议,以确定 NGS 诊断设备的分析及临床性能,并帮助选择微生物感染的诊断方法和合适疗法。可以确定的是,此类设备今后的应用需要满足及时、稳定和准确的要求,因为与人类基因组测序诊断设备相比,传染病测序诊断更需要及时和可靠的结果。

目前 NGS 技术在肠道微生物研究方面的应用较多。不同人群的消化系统和呼吸系统的微生物菌群结构是不一样的,并且与人体自身的免疫性、疾病的发生有直接联系,通过 NGS 技术的大数据挖掘分析,可以把它作为诊断或辅助诊断的工具来使用。如近年来研究与应用热门的粪菌移植领域,筛选与患者肠道匹配的粪菌来源,再通过适当的途径,如胃镜、肠镜、鼻-空肠管、造瘘口、灌肠等,将菌群植入患者肠道内,帮助患者重建肠道菌群,进而治疗相关肠道疾病。目前,国内多家医院已经开展多例粪菌移植临床手术。

### （三）非 PCR 介导的靶核酸扩增技术

自 PCR 技术应用于临床诊断领域之日起，寻求能与 PCR 匹敌的方法就在不断涌现，其中有几项用于微生物检测的非 PCR 介导的靶核酸扩增技术得到了较广泛应用。非 PCR 介导的靶核酸扩增技术基于等温扩增，下面主要介绍几种已经商品化的非 PCR 扩增技术。

#### 1.环介导的等温扩增技术（LAMP）

LAMP 是于 2000 年开发出来的，因其反应结果的变化可视，所以其检测并不需要特殊额外的仪器，对于普及此项技术有着极大的促进作用。Meridian Biosciences 研制的 illumigene 可以用于艰难梭状芽孢杆菌的临床诊断，且已通过了 FDA 认证。目前，研究人员正在利用此平台对其他微生物进行检测和评估，如 B 族链球菌。LAMP 技术也有其自身缺陷，如不能进行多重扩增、容易受到假阳性结果的干扰等。

#### 2.链置换扩增术（SDA）

SDA 依赖于限制性核酸内切酶和无外切酶活性的 DNA 聚合酶来等温扩增靶 DNA。2001 年，BD 研发 BD Probe Tec ET 系列产品对泌尿生殖系统样本中沙眼衣原体和淋病奈瑟菌（CT/GC）的检测已经通过 FDA 认可，且对于高通量的实验室，通过运用标本全程处理的 BD Viper 系统，可以实现全自动化检测。Probe Tec ETCT/GC 产品的优势在于，它是目前唯一获得 FDA 认可，针对用于细胞学筛查的子宫颈样本可进行微生物的靶向扩增检测。

转录依赖的等温扩增包含几种不同商品名称的扩增系统，如转录介导扩增（TMA）和核酸序列依赖扩增（NASBA）。GeN-Probe 研制的细菌检测试剂盒是基于 TMA 的扩增技术，由于 TMA 技术是针对 RNA 的检测方法，可以测定细菌的 rRNA，所以 TMA 在细菌检测方面极具优势。BioMerieux 推出 NucliSEN 系列产品是基于 NASBA 技术的试剂盒，可以用于耐甲氧西林金黄色葡萄球菌（MRSA）的检测。

### （四）抗原检测技术

微生物抗原的免疫分析法是目前诊断和治疗感染性疾病的重要技术手段。

抗原检测无须扩增靶标，故检测时间短，常用于检测难培养或高危险的感染源，尤其是用于临床快速诊断，但相较那些扩增方法的灵敏度低。利用一步法可在 15 分钟内得到结果，帮助临床医生做出及时的诊断。及时的标本收集和恰当的处理方式是抗原检测获得最佳结果的前提。下面主要介绍一些高敏感性、特异性和自动化的检测方法和仪器。

#### 1.酶免疫分析法（EIA）

EIA 是许多酶联免疫分析方法的通用术语，其中酶联免疫吸附试验（ELISA）是一个特殊的类别。该方法中的抗体被预先吸附或交联在固相载体上，固相载体可以是微孔板、试管或微珠/磁珠。目前，ELISA 的各步骤可以通过喷膜仪、洗板机、酶标仪或读磁仪以及更复杂的 ELISA 自动化系统来完成。该方法具有特异性强、灵敏度高、快捷的优点，但也会受到钩状效应和干扰物质（如类风湿因子）的干扰。使用 EIA 检测尿液中的抗原是诊断军团菌感染的主要手段。使用 EIA 检测粪便中幽门螺旋杆菌抗原是作为除尿素呼吸试验、血清学检测和内镜观察之外的一种诊断选择，特异性可达 94%。目前，针对艰难梭菌毒素引起的小肠结肠炎的诊断尚无统一的标准方法，故各种诊断技术均在使用，EIA 因为技术要求适中、可快速获得结果而应用最广，目前有多种检测试剂盒在售。

### 2.免疫荧光法(IF)

IF 是使用荧光显微镜观察和分析以荧光染料标记的特异性抗体,从而检测、定位或定量载玻片上样品中的微生物表达的蛋白的技术,可分为直接免疫荧光法和间接免疫荧光法。IF 可以使用多重荧光染料同时检测多种微生物,也可以通过背景荧光观察标本的质量,从而有机会重新采集量不足和质量差的样本,其灵敏度可以满足检测个位数的微生物的需求。使用 IF 检测呼吸道样本中的抗原是诊断军团菌感染的主要手段。

### (五)抗体检测技术

抗体免疫检测法广泛应用在诊断常见或新发现感染性疾病病原体中,尤其是 HIV 等病毒。抗体免疫检测具有高敏感性和高特异性。高敏感性指可以检测到低浓度抗体,高特异性则是指不会与类似抗原发生交叉反应而导致假阳性。抗体免疫检测根据检测系统不同可分为比色法、放射法、化学发光法和荧光法,其中,放射免疫法因为存在辐射安全问题,已很少使用。下面主要介绍临床领域广泛使用、有应用前景的化学发光免疫分析方法。

化学发光免疫分析(CLIA)易于操作,灵敏度极高,且适合自动化,在临床微生物检验领域应用广泛,也是应用自动化分析模式最成熟的技术之一。大部分的化学发光反应的分析模式是以标记物为化学发光物,并采用化学发光底物。商品化的免疫分析方法多采用这种模式。例如,Beckman UniCel Dxl 800 全自动化学发光免疫分析仪可同时进行 24 个项目的检测,每小时可进行 400 个试验,而且可以实现 24 小时待机,确保急诊检测 10～20 分钟出结果。多重分析技术(xMAP)采用不同颜色对微球进行编码,微球表面具有结合特异性,覆盖了可与目标抗体结合的捕获抗原。诊断感染性疾病通常需要检测多个标志物,相较于传统的 ELISA 和其他免疫分析每次只能检测一种特异性抗体,xMAP 多重技术可在单孔中同时检测多种抗体,快速、灵敏、特异、定量和定性地分析多个靶标,因此自动化 xMAP 技术已被用于筛查献血人员和检测疾病。

### (六)质谱技术

质谱技术(MS)是一种新兴分析技术,通过与不同电离技术的结合,可以产生多种质谱分析方法,并被广泛应用于复杂样品中生物分子的分析检测,其中,应用于微生物鉴定领域最多的是基质辅助激光解吸电离技术(MALDI)与飞行时间质谱(TOFMS)结合的 MALDI-TOF MS,以及电喷雾电离技术(ESI)结合质谱的 ESI-MS。

MALDI-TOF MS 的基本原理为:在 MALDI 离子源部分,基质与样本(任何物质乃至整个微生物)形成共晶体后,从激光中吸收能量使样本解吸,基质与样本间发生电荷转移使得样本分子电离;在 TOF MS 分析器部分,离子在电场作用下加速飞过飞行管道,飞行时间与离子的质荷比成正比,根据到达检测器的飞行时间可测出质荷比,通过软件处理就能得到微生物特征性的指纹图谱。因为蛋白质约占细菌干重的 50%,其表达受外界环境影响较小,并且具有多样性、丰富性、易于提取和分离且不需要扩增的特点,因此成为目前 MALDI-TOF MS 技术检测微生物的最主要生物标志物。通过分析检测样本菌株蛋白组成成分,获得特征性的模式峰后与数据库中细菌指纹图谱进行比较,从而鉴定细菌至属、种。当分辨的是同种属内微生物的保守蛋白峰时,通过区分较独特的蛋白峰可以鉴定至亚种的水平或进行细菌分型检测。随着技术的进步,在逐步解决了最初在临床微生物鉴定中存在的重复性和准确性问题之后,

MALDI-TOF MS 展示了其他微生物鉴定方法无法比拟的优势：从挑取单个菌落开始，仅需数分钟就能鉴定出一个未知菌种。这种优势使其非常适合应用于临床微生物鉴定工作中。目前大量的临床研究表明，绝大多数肠杆菌可以被鉴定到种水平，葡萄球菌、肠球菌菌种水平的鉴定准确率接近 100%，棒状杆菌属、李斯特菌、乳酸球菌的鉴定结果也准确可靠。在一些菌种的鉴定中，如检测尿液中的腐生葡萄球菌，MALDI-TOF MS 鉴定方法的准确率甚至远高于传统生化鉴定系统，如 BBL Phoenix 系统和 Vitek 2 Compact 系统。

MALDI-TOF MS 虽然有了大幅发展，但其局限性也较为明显。首先，MALDI-TOF 数据库仍需不断完善，对于一些不常见菌种和亲缘关系较紧密的菌株的鉴定容易产生误差。其次，该技术目前仅应用于种属鉴定方面，虽然能够鉴定产碳青霉烯酶耐药菌株，但还不能有效应用于检测抗生素的耐药模式。再次，在检测一些复杂样品时，如在血培养阳性菌属时，由于血液中存在大量干扰物质，如血红蛋白、白蛋白，会干扰质谱信息，因此必须对样本进行预处理。最后，虽然不需要进行微生物纯培养，但 MALDI-TOF MS 技术对细菌的最低检测限为 $10^4 \sim$ $10^6$CFU/mL，故仍要求预培养的步骤，以获得足够的材料进行质谱分析。

### （七）ESI-MS 技术

与 MALDI 相反，ESI 在样品离子化，将样品溶解于挥发性的有机溶剂（如甲醇）中，利用气动辅助雾化装置将分析物与溶剂雾化，因为完整的细菌一般不能被有机溶剂充分溶解，所以 ESI 主要用于细胞内组分或其他可溶性分析物的分析，如基于 PCR 产物的细菌核酸分析（PCR/ESI-MS）。PCR/ESI-MS 检测通过采用广谱 PCR 引物，扩增目标微生物种群中存在差异的核酸序列，然后采用 ESI-MS 对 PCR 产物进行分析，计算机将处理获得的碱基对组成分特征性数据与数据库中的已知核酸序列进行比对，从而达到微生物鉴定的目的。广谱细菌学检测是 PCR/ESI-MS 技术应用最多的领域。其无须培养就能够鉴定几乎所有常见的细菌种类，也能检测和鉴定之前由于缺乏特异的检验方法而未能检测到的与特定疾病相关的细菌，以及鉴定新出现或尚未得到确认的细菌种类。目前，针对全血、脑脊液和组织样品中的细菌，PCR/ESI-MS 广谱细菌学检测法利用 16 对引物可以将其鉴定到种一级。

ESI-MS 技术也有一定的局限性。首先，多重 PCR 存在不同程度的竞争，尤其在检测浓度差异较大的相关微生物时，低浓度微生物可能无法被检测到。其次，通用检测方法不能有效地识别某些高度变异序列。

### （八）流式细胞技术

随着 6 色、9 色或多色探针的应用，流式细胞仪的光路和电路部分得到了显著的改进，流式细胞仪在临床微生物耐药性检测中的应用也越来越多。使用一些荧光探针或荧光染料标记目标微生物，检测暴露于抗菌药物之后的细菌活力的变化，是微生物耐药检测的一个常用手段。通过细胞膜对荧光染料的渗透能力和免疫性的变化而区分活细胞和死细胞，显著提高了检测的灵敏度。例如，在常规细菌耐药性检测方法（纸片扩散法、e-test 和稀释法）作为比对方法的情况下，使用流式细胞技术检测粪肠球菌的万古霉素和青霉素耐药性，金黄色葡萄球菌的青霉素、耐甲氧西林和苯唑西林的耐药性，以及结核分枝杆菌的多重耐药性均已取得良好的效果。

近年来，在细胞活力检测中的一个重要进展是使用自身荧光显示蛋白，如绿色荧光蛋白作为标记物。此类标记物不仅可以多方面检测耐药情况,还可以避免使用外来的荧光染料时对待测抗生素产生的干扰作用。此外,使用导入荧光标记的靶向药物来检测耐药性的方法也取得了进展,如使用一种荧光标记青霉素检测粪肠球菌和金黄色葡萄球菌的耐药性。

流式细胞术较传统检测药物敏感试验方法耗时短,这是其明显优势,但其在耐药性研究中仍有很多不确定因素,如使用的探针、所有仪器及检测步骤都不甚统一。应用中涉及的菌株种类较少,缺少广泛应用到日常临床微生物检测中遇到的各种微生物上的实例。

# 第二节　病毒学检验技术

## 一、病毒的结构与增殖

### (一)病毒的结构

病毒主要由核心和衣壳构成,核心和衣壳共同组成核衣壳,有些病毒的核衣壳外部还有包膜包裹。

1.病毒核心

病毒体核心成分主要为核酸,构成病毒基因组。病毒体核心除由一种核酸 DNA 或 RNA 组成外,还有少量的非结构、功能性蛋白质参与,如病毒自己编码的酶类。

2.病毒衣壳

包围在核酸外面的蛋白外壳称衣壳,其主要功能是保护核心内的核酸免受破坏,并能介导病毒核酸进入宿主细胞。衣壳具有抗原性,是病毒体的主要抗原成分。

3.病毒包膜

无包膜病毒体称裸露病毒。有些病毒在核衣壳外有包膜围绕,带有包膜的病毒体称为包膜病毒。包膜是病毒在成熟过程中,核衣壳穿过宿主细胞膜以出芽方式向细胞外释放时获得的。包膜含有宿主细胞的膜成分(脂类、蛋白质和多糖),包膜蛋白多由病毒基因组编码。包膜的性质和功能:①具有保护病毒的表面抗原,具有抗原性,可诱发机体免疫应答。②与病毒入侵细胞和感染性有关。③具有保护核衣壳的作用。④对干燥、热、酸和脂溶剂敏感。

此外,某些包膜病毒在核衣壳外层和包膜内层之间存在基质蛋白。

### (二)病毒的增殖

病毒必须依赖宿主细胞,以特殊的自我复制方式进行增殖。病毒的增殖不是二分裂方式,而是以其基因组为模板,在 DNA 多聚酶或 RNA 多聚酶以及其他因素作用下,经过复杂的生化合成过程,复制病毒的基因组。在此过程中宿主细胞的生化合成受到抑制,病毒基因组则经过转录、翻译过程,产生大量病毒蛋白质,再经过装配,最终释放子代病毒。病毒这种以核酸分子为模板进行繁殖的方式称为自我复制。

复制周期:从病毒进入细胞开始,经基因组复制到子代病毒释出的全过程,称为 1 个复制周期。复制周期是个连续过程,可以人为划分为 3 个阶段:病毒感染进入宿主细胞、细胞内病毒大分子的生物合成与病毒衣壳的装配、病毒的成熟和从细胞中的释放。这 3 个阶段共经历吸附、穿入、脱壳、生物大分子合成、组装、成熟和释放等步骤。

## 二、病毒的感染与免疫

### (一)病毒感染

病毒必须自外环境进入人体细胞才能产生感染。自然外环境并不适宜病毒生存,病毒需要克服环境压力(热、干燥和紫外线等),保证在宿主间的持续传播。

**1.病毒感染的来源**

引起机体感染的病毒来自外环境,传染源主要是患者、病毒携带者、患病及携带病毒的动物或中间宿主。医源性感染也是不能忽略的来源。在诊断、治疗或预防过程中,由于所用血液、血制品和器械等消毒不严格可造成病毒感染。

**2.病毒感染途径**

是指病毒接触机体并入侵宿主的部位(如经呼吸、消化道),由病毒固有的生物学特性所决定。不同病毒通过不同途径入侵机体,在相对适应的系统和靶器官内寄居、生长、繁殖并引起疾病。一种病毒可通过多种途径感染机体,而不同病毒可经同一途径侵入机体,但通常每种病毒都有相对固定的感染途径,这与病毒的生物学特性和侵入部位的微环境有关。

**3.病毒感染传播方式**

指病毒从来源(患者或动物宿主)到达机体的过程。流行病学将病毒传播分为水平传播和垂直传播两种方式。水平传播指病毒在人群中不同个体之间(呼吸,粪-口等)的传播和动物与人之间(媒介或直接接触)的传播。垂直传播指病毒从宿主的亲代向子代的传播。

**4.病毒在体内的播散**

侵入机体后,有些病毒只在入侵部位感染细胞、增殖并产生病变,称为局部感染或表面感染。当机体防御能力降低或病毒的毒力过强时,病毒可由入侵部位向全身播散。全身播散方式有:①直接接触播散,经过细胞间接触播散。②经血流播散,有些病毒从入侵部位直接进入血液,或通过接种、输血、注射、动物叮咬和外伤进入血液向全身播散。③经神经系统播散,病毒与局部神经元接触,发生感染并向远离入侵部位或全身播散。

**5.病毒感染类型**

病毒感染宿主活细胞后,不能够完成复制周期,没有感染性子代病毒产生,称为病毒的非增殖性感染(又称为顿挫感染),病毒顿挫感染有时可导致细胞转化。多数病毒感染机体后产生增殖性感染,造成机体损伤。依据病毒感染机体后有无临床表型,又分为显性感染和隐性感染。病毒进入机体后,不出现临床表现的感染称为隐性病毒感染;病毒进入机体,感染靶细胞后,大量增殖造成细胞结构和功能损伤,致使机体出现临床表现的感染称为显性感染。

### (二)抗病毒免疫

机体抗病毒免疫应答可分为天然的非特异性免疫及获得的特异性免疫,在机体内这两方面不可分割并协同发挥作用。

1.非特异性免疫

机体非特异性抗病毒免疫除与其他微生物相同外,干扰素与自然杀伤细胞(NK 细胞)占有突出的地位。机体对病毒入侵细胞的最早应答是诱生干扰素以及出现对病毒感染细胞的杀伤作用。

干扰素是 1957 年 Isaac 等在深入研究灭活病毒可以干扰活病毒这一现象时,发现的一种由细胞产生的具有抗病毒活性的糖蛋白。干扰素抗病毒作用特点为:①具有广谱抗病毒活性,但只具有抑制病毒作用而无杀灭病毒的作用。②抗病毒作用有相对的种属特异性,一般在同种细胞中的活性最高。③不能直接抗病毒而必须经宿主细胞介导。由人类细胞诱生的干扰素,根据其抗原性可分为 α、β 和 γ 3 种,α/β 干扰素作用于细胞的干扰素受体,经信号传导等一系列生化过程,使细胞合成数种抗病毒蛋白。这些抗病毒蛋白通过降解 mRNA、抑制多肽链的延伸和抑制翻译等环节阻断病毒蛋白合成而发挥抗病毒作用。

NK 细胞最早是在研究肿瘤细胞被杀伤的实验中发现的,以后发现 NK 细胞也可杀伤病毒感染的细胞。NK 细胞作用特点为:①是一种不受主要组织相容性复合体(MHC)限制,也不依赖抗体的具有杀伤作用的免疫细胞。②非特异性的识别靶细胞,即对所有病毒感染的细胞均有杀细胞作用。NK 细胞受干扰素的激活在抗病毒免疫中意义重大。病毒感染细胞后,细胞膜发生变化,成为 NK 细胞识别的"靶",NK 细胞与靶细胞接触后.可自胞质中释放穿孔素而溶解被病毒感染的细胞。此外,NK 细胞还可被激活而释放肿瘤坏死因子(TNF-α、TNF-β),改变靶细胞溶酶体的稳定性,使多种水解酶外漏;还可活化靶细胞的核酸内切酶,降解细胞基因组 DNA,引起细胞凋亡。

通过干扰素的诱生与激活 NK 细胞,机体在病毒感染早期可抑制病毒复制。由于干扰素能扩散至邻近细胞使之产生抗病毒蛋白,因此除可阻断病毒在已感染的细胞中复制外,还可限制病毒在细胞间扩散。在干扰素的激活下,体内 NK 细胞被激活,发挥杀伤病毒感染细胞的作用,有利于清除病毒。若病毒感染不能被非特异性免疫所抑制,则伴随病毒的继续增殖,机体的特异性免疫将发挥抗病毒作用。

2.特异性免疫

感染过程中,病毒的结构蛋白(如衣壳蛋白、基质蛋白或包膜上的各种糖蛋白)以及少数 DNA 多聚酶,经抗原加工与递呈,活化 T 细胞及 B 细胞,分别在体内诱生体液及细胞免疫。

(1)病毒抗原的加工与递呈:一般将抗原加工与递呈分为 MHC Ⅰ 类分子限制的抗原递呈与 MHC Ⅱ 类分子限制的抗原递呈。MHC Ⅰ 类分子限制的抗原递呈是指病毒感染细胞后,由病毒核酸指令在宿主细胞内合成病毒蛋白,合成的蛋白除装配病毒外,可经细胞器中的蛋白酶体降解成短肽,被 MHC Ⅰ 类分子选择结合后,在细胞膜表面递呈,与 CD8+ T 细胞相互作用而诱生细胞毒性 T 细胞(CTL)应答,又称为内源性抗原递呈。MHC Ⅱ 类分子限制的抗原递呈是指当病毒通过胞饮或被吞噬而进入细胞后,经吞噬体内酶水解为小片段的肽后,由 MHC Ⅱ 类分子选择结合在细胞表面表达而与 CD4+ T 细胞相互作用,诱生 T 细胞释放 IFN-γ、TNF-α、IL-2 等细胞因子,并可辅助 B 细胞成熟为浆细胞及合成抗体,又称为外源性抗原递呈。现已发现在抗病毒免疫中这两种类型的抗原递呈随病毒种类不同而分别或同时存在。病毒在细胞内复制主要为内源性抗原递呈;当感染细胞被杀伤后,病毒体或病毒抗原被吞饮释放,以外源性抗原方式递呈。CD4$^+$T细胞释放的细胞因子又可激活CD8$^+$T细胞,因此两种抗原递呈形成交叉,在抗病毒免疫中可以互补。

(2)体液免疫作用:病毒的抗体可自感染者血清中检出,因此较早被发现并进行了较深入的研究。病毒感染最先出现的是IgM类特异抗体,一般在感染后2～3天开始出现。以后出现IgG类抗体,持续时间因病毒种类而异。经黏膜感染并在黏膜上皮细胞中复制的病毒常在局部诱生IgA类抗体。

中和作用:中和抗体能与病毒结合,消除病毒感染,在杀灭细胞外游离病毒中起主要作用。作用机制是改变病毒表面构型或与吸附于易感细胞受体的病毒表位结合,阻止病毒吸附并侵入易感细胞和增殖。病毒与中和抗体形成的免疫复合物容易被巨噬细胞吞噬、清除或改变抗原递呈途径。有包膜的病毒表面抗原与中和抗体结合后,激活补体,可致病毒裂解。IgG、IgM、IgA 3种类型免疫球蛋白的中和抗体具有不同的生物学特性。IgG分子量小,可通过胎盘,新生儿因具有来自母体的中和抗体获得约6个月的被动免疫保护。IgM分子量大,不能通过胎盘。如在新生儿血中测得特异性IgM抗体,可诊断为宫内感染。SIgA抗体主要来源于黏膜固有层的浆细胞,存在于黏膜分泌液中,在局部免疫中起主要作用,常可阻止病毒的局部黏膜入侵。中和抗体的分子量大,不能进入病毒感染的细胞,故无清除细胞内病毒的作用。

非中和抗体针对有包膜病毒的基质或其中的核蛋白,或病毒表面具有细胞融合功能的酶、病毒复制酶等。因这些抗原与病毒入侵易感细胞不相关,故相应抗体无中和作用,但有时具有诊断价值。

抗体介导对靶细胞的作用:包膜的病毒感染细胞后,细胞膜可出现病毒编码的蛋白,能与相应抗体结合,在补体参与下裂解细胞;也可通过抗体依赖性细胞介导的细胞毒作用(ADCC)裂解与破坏病毒感染的细胞。

抗体介导促进作用:有些抗体与某些病毒结合后,可促进病毒在感染细胞中的复制,如登革病毒、呼吸道合胞病毒等。

(3)细胞免疫作用:对细胞内的病毒,机体主要通过细胞毒性T细胞(CTL)及T细胞释放的淋巴因子发挥抗病毒作用。细胞免疫主要在病毒感染的局部发挥作用,其作用方式为通过免疫细胞接触靶细胞后杀伤靶细胞或在局部释放细胞因子。因此,检测细胞免疫的技术较体液免疫为复杂。

细胞毒性T细胞(CTL):CTL的杀伤性作用被认为是病毒感染恢复的主要机制。具有病毒特异性,一般出现于病毒感染后7天左右。CTL接触病毒感染的细胞后,特异地识别与MHC分子结合靶细胞表面的病毒抗原特异肽段,激活并释放穿孔素及细胞毒素。穿孔素是一组酶的统称,其作用是导致靶细胞出现许多小孔。细胞毒素可激活靶细胞内的一些酶,致使细胞自身裂解或凋亡。在多数病毒感染中,CTL杀伤靶细胞,清除或释放细胞内复制的病毒体,在抗体的配合下消除病毒。

辅助性T(Th)细胞:Th细胞可以促进B细胞生长与分化,并活化CTL及巨噬细胞。在小鼠中对可分泌IL-2和IFN-γ的T细胞称为Th1类型,对分泌IL-4、IL-5和IL-10的T细胞称为Th2类型。在人类亦有类似的分类,但不如鼠中明确。已发现,病毒感染患者的Th细胞出现上述类型的转换时,可以发生病程变化,但其机制及意义有待于进一步分析细胞因子在免疫网络中的作用。

细胞因子：对实验动物及病毒感染者研究发现，个别病毒感染后虽 CTL 有抗病毒作用，但未发生靶细胞死亡，这一现象在神经系统病毒感染以及乙型肝炎病毒持续感染中已被证实，由于释放 IFN-γ 等细胞因子所致。有人称这一现象为非溶细胞性 T 细胞的作用，即通过 CD4$^+$ T 细胞在感染病灶的聚集，受特异的病毒抗原所激活，分泌大量抗病毒因子（IFN、TNF）。这些细胞因子又可进一步激活 T 细胞（CTL，Th 细胞）、巨噬细胞甚至 NK 细胞，协同发挥作用以抑制病毒复制及清除靶细胞内的病毒。

（4）免疫病理作用：病毒诱生的免疫应答除引起免疫保护作用外，还可引起一定的免疫病理作用。如 CTL 在杀伤病毒感染的靶细胞同时，也造成了细胞损伤，并在感染局部引起炎症反应。抗病毒的抗体如因亲和力低或与抗原的比例不当，可在体内形成抗原抗体复合物沉积而引起Ⅲ型变态反应，有些病毒感染者可发生肾小球肾炎等就是这一免疫病理作用所致。当病毒感染细胞后，因改变了宿主细胞膜的抗原性或使"隐蔽抗原表位"暴露，诱发自身免疫病，例如，慢性肝炎患者中有部分患者存在针对肝细胞蛋白的自身抗原或细胞免疫。在麻疹病毒、腮腺炎病毒感染后期可发生脑炎，由于脑组织中未分离出病毒，说明发生脑炎的机制并非由病毒复制所造成，可能因病毒改变了脑组织抗原或因存在交叉抗原诱生免疫应答，造成脑组织损伤。

## 三、核酸检测技术

核酸检测技术具有灵敏度高、特异性好、可靠性强等优势，已成为很多种病毒学检测新的"金标准"，在疾病的早期诊断及预防控制方面具有重大意义。PCR 技术可应用于病毒学的快速鉴定。目前，PCR 已成为分子生物学及其相关领域的经典实验方法，由 PCR 演变的相关核酸扩增技术也逐步在临床病毒学检验领域得以应用。目前常用的核酸扩增方法可分为三类：目标扩增、探针扩增和信号扩增。目标扩增包括 PCR、逆转录 PCR、套式 PCR、多重 PCR、随机引物 PCR、实时荧光定量 PCR、依赖核酸序列的扩增（NASBA）、环介导等温扩增（LAMP）、滚环扩增（RCA）、转录介导扩增（TMA）、链替换扩增（SDA）等；探针扩增包括连接酶链反应（LCR）和多重链接依赖探针扩增（MLPA）；信号扩增包括分支 DNA（bDNA）和杂交捕获试验等。其中，NASBA、LAMP、RCA、TMA、SDA 等属于核酸等温扩增技术，其检测的灵敏度和特异性都有很大提高。

### （一）内标多重荧光 RT-PCR

实时荧光定量 PCR 采用特异性标记的探针实时监控扩增产物，该检测方法已经被广泛地应用于各种病原体的检测中。研究表明，临床标本如血清、全血、痰液或分泌物等中含有大量的杂质，一些标本中可能含有抑制 PCR 扩增的物质，核酸抽提过程中残留的一些试剂也可能抑制 PCR 的扩增，从而出现假阴性结果或定量值偏低。采用 TaqMan 探针可建立含有监控内标（IC）同时检测病毒的多重荧光 RT-PCR 检测方法，内标同步参与样品核酸的提取，不仅能够有效地监控样本中的抑制物，还能避免操作误差所造成的假阴性。例如，肖性龙等对手足口病（HFMD）的检测研究表明，肠道病毒 71 型（EV71）和柯萨奇病毒 A16 型（CA16）是引起人类手足口病的两种主要病原。RT-PCR 能同时对 EV71 和 CA16 进行快速检测,并且灵敏度高,特异性好,由于加入了内标,能有效地监控假阴性的出现,适用于手足口病的临床检测。

### (二)环介导等温扩增

环介导等温扩增(LAMP)是众多核苷酸扩增技术中的一种。自日本学者 Notomi 等于 2000 年公布该技术以来,已被广泛地应用于生命科学领域中各个角落的 DNA 或 RNA 的特异高效扩增,其中就包括对病毒的检测。LAMP 反应用一套 4 条高特异引物与靶基因的不同区域退火杂交,在具有链置换功能的 DNA 聚合酶作用下实现等温条件下对 DNA 分子的核酸扩增。

LAMP 有比较高的特异性和抗干扰能力,只有当 2 对引物与目的片段的 6 个区域都匹配上时才能进行扩增。LAMP 的反应体系比较稳定可靠,在室温下放置 2 周后仍然稳定并且对样品中原有或污染的无关、干扰片段仍然不敏感,而其他核苷酸扩增技术则无法做到这一点。同时,LAMP 的敏感性也比较高,能够以单拷贝的基因为模板进行扩增。LAMP 反应的过程简单、快速且高效,能够在 1 小时内将单拷贝的基因模板扩增到 109 个拷贝,这一过程是在 60～70℃ 的恒温下进行的。Nie 等于 2011 年建立了基于该技术的 EV71 核酸的检测方法,可通过目视比浊检测扩增产物。与 RT-PCR 方法相比,该法具有更高的灵敏度和特异性,操作快速、简便,对仪器要求低,极适合基层实验室使用,具有广阔的应用前景。

### (三)纳米金粒子免疫 PCR

纳米金粒子免疫 PCR 是一种新的高敏感度的试验方法,用于目标蛋白和核酸的超灵敏检测,具有比 ELISA 和普通 PCR 更高的敏感性。其原理是:病毒颗粒被包被在 ELISA 板上的单克隆或多克隆抗体捕获,随之用 FMDV 特异性多克隆抗体和寡核苷酸双重修饰的纳米金粒子进行孵育;经过免疫复合物的形成,DNA 信号经加热释放,从而进行 PCR 检测。该方法已成功用于手足口病的检测。

## 四、基因芯片技术

基因芯片,又称 DNA 芯片、DNA 微阵列、寡核苷酸微阵列,是指由按照预定位置固定在载体上很小面积内的千万个核酸分子(cDNA 分子或寡核苷酸分子)所组成的微点阵阵列,是生物芯片中研究较早的一种技术。该技术是以基因探针、核酸杂交技术为基础的核酸序列分析方法。基因芯片分类方法多样,根据固定探针来源的不同,基因芯片可以分为寡核苷酸芯片和 cDNA 芯片;根据芯片上点制的核酸来源不同,分为寡核苷酸芯片、PCR 产物芯片、基因组芯片和 RNA 芯片。制备芯片的方法有分配法和原位合成法两种。分配法为提前采用 PCR 等方法合成探针,然后通过接触式点样等类似方法将合成好的探针分配到微阵列表面;原位合成法为通过光引导原位合成技术等方法直接在微阵列表面合成探针。与传统基因诊断技术相比,基因芯片技术具备微型化、高通量、高度平行性和高速性的显著优点。基因芯片技术被广泛应用于发现与疾病相关的新基因、基因表达分析、药物研究与开发等诸多方面;同时,也已逐渐应用于对生物样品中各种已知或未知病毒性病原体进行筛查与鉴定的研究。

基因芯片技术用于病毒检测及分析,主要采用寡核苷酸探针,探针长度为 20～70mer。根据其长度,可将 oligo 探针分为两类,即短 oligo 探针(20～25mer)和长 oligo 探针(50～70mer)。短 oligo 探针特异性高,对序列依赖性高,可检出单碱基错配,主要应用于对已知病毒的不同基因型进行分型与鉴定;长 oligo 探针敏感性比短 oligo 探针要高几个数量级,但特异性相对较差,对序列依赖性低,允许存在一定的碱基错配,因此可以覆盖序列同源性较高的不同病毒株,可用于筛选已知或未知的同一种或同一类病毒。由于短 oligo 探针的高度特异性,可检测出靶核酸序列中的单碱基突变,因此多用于检测某种特定的病毒以及对其不同型别进行基因分型。目前,研究较多的是利用短 oligo 基因芯片对流感病毒、HIV、人乳头瘤病毒、轮状病毒、肝炎病毒等进行基因分型。另外,短 oligo 基因芯片也大量用于检测及鉴定同一类病毒,但一次检测的病毒数有限,一般为 10 种左右,如目前研究较多的呼吸道病毒、肠道病毒等的检测芯片。长 oligo 探针特异性相对较低,允许碱基错配的发生,因此主要用于对已知或未知病毒进行高通量筛查与初步鉴定,尤其是可以应用于对未知病毒进行初步鉴定。根据鉴定未知病毒的经验,如尼帕病毒、SARS 冠状病毒等,发现每种病毒与同一病毒属中其他病毒存在相当多的同源序列,而长 oligo 探针杂交效率高,但难以区分同一属中的不同病毒或同一种病毒的不同分离株。因此,未知病毒与其所在属或种的其他病毒株之间必然存在交叉杂交,据此,可将未知病毒筛查到属或种水平。用基因芯片技术进行病毒性病原体的高通量平行检测时,设计及筛选特异性好的 oligo 探针是该技术的基础,未知病毒核酸的有效扩增及如何去除细胞成分的影响是制约该技术应用于病毒大规模筛查的主要因素;另外,如何对杂交结果进行分析也是准确确定病原体的关键。基因芯片能够同时对多种病毒及其变异种进行检测,具有强大的检测能力。

在芯片制备方面,原位合成法是以组合化学的合成原理作为基础,利用一组定位模板来确定芯片表面化学性质不同的个体联位点及其排列次序,并以此为基础直接在载体上进行探针合成。这个过程中最重要的是高空间分辨率通过基板定位技术和高产率的 DNA 化学合成技术的完美结合。虚拟掩模法、喷印合成法、光致酸合成法、分子印章原位合成法等都是常用的方法。

基因芯片技术充分利用生物学、信息学的先进科学技术,在病毒学检测中发挥高通量、微型化、自动化的优势。设计、筛选特异性好的 oligo 探针是该技术进行病毒性病原体高通量平行检测的基础。未知病毒核酸的高效扩增及如何去除细胞成分的干扰是制约该技术应用于病毒大规模筛查的重要因素。另外,如何准确分析核酸杂交结果也是确定病原体的关键因素。

## 五、集成毛细管电泳芯片技术

集成毛细管电泳芯片技术(ICCE)是将毛细管缩微移植到很小芯片上,将样品进样、反应、分离、检测等过程集成在一起的多功能、快速、高效、低耗的缩微实验技术。首先,毛细管被蚀刻在硅片上,用于蚀刻的基质材料随后从硅片扩展到石英、玻璃、塑料等聚合物上,再用激光诱导荧光、电化学、化学等多种检测系统检测以及与质谱等分析手段结合进行样品分析。

它可以对蛋白质、多肽、DNA、生物细胞等进行分析,用于基因突变、免疫学、疾病快速诊断等,尤其是对病毒感染的早期诊断。例如,单纯疱疹病毒(HSV)性脑炎的早期诊断对疾病的治疗和愈后影响很大。传统上主要依靠酶联免疫吸附试验检测患者血中的特异性抗体,这种方法的特异性较低,灵敏度也欠佳,往往只能用于回顾性诊断。从患者脑脊液中提取 HSV 的 DNA 做 PCR 扩增,芯片电泳每个标本,测定时间小于 110 秒;用液相杂交凝胶电泳分析需要 18 小时;常规毛细管电泳(CE)分析 HSV 的 PCR 产物要 8.5 分钟,所需时间是 ICEC 的 5 倍。凝胶电泳、CE、ICEC 三者的结果是一致的,因而 ICEC 可用于临床快速诊断。Doglio 等应用 CE 技术对 PCR 扩增的 cDNA 产物直接循环测序的方法,对丙型肝炎病毒(HCV)进行快速基因分型。该方法是将 HCV 的 PCR 半纯化扩增产物置于单根毛细管中,用多种化学染料标记其尾部,然后直接检测其序列。装样、电泳和序列分析全部由自动毛细管电泳基因分析仪完成。Gong 等还把阵列毛细管电泳用于基因分型和 HIV-Ⅰ 的诊断。目前,高通量的检测 PCR 产物的方法主要是利用电泳分离和激光激发荧光进行检测。Gong 等认为,阵列毛细管电泳仅仅根据对紫外线吸收的检测就可以用于 HIV-Ⅰ 的诊断以及用于 DIS80VNTR 的基因分型。每一对碱基对紫外线吸收量相加产生的总吸收信号,可以使检测大多数 PCR 产物有足够高的灵敏度。

## 六、高通量测序技术

高通量测序(HTS)技术以其高效、快速的特点推动了 DNA 测序技术的飞速发展。与传统的 Sanger 测序不同,HTS 技术的最大特点是将片段化的 DNA 连上接头后固定于基质上,之后采用不同的方法在同一平面进行大规模平行 PCR,结合荧光标记的成像检测技术获得测序数据,经计算机分析得到完整的 DNA 序列信息。HTS 相对于第一代 Sanger 测序技术的不同是,可以通过反复测序同一区域的 DNA 片段以达到很高的灵敏度和准确度,同时,高通量、自动化,能在很短的时间内完成对上百亿碱基的测序,实现在极短时间内对人类转录组和基因组进行细致的研究,包括文库的构建、锚定桥接、预扩增等,使得上百万的测序反应同时发生在一个反应里。高通量测序技术的核心思想是边合成边测序,即通过捕捉新合成的末端的标记来确定 DNA 的序列。

高通量测序技术逐步成熟,在生命科学研究的不同领域做出重大贡献,并被越来越多地引入临床检验工作中,包括遗传基因诊断、微生物病原学检验等。下面将对其在临床病毒学检验中的应用进行介绍。

### (一)未知病毒的检测

高通量测序技术极大拓展了临床病毒学检验中对未知病毒的探索。运用生物信息学方法对 HTS 产生的海量序列信息进行分析,可对未知病毒进行鉴定并分析其序列特征。2008 年,通过 454 GS-FLX 平台发现了造成南非不明原因出血热暴发的病原体-Lujo 病毒,它是沙粒病毒科的一个新成员。2009 年,应用 Illumina 平台检出导致北京流感暴发的病原——新型 H1N1 和季节性 H3N2 流感病毒。2012 年,荷兰研究人员利用 454GS-FLX 平台,在 1 例沙特急性肺炎转肾衰的死亡病例的痰液中发现一种全新的中东呼吸综合征冠状病毒。2014 年,美国疾病控制与预防中心研究人员通过 Iontorrent 平台,对经蜱叮咬死亡的患者标本进行分析,发现了一个正黏病毒科索戈托病毒属的新成员。相较于传统临床病毒学检测方法,HTS 技术在新病毒的鉴定,尤其是在疾病暴发流行时,在未知病毒的检测方面具有极大的优势。

### (二)人类病毒组学

病毒组是指人类、动物、植物或特定环境样品中所有病毒的集合。人类病毒组在一定程度上仍然存在众多未知,应用 HTS 技术可直接进行深度测序以了解其组成,有利于新病毒的发现并探寻病毒与疾病之间的可能关联。对于健康人体组织,存在的病毒大多为噬菌体,健康人体皮肤、鼻咽部以及粪便中检出的病毒组各有不同。同时,病毒组的组成易受疾病和抗病毒治疗的影响。在疾病状态下,可能出现其他病毒,而这些病毒往往与疾病存在一定的相关性。例如,在淋巴瘤患者血浆中可检出 EB 病毒或人疱疹病毒 8 型;脑炎患者血浆中存在单纯疱疹病毒、巨细胞病毒、EB 病毒或人疱疹病毒 6 型;消化道感染患者血浆中出现巨细胞病毒或人疱疹病毒 6 型等。

### (三)病毒遗传进化分析

HTS 技术能一次性完成病毒全基因组序列测定,也可同时进行数十个甚至上百个样本中靶基因的测序。通过对病毒基因组序列或全基因组序列的分析,可实现对病毒变异、传播及进化的动态观察,并了解其与疾病进程的关系。研究人员应用 HiSeq2500 和 PacBio-RS 平台,分析得到 2014 年西非埃博拉病毒疫情的毒株是从非洲中部传播而来,该次流行的起因是接触单一的埃博拉病毒天然宿主。通过不同平台,可实现人类免疫缺陷病毒超突变模式和面对宿主免疫应答时的病毒进化、丙型肝炎病毒突变传播、流感病毒株突变频率及抗原稳定性等的研究。

### (四)病毒耐药监测

病毒结构简单,故易发生突变,其基因组一旦发生任何变化均会影响其后代的特性表现。在应用抗病毒药物进行治疗时,病毒基因的异质性使其在药物治疗过程中常出现耐药相关基因的突变,从而影响抗病毒治疗效果;或者原低丰度的耐药株迅速复制甚至成为优势毒株而导致治疗失败。相较于 Sanger 测序,HTS 被证实能检出 0.1%～1% 水平的病毒耐药突变,应用 HTS 技术可进行耐药病毒株的传播、低丰度耐药突变与临床用药关系、抗病毒药物潜在作用靶点的探索、抗病毒治疗后患者耐药位点突变的检测和探寻新耐药突变位点等方面的研究。

## 七、质谱技术

质谱(MS)是带电原子、分子或分子碎片按质荷比的大小顺序排列的图谱。质谱仪是一类能使物质粒子电离成离子并通过适当的电场、磁场将它们按空间位置、时间先后或者轨道稳定与否实现质荷比分离,并检测强度后进行物质分析的仪器。当样品中组分电离生成不同荷质比的离子,经加速电场的作用,形成离子束,进入质量分析器,利用电场和磁场使发生相反的速度色散——离子束中速度较慢的离子通过电场后偏转大,速度快的偏转小;在磁场中离子发生角速度矢量相反的偏转,即速度慢的离子依然偏转大,速度快的偏转小;当两个场的偏转作用彼此补偿时,它们的轨道便相交于一点。与此同时,在磁场中还能发生质量的分离,这样就使具有同一质荷比而速度不同的离子聚焦在同一点上,不同质荷比的离子聚焦在不同的点上,将它们分别聚焦可得到质谱图,从而确定其质量。与质谱分析技术相结合的分子生物学技术是近年来临床微生物学检验技术的一大进展。采用质谱技术分析微生物成分已应用于微生物的鉴定及分型，还可用于耐药基因和致病机理的检测等。目前，用于微生物检测鉴定的质谱技术主要是气质联用技术（GC-MS）、基质辅助激光解吸飞行时间质谱（MALDI-TOF MS）、电喷雾电离质谱（ESI-MS）及热裂解亚稳态原子轰击质谱（Py-MAb-MS）等。

MALDI-MS 可以在皮摩尔级甚至飞摩尔级的水平上准确分析几十万种生物大分子。MALDI-MS 技术主要用于分析生物大分子。首先，将待分析的生物大分子与基质结合形成结晶，基质通过吸收激光照射的能量并传递给生物大分子，使生物大分子发生电离。带电的生物大分子在电场作用下加速飞过飞行管道，因其带电荷数和分子量大小不同，到达检测器的时间也不同，据此将带电荷的生物大分子由小到大分开。以检测到的离子峰为纵坐标，离子质荷比为横坐标，形成质量谱图。其特点是速度快，检测分子量准，灵敏度高，杂质的干扰小，可形成特征指纹图谱，易于大规模和高通量的操作和分析。在临床病毒学检验方面，MALDI-TOF MS 显示出尤为重要的作用。

MALDI-TOF MS 于 1975 年首次用于细菌鉴定的研究，但直至 20 世纪 90 年代中期才成功用于细菌及真菌的临床鉴定。2004 年，首次推出了细菌鉴定的完整数据库。MALDI-TOF MS 的原理是：当用一定强度的激光照射样品与基质形成的共结晶薄膜，基质从激光中吸收能量，样品解吸附，基质-样品之间发生电荷转移使得样品分子电离形成离子，带有电荷的样品在电场的作用下加速通过飞行管道，检测其到达检测器的飞行时间，即测定离子的质荷比（m/z），形成特征性的峰图，与数据库中峰图进行比对，得出鉴定结果。MALDI-TOF MS 可以准确检测多肽、蛋白质、核酸、多糖等生物大分子的分子质量和纯度，具有高灵敏度、高通量、能耐受一定的杂质等优点。MALDI-TOF MS 在鉴定病原菌时仅需数分钟，且结果可靠，成本低廉，使临床微生物实验室工作取得了革命性的进步。目前，这项技术除用于细菌和真菌的鉴定和分型外，已开始应用于临床病毒学领域。

在病毒诊断方面，研究人员检测了支气管肺泡灌洗液、结膜液、伤口分泌物、水疱液、血浆、血清、尿液等，采用全自动核酸分离纯化仪提取病毒 DNA，用多重 PCR 扩增目的基因，经 MALDI-TOF MS 检测后的峰图与数据库中的峰图进行比对后得出鉴定结果，再以基因测序为参考方法，评估 MALDI-TOF MS 检测人类疱疹病毒的能力。结果显示，MALDI-TOF MS 适用于多种标本类型的人类疱疹病毒的大规模检测及流行病学研究。流感病毒是影响人类健康的主要病原之一，最近流感病毒的跨种传播以及甲型流感病毒的暴发使得人们迫切需要一种快速、准确、有效的检测方法。以往流感病毒的检测通常依靠 PCR 技术或核蛋白抗体检测。流式细胞术、微阵列及质谱技术也被用于流感病毒的诊断，其中质谱技术因其检测限低及准确性高而被认为是最好的方法之一。

在病毒分型方面，病毒分型碱基特异裂解联合 MALDI-TOF MS 方法已经用于乙肝病毒的基因分型。Ganova-Raeva 研究组比较了质谱方法和传统测序法，证实这种新方法不仅可靠，而且性价比高。对于大规模分析，MALDI-TOF MS 的优势尤为明显。此外，该方法用于流感病毒等的快速鉴定和突变监测也有很大的潜力。常用的流感病毒快速检测方法是基于抗原特异的抗体检测，或是荧光 RT-PCR 检测 M 基因，进而分析 HA 和 NA 基因来确定亚型。通过方法学比较，质谱法不仅通量大，速度快，而且可以通过监测病毒突变来鉴定新的毒株及耐药突变位点等。

　　MALDI-TOF MS 是临床病毒学检验的一次革命。目前,其在微生物实验室的应用主要是将细菌、真菌在数分钟内鉴定至种水平。MALDI-TOF MS 也被用于病毒的鉴定、分型以及耐药基因的检测。

# 第三节　真菌学检验技术

## 一、真菌的形态结构与生理特征

　　与其他微生物相比,真菌的形态、结构较为复杂。目前对于大多数真菌特别是丝状真菌的鉴定,形态学(包括真菌形态、菌落形态)检查仍具有重要意义,因而须熟练掌握真菌的基本特性。

### (一)形态结构

　　真菌按形态可分为单细胞和多细胞两大类。单细胞真菌呈圆形或卵圆形,如酵母菌和类酵母菌,以出芽方式繁殖,对人类致病的主要有新生隐球菌和白假丝酵母菌。多细胞真菌有菌丝和孢子,菌丝伸长分枝,交织成团,称为丝状菌,又称霉菌。对人致病的有皮肤癣菌、毛霉菌等。有些真菌可因环境条件(如营养、温度、氧气等)改变,由一种形态转变为另一种形态,此真菌称为二相性真菌,如孢子丝菌、组织胞浆菌等。这些真菌在体内或在 37℃,含动物蛋白的培养基上,呈酵母型;而在 25℃,普通培养基上培养时呈真菌型。组成真菌基本结构的是菌丝和孢子。

　　1.菌丝

　　它是由孢子出芽形成的。孢子在环境适宜的条件下长出芽管,逐渐延长呈丝状即菌丝。菌丝长出许多分枝,交织成团,称为菌丝体。菌丝体按其生物学功能分为营养菌丝体、气中菌丝体和生殖菌丝体。菌丝按有无横膈又分为有隔菌丝和无隔菌丝。菌丝有螺旋状、球拍状、结节状、鹿角状和梳状等多种形态,它们具有鉴定真菌的价值。

　　2.孢子

　　它是真菌的繁殖器官,亦是鉴定真菌的重要依据之一。真菌分类主要根据孢子或产生孢子器官的主要特征。真菌孢子分为无性孢子和有性孢子两大类。大多数病原性真菌通过无性孢子繁殖。无性孢子又分为叶状孢子、分生孢子、孢子囊孢子。其中叶状孢子分为芽生孢子、关节孢子和厚膜孢子3种。分生孢子有大、小之分。大分生孢子为多细胞性,常呈梭状、棍棒状、梨形等;小分生孢子为单细胞性,孢子形状不一,有球形、椭圆形、卵形、星形等。

### (二)生理特征

　　1.营养

　　真菌属于异养型,需从外部摄取有机含碳化合物作为碳源和能量,存在腐生性和寄生性两种形式,寄生性真菌又有专性寄生和兼性寄生之分。真菌进行营养增殖的菌体称为营养体,分为原生质团、单细胞、假菌丝、双型菌丝和菌丝体。营养物质包括①碳源:真菌不能利用糖而以利用脂肪酸作为碳的来源。②氮源:大部分真菌可以利用氨和硝酸盐类的氮,有些只能利用氨基酸类有机氮。③矿物质:硫、磷等是真菌发育的必需元素,一般以硫酸盐或磷酸盐等无机盐形式供给,亦可以含硫氨基酸作为硫的来源。其他金属离子,如铁是呼吸酶的组成成分,镁可赋予酶类活性。钾,钠、钙、锰、锌、铜、钴等亦是必需的矿物质。④辅助因子:布氏须霉等真菌能自主合成,某些真菌自身不能合成硫胺索、维生素 $B_2$ 等生长辅助因子,需从外界获得。

2.代谢

它包括有氧呼吸、无氧呼吸与发酵等产能代谢。代谢产物主要有乙醇、柠檬酸、草酸、各种酶类、维生素、脂肪、多糖、抗生素及毒素等。

3.繁殖

真菌依靠其孢子及菌丝进行繁殖,存在无性繁殖和有性生殖两种方式。无性繁殖的主要形式为芽生、裂殖、萌管、隔殖、芽殖。有性生殖包括质配、核配和减数分裂 3 个时期。

4.影响真菌生长和繁殖的因素

温度、湿度、渗透压、酸碱度、氧和二氧化碳等影响真菌生长和繁殖。

(1)温度:真菌可在 0～42℃ 生长繁殖,最适生长温度通常为 22～28℃,某些深部真菌为37℃。免疫高温能力远比低温弱。

(2)湿度:真菌一般在中等湿度环境中生长活跃,优于潮湿环境。干燥不利于其生长繁殖。因此,真菌培养多用固体及半固体培养基,保湿,而不用液体培养基。

(3)渗透压:多数真菌对渗透压免疫力强。不少真菌可在较高浓度的盐类和糖类环境中生长发育。

(4)酸碱度:酸性环境有利于真菌繁殖,因而真菌培养基常呈弱酸性。真菌生长发育过程可使培养基酸碱度发生变化,一般致病性真菌常使培养基向碱性转化,而环境污染真菌向酸性转化。因此,在培养基内加入适当的指示剂,观察 pH 的改变,可初步预测真菌的致病性。条件致病真菌不受此限。

(5)氧和二氧化碳:绝大多数真菌生长需要氧,但需氧量不同。一般真菌繁殖需氧量较大,如曲霉菌、青霉菌及皮肤癣菌在氧气充足的情况下可产生分生孢子,而在组织内由于氧气不足只能形成菌丝。通常,二氧化碳对真菌生长繁殖不利,但有时可促进孢子形成,如刺激白假丝酵母菌产生厚膜孢子。

(6)光:日光和紫外线对真菌的影响表现为诱导反应、抑制作用及向光感应。大多数真菌在白天或黑夜均能生长,但担子菌亚门的担子需要光的诱导。

5.免疫力

真菌对热免疫力不强,一般 60～70℃ 在短时间内即死亡。抗干燥能力较强。对 2.5% 碘酊、0.01% 升汞及 10% 甲醛敏感。龙胆紫、孔雀石绿等色素抑制某些真菌生长,如白假丝酵母菌。

6.培养特性

真菌营养要求不高,能在普通培养基上生长,常用沙氏培养基,适宜温度为 22～28℃(深部真菌为37℃)。真菌培养后可形成 3 种菌落。

（1）酵母型菌落：菌落柔软、光滑、湿润，显微镜下可见单细胞性芽生孢子，无菌丝。隐球菌菌落属此型。

（2）类酵母型菌落：与酵母型菌落相似，但显微镜下可见假菌丝。

（3）丝状型菌落：菌落见不同类型的菌丝体，如绒毛状、粉末状等；显微镜下可见有隔或无隔、分枝或不分枝的各种菌丝。

二相性真菌在室温（22℃）培养呈丝状型菌落，而在37℃或培养环境中$CO_2$增多时则呈现酵母型或酵母样菌落。

# 二、真菌的感染与免疫

真菌感染，特别是深部真菌感染的危险因素包括影响机体免疫力的基础疾病，如白血病、癌症、结核等；广谱抗菌药物、免疫抑制药的使用；脏器移植、放疗等。

## （一）真菌感染流行病学特征

### 1.易感人群

除致病性真菌外，真菌感染与宿主的易感性密切相关。易感宿主有①免疫功能低下人群，如婴幼儿、老年人。②严重基础病患者，如糖尿病、白血病、营养不良等。③接受免疫抑制药或放疗、化疗等诊疗措施的患者。④局部免疫力低下患者。⑤异物置入患者，如缝线和修补手术埋入的材料。

### 2.感染来源

感染病原体来自患者自身或机体以外的其他人或环境。

（1）内源性感染：由寄居在机体口腔、肠道、阴道等部位的假丝酵母菌、丝状真菌的大小分生孢子等真菌引起的感染。感染诱因包括手术中真菌孢子由切口边缘被直接带入或者感染远离切口，由真菌孢子周期性侵入血流或淋巴系统，切口处免疫力下降而发病。

（2）外源性感染：真菌感染患者、携带者或存在于自然界的真菌，通过空气、接触、器械等途径侵入人体引起感染，如孢子丝菌、组织胞浆菌等。

条件致病真菌感染可以是内源性的或外源性的。机体免疫能力下降，菌群失调，激素、免疫抑制药和广谱抗菌药物的频繁使用及滥用，均可引起条件致病真菌感染。曲霉菌、毛霉菌、假丝酵母菌为此种类型感染的代表菌种。

### 3.感染途径

因病原性真菌的种类及其分布，患者的年龄、性别、职业、生活环境而异，常见的感染途径有①接触感染，如女性外阴部或阴道假丝酵母菌病，经性传播导致男性龟头包皮炎。②吸入感染，如隐球菌性脑膜炎。③食入感染，如毛霉菌肠道感染。④局部侵入，如伤口感染。

### 4.感染类型

按感染部位可分为浅部真菌感染和深部真菌感染；按感染侵犯的器官组织范围分为局限性真菌感染和全身性真菌感染。

## （二）抗真菌免疫

### 1.天然免疫

完整的皮肤、黏膜是有效的抗真菌屏障，皮肤分泌的脂肪酸有杀菌作用。真菌组分是补体替代途径的强激活剂，但真菌能免疫攻膜复合物（MAC）的杀伤。补体活化过程中产生的

C5a、C3a,将炎性细胞引导至感染区。中性粒细胞是吞杀真菌最有效的吞噬细胞。在中性粒细胞缺乏的患者,常见播散性假丝酵母菌病和侵袭性烟曲霉病。巨噬细胞在抗真菌防御中的作用不如中性粒细胞。NK 细胞有抑制新生隐球菌和巴西副球孢子菌生长的作用,对感染小鼠的隐球菌有杀伤效应,但对荚膜组织胞浆菌感染的小鼠无效。

### 2.获得性免疫

抗真菌感染主要是细胞免疫。荚膜组织胞浆菌是一种兼性胞内病原菌,寄居在巨噬细胞内。清除该菌的免疫机制与消灭胞内菌基本相同。新生隐球菌常定植于免疫低下宿主的肺与脑,需 CD4 与 CD8 T 细胞协作杀灭。白假丝酵母菌常始于黏膜表面,细胞介导的免疫可阻止其扩散至组织内。在真菌感染中,一般是 Th1 应答对宿主有保护作用,Th2 应答可造成损害。真菌感染常有特异性的抗体产生,对血清学诊断有一定帮助,但抗真菌作用不强。

## 三、经典临床真菌学检验技术

临床真菌学检验主要包括标本直接检查、分离培养、生化反应、药敏试验、动物试验等。

对患病处标本进行采集和适当的处理后,首先通过直接检查(包括显微镜检查和影像学检查等)观察真菌的微观形态,基本判断所属类别后,将分离物接种到沙氏培养基上进行真菌培养,然后进行相应的 G 试验、抗原检测、抗体检测、核酸检测、电镜观察等,同时针对同种属类别进行相关的药物敏感性试验,条件允许的情况下,针对某些真菌,如白色念珠菌,可以进行动物试验,最终得到真菌鉴定结果。

## 四、临床真菌学检验新技术及其应用

基于 PCR 和 DNA 测序技术的微生物鉴定方法、抗原抗体检测技术、ESI-MS 技术、MAL-DI-TOF MS 技术、流式细胞技术等。

### (一)基于 PCR 和 DNA 测序技术的微生物鉴定方法

目前,针对真菌系统发育研究及分类学研究使用最多的技术,是与细菌 16S rRNA 基因测序鉴定技术相对应的真菌 ITS 序列测序、18S rRNA 基因测序和 28S rRNA 基因的部分区域测序。在临床检验中,PCR 技术可以扩增血清、血浆、全血、尿液、痰液、支气管肺泡灌洗液和脓液等标本中的真菌成分。ITS 序列测序鉴定结果基本可以满足酵母菌的临床鉴定需求,临床结果显示基于 ITS 序列的 PCR 扩增与测序方法检测血标本中念珠菌的敏感性与特异性可以达到 100%。但目前丝状真菌的测序结果往往还需要与真菌形态学特征相结合,才能更好地鉴定丝状真菌。

### (二)抗原抗体检测

抗原检测是诊断隐球菌感染的主要技术手段,其诊断隐球菌性脑膜炎的灵敏度与培养方法接近,但检测更快捷。目前,半乳糖甘露(GM)ELISA 抗原检测在骨髓移植和其他严重中性粒细胞减少症患者中已成为诊断侵袭性曲霉感染的重要方法之一。

发生侵袭性真菌感染时,真菌的抗原进入患者血液后,人体会发生免疫反应从而产生相应的抗体,抗体的不同类型代表了感染的不同阶段。侵袭性真菌感染伴随着真菌特异性抗体的产生,真菌定植患者检测不到真菌特异性抗体,据此可区分感染与定植。因此,真菌抗体的研究已越来越受到临床专家重视。但由于发生侵袭性真菌病的免疫受损宿主往往缺乏可检测到的抗体,或者抗体的产生变化较大,目前针对系统性真菌感染的临床抗体检测方法应用并不多。

### (三)MALDI-TOF MS 技术

MALDI-TOF MS 技术可以鉴定酵母菌,且性能优于一些传统的表型检定系统。该系统可以鉴别都柏林假丝酵母菌和白假丝酵母菌,皱褶假丝酵母菌和近皱褶假丝酵母菌,挪威假丝酵母菌、克柔假丝酵母菌和平常假丝酵母菌。因为丝状真菌的表型易变,其蛋白质谱可随着生长条件和分析菌丝区域的不同而变化,故对丝状真菌进行 MALDI-TOF MS 技术鉴定时,需要对菌株的培养时间、采样部位等处理步骤加以限定。目前,开展 MALDI-TOF MS 技术鉴定的丝状真菌有曲霉菌属、镰刀霉菌属、皮肤癣菌属、毛霉菌属、青霉菌属等。

### (四)ESI-MS

PCRlESI-MS 广谱真菌检测法通常应用于血液、脑脊液以及其他无菌部位,尤其是在免疫功能低下的宿主中感染的相关真菌的鉴定中,如念珠菌属。

### (五)流式细胞术

近年来应用的 SYBR Green Ⅰ 和 SYTO16 等新型染料均是通过对细胞膜的渗透能力和免疫性的变化而区分活细胞或死细胞,因而荧光作用明显提高了检测的敏感性。通过检测细胞活力,使用这种方法可对光滑念珠菌、克柔念珠菌和近平滑念珠菌的阿尼芬净和卡泊芬净耐药性试验进行检测。此外,通过外排泵和呼吸作用检测,可对热带念珠菌的克霉唑、酮康唑、氟康唑和伏立康唑耐药性试验进行检测。

# 第三章　体液检验

## 第一节　体液学标本采集

### 一、尿液采集

尿液检验标本的采集将直接影响检验结果的准确性,并将进一步影响对疾病诊断、治疗和预后判断。

#### (一)患者准备

医护人员应该根据尿液检验项目的目的,口头或书面指导患者如何正确收集尿液及其注意事项。

1.清洁标本采集部位

收集尿液前应用肥皂洗手、清洁尿道口及其周围皮肤。

2.避免污染

应该避免月经、阴道分泌物、包皮垢、粪便、清洁剂等各种物质的污染,不能从尿布或便池内采集标本。

3.使用合格容器

应用透明、不与尿液成分发生反应的惰性环保材料制成的一次性容器,容器必须干燥、清洁、防渗防漏,可密封运送,而且标明患者姓名、性别、年龄、科别、住院号、标本种类等信息。

4.特殊要求

若需采集清洁尿,如中段尿、导尿标本或耻骨上段尿,一般应由医护人员操作,并告知患者及家属有关注意事项。若采集幼儿尿,一般由儿科医护人员指导,使用小儿尿袋收集。

#### (二)尿液标本种类

根据临床不同的检查目的及留取尿液标本的时间及方式,尿液标本主要有以下几种。

1.晨尿

即清晨起床后第 1 次排尿收集的尿液标本。这种标本比较浓缩,有形成分形态结构比较完整,化学成分如 hCG 浓度较高,可用于尿液常规分析、尿沉渣分析、尿 hCG 定性或定量检查、尿液红细胞位相检测等。晨尿一般不受饮食或运动等影响,检验结果相对比较稳定,有利于临床判断疾病的进展及疗效;但也有人提出由于晨尿在膀胱内停留时间较长,偏酸,不利于检出酸性环境中易变的物质,比如葡萄糖或硝酸盐,因而建议采集第 2 次晨尿代替首次晨尿。

2.随机尿

即随时留取的尿液标本。这种标本新鲜易得,最适合用于门诊、急诊患者尿液筛查试验,但因其受影响因素偏多,如运动、饮食、情绪和用药等,易造成结果假阳性或假阴性,导致临床结果对比性差。

3.24h 尿

患者排空膀胱后连续收集24h排出的全部尿液,充分混匀,测量并记录总尿量(体积数),取适量标本送检,一般50mL,尿沉渣分析或结核杆菌检查可按要求留取尿沉淀部分送检。适合尿肌酐、尿总蛋白定量、尿微量白蛋白定量、尿儿茶酚胺、尿17-羟皮质类固醇、17-酮类固醇、电解质等检查。

4.12h 尿

即患者正常进食,20:00排空膀胱的尿液,于容器中加入约10mL甲醛作为防腐剂,再收集以后12小时内所有尿液标本。曾常用于细胞、管型等有形成分的计数,如尿Addis计数等,因患者标本采集烦琐和有形成分长时间保存困难,现已少用,建议使用3小时尿标本。

5.3h 尿

即收集上午3小时的尿液标本。具体的做法是:嘱患者于留尿前1天多进高蛋白质食物,少饮水,使得尿液浓缩呈偏酸性,不含晶形或非晶形盐类。留尿日早晨8:00排空膀胱的尿液,然后卧床3小时,至11:00收集所有尿液标本。此标本适用于患者每小时或每分钟细胞排泄率。

6.尿三杯试验

按照尿液排出的先后顺序,分别用3个容器采集,主要检查尿液的有形成分,多用于男性下尿路及生殖系统疾病的定位判断。

7.耐受性试验尿

经前列腺按摩后排尿收集的尿液标本,通过观察尿液变化了解耐受性。

8.菌尿液收集

多用于有肾或尿路感染的患者,需做尿液病原微生物学培养、鉴定及药物敏感试验。

(1)中段尿清洗外阴及尿道口后,在不间断排尿过程中,弃去前、后时段的尿液,以无菌容器接留中间时段的尿液。

(2)导管尿、耻骨上穿刺尿患者发生尿潴留或排尿困难时,必须采用导尿术或耻骨上穿刺术取尿。征取患者或家属同意后,由临床医师无菌采集。

9.尿胆原检测

以留取14:00~16:00时间段的尿液为好。

(三)标本送检

尿液一般应在采集后2小时内及时送检,最好30分钟内完成检验。尿胆红素和尿胆原等化学物质可因光解或氧化而减弱。标本送检时应注意避光。

(四)标本保存

标本如不能及时检验,或需要另存时,应正确保存,包括冷藏和加防腐剂。

1.冷藏

多保存于 2～8℃冰箱内,或保存于冰浴中,但冷藏时间最好不要超过 6 小时。因为冷藏时间太久,尿液中有些成分可自然分解、变质等,而且磷酸盐或尿酸盐等易析出结晶沉淀,影响有形成分的镜检。

2.防腐

临床常用的化学防腐剂有:

(1)甲醛又称福尔马林,对尿液中的细胞、管型等有形成分的形态结构有较好的固定作用。一般每升尿液中加浓度为 400g/L 的甲醛溶液 5～10mL。

(2)甲苯常用于尿糖、尿蛋白等化学成分的定性或定量检查,一般每升尿液中加甲苯 5～20mL。

(3)麝香草酚可用于尿液显微镜检查,尤其是尿浓缩结核杆菌检查及化学成分分析的标本保存。一般每升尿液中加麝香草酚 0.1g。

(4)浓盐酸用作定量测定尿 17-羟、17-酮、肾上腺素、儿茶酚胺等标本的防腐。一般每升尿液加浓盐酸 1mL。

# 二、粪便采集

## (一)标本容器

应清洁、干燥、有盖、无吸水或渗漏,如做细菌学检查,应采用无菌有盖容器。

## (二)标本采集

1.粪便常规检测

医护人员应告知患者应取新鲜粪便标本的异常成分送检,如含有黏液、脓、血等病变成分的标本部分,外观无异常的粪便则应从其表面、深处等多处取材送检,标本量一般 3～5g。

2.化学法隐血试验

应试验前 3 日禁食肉类、动物血及某些蔬菜类食物,并禁服铁剂及维生素 C 等干扰试验的药物。

3.寄生虫检查标本

(1)血吸虫孵化毛蚴:标本不应少于 30g;如做寄生虫虫体及虫卵计数时,应采集 24 小时粪便。

(2)连续送检:未查到寄生虫和虫卵时,应连续送检 3 天,以避免因某些寄生原虫或蛲虫的周期性排卵现象而漏检。

(3)蛲虫卵检查:须用透明薄膜拭子或玻璃纸拭子于深夜 12 时或清晨排便前自肛门周围皱襞处拭取粪便,立即送检。

(4)阿米巴滋养体检查:挑取粪便的脓血部分和稀软部分,立即保温送检。

4.脂肪定量试验

先定量服食脂肪膳食,每日 50～150g,连续 6 天,从第 3 天起开始收集 72 小时内的粪便,混合称重,取 60g 送检。

5.粪胆原定量试验

连续收集 3 天的粪便,每日将粪便混匀称重后取 20g 送检。

6.无粪便排出而又必须检查时

可经直肠指检或采便管拭取标本。

7.采集时间

腹泻患者在急性期用药前采集;沙门菌感染、肠热症在 2 周以后;胃肠炎患者在急性期采集新鲜标本。

## 三、浆膜腔积液的检查

### (一)胸腹膜腔和心包积液的检查

1.标本采集

一般由临床医师根据需要在无菌条件下,对各积液部位进行穿刺而收集。理学检查、细胞学检查和化学检查各留取 2mL,厌氧菌培养留取 1mL,结核杆菌检查留取 10mL。

2.抗凝及保存

所得标本应分装两个容器内,1 份添加抗凝剂用于检查,另 1 份不加抗凝剂,用以观察有无凝固现象。理学检查和细胞学检查宜采用 $EDTA \cdot K_2$ 抗凝,化学检查宜采用肝素抗凝。如做细胞学检查,最好抗凝后立即离心浓集细胞;否则应在标本内加入乙醇至 10% 浓度,并置冰箱内保存。

### (二)关节腔积液

1.抗凝剂

肝素。

2.标本采集

一般由临床医师采用关节腔穿刺术获取,抽出液体后要记录液体数量,穿刺标本应分装入 3 支试管,每管 2~3mL,第 1 管做理学和微生物学检查;第 2 管加肝素抗凝做化学检查和细胞学检查;第 3 管不加抗凝剂用于观察积液的一般性状和凝固性。必要时置无菌管内进行细菌培养。如果标本量很少,只有 1~2 滴,也应放置玻片上镜检,观察有无结晶,并做革兰染色检查,必要时可做细菌培养。

## 四、脑脊液检查

1.标本采集

一般由临床医师通过腰椎穿刺采集脑脊液,操作严守无菌原则。穿刺成功后先做压力测定,再将抽出的脑脊液分别收集于 3 支无菌试管中,每管 1~2mL,第 1 管做细菌培养,第 2 管做化学检查和免疫学检查,第 3 管做理学和显微镜检查。如疑有恶性肿瘤,再留一管做脱落细胞学检查。

2.标本送检

脑脊液标本采集后应立即送检。放置过久可因细胞破坏或细胞包裹于纤维蛋白凝块中导致细胞数降低及分类不准。

## 五、精液标本采集

### (一)标本采集

#### 1.手淫法

采精者由本人手淫将一次射出的全部精液收集于洁净、干燥的容器内。如需微生物培养标本,则注意无菌操作。

#### 2.体外排精法

仅适用于手淫法或电按摩采集法不成功者。

### (二)注意事项

#### 1.标本采集的时机

在采集精液标本前,必须禁欲 3～5 天,一般不超过 5 天。

#### 2.标本采集的次数

一般应间隔 1～2 周检查 1 次,连续检查 2～3 次。

#### 3.标本运送

标本应装在洁净、消毒的塑料试管内,加盖,但不能用乳胶或塑料避孕套盛标本。精液采集后应立刻保温送检,送检时间不超过 1 小时。

## 六、前列腺液标本采集

#### 1.标本采集

通常由临床医师用前列腺按摩法采集前列腺液标本,弃去第 1 滴标本液,直接将标本滴于干净载玻片上。

#### 2.注意事项

立即送检,以防干涸。

## 七、阴道分泌物采集

#### 1.标本采集

通常由妇产科医务人员采集。采用消毒棉拭子自阴道深部或阴道穹窿后部、宫颈管口等处取材,取材后的棉拭子置于试管内,常规检验加入 2mL 生理盐水,BV 检验直接送检。

#### 2.注意事项

取材前 24 小时内,禁止性交、盆浴、阴道灌洗和局部上药等。如在冬天,标本采集后应立即保温送检。

## 八、痰液标本采集

#### 1.标本采集

主要用自然咳痰法,一般检查以清晨第 1 口痰作标本最适宜,做细胞学检查则以 9:00～

10:00 留痰最好,因为痰液在呼吸道停留时间过长,细胞可能发生自溶破坏或变性而结构不清。留痰时,患者先用清水漱口数次,然后用力咳出气管深处的痰,盛于灭菌容器中,注意勿混入唾液或鼻咽分泌物,立即送检。也可做环甲膜穿刺术吸痰送检,可避免口及咽部杂菌污染,但技术要求高,不常规使用。

**2.注意事项**

测 24 小时痰量或观察分层情况时,可加少量苯酚防腐。标本不能及时送检时,可暂时冷藏保存,但不宜超过 24 小时。微生物培养取样应在抗生素等药物治疗开始之前,如已用药,则应选血液药物浓度最低水平时采样。

## 九、支气管肺泡灌洗液标本采集

一般由临床医师经纤维支气管镜检查时采集。先用单层纱布过滤除去黏液,再将滤液每分钟 800 转离心 10 分钟,上清液供生化和免疫检测,沉淀物做细胞学检查。用于微生物检查的标本应严格遵守无菌操作。

## 十、胃液标本采集

**1.标本采集**

采用插胃管法。插管成功后,抽空全部空腹胃液,供理学检查、显微镜检查。然后连续抽取 1 小时胃液放入同一瓶中,测定基础胃酸排量(BAO),然后再给予刺激剂,连续采集胃液 1 小时,每 15 分钟为 1 份,共 4 份,用于测定最大胃酸排量(MAO)与高峰胃酸排量(PAO)。

**2.注意事项**

检验前 1 天患者只能进清淡的流质饮食,检查前 12 小时内禁食、禁水和禁服抗酸分泌的药物等。

## 十一、十二指肠引流液标本采集

在空腹 12 小时状态下,由临床医师插入十二指肠引流管首先引流出十二指肠液,然后给予 330g/L 温硫酸镁刺激 Oddi 括约肌使之松弛,依次引流出胆总管液、胆囊液和肝胆管液。怀疑感染时应尽早在用药前或停止用药 1~2 天后采集标本。

## 十二、胆汁标本的采集

胆汁采取的方法有 3 种:十二指肠引流法、胆囊穿刺法及手术采取法。

**1.十二指肠引流法**

本法较常用,即在无菌操作下用导管做十二指肠引流采取胆汁。所采取的胆汁分 A、B、C 三部分,A 液来自胆总管,为橙黄色或金黄色;B 液来自胆囊,为棕黄色;C 液来自胆道,为柠檬色。因采取时通过口腔,常易混入口腔内的正常菌群,一般认为 B 液作细菌培养意义较大。

**2.胆囊穿刺法**

行胆囊造影术时,可同时采取胆汁。本法所采之胆汁不易污染,适宜做细菌培养。

**3.手术采取法**

在进行胆囊及胆管手术时可由胆总管、胆囊直接穿刺采取胆汁。本法所采集之胆汁也不易污染,适于做细菌学检验。

以上采集之标本应立即送检,否则应保存于4℃冰箱中。

# 第二节  脑脊液检查

脑脊液(CSF)是充满各脑室、蛛网膜下隙和脊髓中央管内的无色透明液体,其中大约70%来自脑室脉络丛的主动分泌和超滤,其余30%由室管膜和蛛网膜下隙产生,通过蛛网膜绒毛回吸收入静脉。健康成人脑脊液的总量约为90~150mL,新生儿约为10~60mL。

脑脊液的主要功能:①保存作用:保护脑及脊髓免受外力震荡损伤。②调节作用:调节颅内压力,调节碱贮量维持中枢神经系统pH范围稳定;通过转运生物胺类物质,参与神经内分泌调节。③运输作用:为中枢神经系统提供营养物质、转运代谢产物。

由于脉络丛上皮细胞对血浆中各种物质的选择性分泌和超滤作用,血浆中各种成分对血-脑屏障的通透性不尽相同。其中,最易通过血-脑屏障的是氯、钠、镁离子及乙醇;其次为清蛋白、葡萄糖、钙离子、乳酸、氨基酸、尿素和肌酐;极难或不能通过的为纤维蛋白原、补体、抗体、某些药物、胆红素、胆固醇等。病理情况下,因脉络丛上皮细胞通透性发生改变,一些正常情况下不易透过血-脑屏障的物质可以进入到脑脊液,使得脑脊液的容量和成分发生改变。

脑脊液检查项目分为常规和特殊检查项目两大类,常规项目包括:脑脊液压力测定(采集标本时由临床医师测定)、一般理学检查、细胞总数(红细胞和白细胞)、涂片染色细胞分类、脑脊液/血浆葡萄糖比值、氯化物、总蛋白等。

## 一、脑脊液理学检查

### (一)颜色

**1.无色**

水样清晰透明,为正常脑脊液,也可见于病毒性脑炎、轻型结核性脑膜炎、脊髓灰质炎、神经梅毒。

**2.红色**

主要见于脑及蛛网膜下隙出血或由穿刺损伤引起。脑及蛛网膜下隙出血多为陈旧性出血,而穿刺损伤引起的出血,多为新鲜出血。由于红细胞在某些脑脊液中5分钟后即可出现皱缩现象,因此不能只根据红细胞是否皱缩来鉴别陈旧性或新鲜性出血,实验室可通过标本抽取时依次分装3支试管,观察颜色、外观清晰程度、易凝性、离心后上清液颜色、红细胞形态、隐血试验等综合考虑。

3.黄色

见于①脑及蛛网膜下隙陈旧性出血:是由于血液在脑脊液中停留时间过久,一般在出血4～8小时开始溶血,红细胞破坏后释放出血红蛋白进一步代谢,在出血后5～6小时即可出现黄色,持续时间长达3周左右。②蛛网膜下隙梗阻:如脊柱外伤、结核性脑膜炎、椎间盘突出、硬膜外脓肿或血肿、蛛网膜粘连、椎管梗阻(髓外肿瘤、吉兰-巴雷综合征)、神经纤维瘤及脊髓胶质瘤等,此时由于脑脊液长期滞留,蛋白质含量高于1.5g/L。通常情况下,蛋白质含量高于此值,颜色变黄,且黄色深度与脑脊液中蛋白质含量呈正比。当蛋白质达30～50g/L时,脑脊液即可自凝而呈黄色胶冻状。③重症黄疸:黄疸型传染性肝炎、脑硬化、胆道阻塞、新生儿溶血等疾病,因血清游离胆红素明显升高致脑脊液中胆红素增高而呈黄色。

4.乳白色或灰白色

因脑脊液中白细胞增加所致,常见于化脓性脑膜炎。

5.棕褐色或灰黑色

由色素增多引起,见于脑膜黑色素瘤。

6.绿色

由脓性分泌物增多所致,见于铜绿假单胞菌性脑膜炎、急性肺炎双球菌脑膜炎及甲型链球菌性脑膜炎等。

### (二)透明度

正常脑脊液无色水样,清晰透明。出现混浊,主要是由于感染或出血导致细胞成分增多所致,其混浊的程度与细胞数量相关(当细胞数大于$300 \times 10^6/L$即可出现混浊)。蛋白质含量增加、含有大量微生物也是出现混浊的原因。病毒性脑炎、神经梅毒的脑脊液外观透明,结核性脑膜炎常呈毛玻璃样轻度混浊,化脓性脑膜炎为明显混浊。

透明度的实验室检查方法为:腰椎穿刺1小时后取脑脊液3～5mL,置无色透明玻璃试管内,在自然光线下进行观察,并用"清晰透明""微浊""混浊"进行文字性描述报告。

### (三)凝固性

正常脑脊液静置12～24小时不形成薄膜、不出现凝集、不产生沉淀。实验室检查方法为:腰椎穿刺1小时后取脑脊液3～5mL,置无色透明玻璃试管内,垂直静置12～24小时,观察脑脊液有无凝固和薄膜形成,用"无凝块""有凝块""有薄膜"进行文字性描述报告。

炎症情况下,脑脊液中蛋白质(包括纤维蛋白原)含量增高。当蛋白质含量高于10g/L时,即可形成凝块。化脓性脑膜炎的脑脊液静置1～2小时可形成凝块或出现沉淀物。结核性脑膜炎的脑脊液静置12～24小时后,标本表面有纤细的网膜形成,取此网膜作结核杆菌检查,可获得较高的阳性率。蛛网膜下隙梗阻时,由于脑脊液循环受阻,梗阻远端脑脊液蛋白质含量可高达15g/L,此时脑脊液可呈黄色胶冻状。神经梅毒患者的脑脊液可出现小絮状凝块而不形成薄膜。

## 二、脑脊液化学检查

### (一)蛋白质检查

生理状态下,由于血-脑屏障的作用,只允许少量清蛋白进入脑脊液,所以脑脊液中蛋白质仅微量存在,含量不到血浆蛋白的1%。在中枢神经系统发生病变时,脑脊液中蛋白质含量可有不同程度的增高。

1.检测方法和原理

(1)蛋白质定性试验:①潘迪试验:脑脊液中蛋白质与苯酚结合成不溶性蛋白盐而产生白色混浊。②罗-琼试验:饱和硫酸铵能沉淀球蛋白产生白色混浊或沉淀。③李文生试验:磺基水杨酸和氯化高汞能沉淀脑脊液蛋白,根据沉淀比例不同,鉴别化脓性与结核性脑膜炎。④Nonne-Apelt试验:用饱和硫酸铵和醋酸两种试剂,分步骤检测球蛋白和清蛋白。

(2)蛋白质定量试验

①比浊法:如磺基水杨酸法,磺基水杨酸为生物试剂,能沉淀蛋白质(对清蛋白的沉淀能力比球蛋白强),所产生的浊度在一定范围内与蛋白质含量成正比,经与标准蛋白浊度对比进行定量测定。

②染料结合法:如丽春红S法,蛋白质与染料丽春红S结合后,再被三氯乙酸沉淀,沉淀特溶解于碱性溶液中显紫色,呈色深浅与蛋白质含量成正比。此类方法还有考马斯亮蓝法、邻苯三酚钼红法等。

③免疫学方法:根据抗原抗体结合反应原理进行检测。

④双缩脲法:蛋白质被钨酸沉淀,复溶于双缩脲试剂中,其碱性的 $Cu^{2+}$ 与蛋白质的肽键形成紫色复合物,呈色深浅与蛋白质含量成正比。

2.质量管理

(1)质量控制

①定性试验:目前这几项定性试验没有进行质量控制,实验室可以通过其他方式定期判断检验程序和结果的可接受性,如与定量试验进行比对,或与不少于5个实验室进行样本交换进行比对,或与权威实验室进行比对,以此来评估检验结果与临床诊断的一致性,比对时限为至少每6个月1次。

②定量试验:参见临床生物化学或临床免疫具体试验的质量控制。

③注意事项

a.定性试验:脑脊液穿刺过程中,如有过多血液混入,须离心吸取上清液进行试验;试验中所用试管、滴管须保持洁净、避免污染,防止出现假阳性;苯酚或硫酸铵试剂不纯,可引起假阳性;室温低于10℃,苯酚试剂饱和度减低,会引起假阴性。

b.定量试验:脑脊液如有大量细胞或浑浊,应先进行离心处理;如蛋白质浓度过高,应先用生理盐水进行稀释;经酸沉淀处理后检测沉淀中蛋白质的方法,在操作上应谨防蛋白质沉淀物的丢失。

(2)干扰因素:见表3-2-1。

(3)方法学比较:定性试验、定量试验的方法评价详见表3-2-2和表3-2-3。

表 3-2-1　干扰脑脊液蛋白质测定结果的因素

| | 干扰因素 |
| --- | --- |
| 生理性 | 增高:①铅毒性;②奋乃静,布洛芬,三氟啦嗪。减低:头孢噻肟,地塞米松 |
| 分析性 | 增高:①胆红素(影响浊度法蛋白质测定),球蛋白,血红蛋白,溶血,浑浊;②对氨基水杨酸,氨苄西林,阿司匹林。减低:①清蛋白,胆红素;②对乙酰氨基酚,阿糖胞苷 |

表 3-2-2　脑脊液蛋白定性方法评价

| 方法 | 优点 | 不足 |
|---|---|---|
| Pandy | 操作简便、标本量少、易于观察、灵敏度高 | 假阳性率较高 |
| Ross-Jone | 检测球蛋白,特异性高 | 操作较复杂、灵敏度低 |
| Lee-Vinson | 检测清蛋白和球蛋白 | 操作烦琐 |
| Nonne-Apelt | 检测清蛋白和球蛋白 | 操作烦琐、特异性低 |

表 3-2-3　脑脊液蛋白定量方法评价

| 方法 | 优点 | 不足 |
|---|---|---|
| 比浊法(磺基水杨酸-硫酸钠) | 操作便捷,无需特殊仪器 | 标本量大、重复性差、影响因素多。蛋白质浓度过高时,需进行稀释 |
| 染料结合法(邻苯三酚红) | 操作快速、灵敏度高、标本用量少、重复性好 | 线性范围窄,对实验条件 pH 要求高 |
| 免疫法方法 | 标本用量少、特异性高 | 对试剂要求高 |
| 双缩脲法 | 操作简便、受蛋白质种类影响较小 | 灵敏度较差、特异性低 |

3.临床应用

(1)参考范围:正常脑脊液球蛋白含量很低,各种定性试验方法均为阴性。定量:0.2~0.4g/L(腰椎穿刺),或 0.1~0.25g/L(小脑延髓池穿刺),或 0.05~0.15g/L(侧脑室穿刺)。

(2)临床意义:脑脊液蛋白质含量随着年龄的增长而升高。在新生儿,由于血-脑屏障发育尚不完善,脑脊液蛋白质相对较高,6 个月后逐步降至成人水平。脑脊液蛋白质含量增高见于以下几种情况。

①神经系统感染性疾病:脑部感染性疾病时,脑膜和脉丛毛细血管通透性增加,血-脑屏障受损,使蛋白质容易进入脑脊液,清蛋白先增高,随后球蛋白和纤维蛋白增高,如化脓性脑膜炎、结核性脑膜炎明显增高(当蛋白质浓度临界值为 0.45g/L 时,诊断细菌性脑膜炎的灵敏度为 90.8%,特异度为 65.0%),病毒性脑膜炎、流行性乙型脑炎、肠道病毒性炎、疱疹病毒性脑炎轻度增高。

②颅内和蛛网膜下隙出血:血性脑脊液可使蛋白质含量增高,常见于高血压合并动脉硬化、脑血管畸形、动脉瘤、血液病(白血病、再生障碍性贫血等)、脑动脉炎有脑肿瘤等。

③椎管内梗阻:脑与蛛网膜下隙互不相通,血浆蛋白由脊髓静脉渗出,使蛋白质含量显著增高,如脊髓肿瘤、转移癌、粘连性蛛网膜炎等。当蛋白质含量增高到 10g/L 以上时,脑脊液外观呈黄色胶胨状,且有蛋白-细胞分离现象(Fromn 综合征),是蛛网膜下隙梗阻的脑脊液特征。

④颅内占位性病变:引起脑脊液循环受阻所致,见于脑肿瘤、脑脓肿及颅内血肿等。

### (二)葡萄糖测定

正常情况下,受血浆葡萄糖浓度、血-脑屏障通透性及脑脊液中葡萄糖酵解程度等因素影响,脑脊液葡萄糖含量仅约为血糖浓度的 60%。

1.检测方法和原理

(1)葡萄糖氧化酶法:葡萄糖氧化酶催化葡萄糖与氧作用,形成葡萄糖酸内酯和过氧化氢,后者与色原性氧受体在过氧化物酶的作用下,产生有色化合物,颜色的深浅与葡萄糖浓度成正比,比色测定。

(2)己糖激酶法:在有己糖激酶和 $Mg^{2+}$ 存在下,葡萄糖被 ATP 磷酸化为 6-磷酸葡萄糖。在 $NADP^+$ 参与下,葡萄糖-6-磷酸脱氢酶将 6-磷酸葡萄糖氧化为 6-磷酸葡萄糖酸,同时 $NADP^+$ 转变为 $NADPH+H^+$。NADPH 生成量与标本中葡萄糖含量成正比,在 340nm 分光光度测定。

2.质量管理

(1)质控方法:葡萄糖氧化酶法和己糖激酶法均为生化定量试验方法。

(2)干扰因素:地塞米松可引起脑脊液葡萄糖生理性增高。

(3)方法学比较:见表3-2-4。

表 3-2-4 脑脊液葡萄糖定量方法评价

| 方法 | 评价 |
| --- | --- |
| 葡萄糖氧化酶法 | 特异性高,但某些还原性物质可产生竞争性抑制,使结果偏低、反应特异性减低 |
| 己糖激酶法 | 特异性、准确性、精密度均高,不受溶血、维生素 C、抗凝药(肝素、EDTA 和草酸盐)及药物干扰 |

3.临床应用

(1)参考范围:2.5～4.4mmol/L(腰椎穿刺);2.8～4.2mmol/L(小脑延髓池穿刺);3.0～4.4mmol/L(脑室穿刺)。

(2)临床意义:脑脊液葡萄糖减低常见于以下几种情况。

①中枢神经系统感染性疾病:包括化脓性脑膜炎、结核性脑膜炎、真菌性脑膜炎等。在细菌、真菌或破坏的细胞释放出的葡萄糖酵解酶的作用下,脑脊液中葡萄糖含量降低,以化脓性脑膜炎早期降低最为明显,疾病高峰期可为零;结核性、真菌性脑膜炎葡萄糖含量降低多发生在疾病中晚期,葡萄糖含量降低越明显,预后越差。

②中枢神经系统肿瘤:因脑膜肿瘤可阻止葡萄糖通过血-脑屏障,且癌细胞可分解葡萄糖,故脑脊液葡萄糖减低,常见于髓母细胞瘤、多形性胶质母细胞瘤、星形细胞瘤、脑膜瘤及脑膜肉瘤等,严重时可为零。

③脑寄生虫病:脑囊虫病、脑血吸虫病、脑弓形体病,葡萄糖含量均可降低。

### (三)氯化物测定

正常脑脊液中氯化物含量较血液中高,其含量受血中氯含量、血-脑屏障通透性及脑脊液中蛋白质含量的影响。

1.检测方法和原理

(1)硝酸汞滴定法:脑脊液被钨酸去除蛋白后用硝酸汞溶液滴定,指示剂采用二苯卡巴腙,游离的 $Hg^{2+}$ 与 $Cl^-$ 结合形成可溶性但不解离的氯化汞,过量的硝酸汞与指示剂形成蓝紫色复合物示滴定终点。

(2)硫酸汞比色法:氯离子与非游离的硫氰酸汞反应形成非游离的氯化汞和游离的硫氰酸离子,后者与铁离子反应形成浅红色硫氰酸铁复合物,颜色深浅与氯离子含量成正比。

(3)库仑电量分析法:在库仑电量分析仪上测定从银电极上游离出来的 $Ag^+$ 与脑脊液中 $Cl^-$ 反应形成不溶解的氯化银。化学计量终点到达后,通过记录的反应时间计算出氯含量。

(4)离子选择电极法:是目前测定 $Cl^-$ 最好的方法。

**2.质量管理**

(1)质量控制:①库仑分析法:如试剂含有杂质,可影响电流效率。可用纯试剂进行空白校正,通过预电解除去杂质。②电极法:氯电极使用一段时间后,电极膜头上会出现黑色的 AgCl,应及时擦去或更换。

(2)干扰因素:黄变症可使脑脊液氯化物测定分析性假性增高。

(3)方法学比较:见表 3-2-5。

表 3-2-5　脑脊液氯化物定量方法评价

| 方法 | 评价 |
| --- | --- |
| 硝酸汞滴定法 | 手工操作,以目测判断滴定终点,精密度低,有主观误差 |
| 硫酸汞比色法 | 既可手工也可自动化,准确度、精密度良好;高球蛋白会产生混浊干扰测定;方法对温度非常敏感 |
| 库仑电量分析法 | $Br^-$ 和 $I^-$ 存在干扰 |
| 离子选择电极法 | 固体膜电极对 $Cl^-$ 有特殊响应,简便、快速、准确,$Br^-$ 和 $I^-$ 有干扰 |

**3.临床应用**

(1)参考范围:成人:120～130mmol/L,儿童:111～123mmol/L。

(2)临床意义:当脑脊液蛋白质增高时氯化物多减低,①细菌性或真菌性脑膜炎:化脓性脑膜炎、结核性脑膜炎时,蛋白质含量增高,为维持脑脊液渗透压平衡,脑脊液中氯化物含量减低,结核性脑膜炎氯化物含量减低更明显。②低氯血症:脑脊液氯化物含量减低。当脑脊液氯化物含量低于85mmol/L 时,有可能导致呼吸中枢抑制。③呕吐、肾上腺皮质功能减退和肾病变。

# 三、脑脊液显微镜检查

## (一)细胞计数

脑脊液中的细胞根据其结构和生物学特性,分免疫活性细胞、单核吞噬细胞、多形核白细胞、腔壁细胞和肿瘤细胞等多种。

**1.检测方法和原理**

(1)细胞总数计数:①直接计数:用滴管吸取已混匀的脑脊液少许,直接滴入细胞计数板进行充池,静置2～3分钟,低倍镜下计数 2 个池内四角及中央共 10 个大方格内细胞数,此即为 1μL 脑脊液中细胞总数。②稀释计数:如果细胞数过多,可用红细胞稀释液先行稀释,再重复直接计数法操作,通过计算可以得每升脑脊液中细胞的总数。③仪器计数:对于血性标本、混浊标本,在确定没有凝固前提下,置血细胞计数仪上测定,红细胞数与白细胞数总和即为细胞总数。

(2)白细胞计数:①直接计数:对非血性标本,用吸管吸取冰乙酸后全部吹出,使管壁附着少许冰乙酸,然后用同一吸管吸取少量混匀的脑脊液标本,滴入计数板充池,余下同细胞总数直接计数法。②稀释计数:如白细胞过多,可用白细胞稀释液稀释后再计数。

脑脊液的外观颜色、透明度,能间接提示细胞数量的多或少,据此初步选择直接计数或稀释计数方法,但一般情况下多先采取直接计数法,细胞过多再进行对标本的稀释。

2.质量管理

目前用于血细胞计数板计数的室内质控物还不成熟,可以通过与不少于 5 个实验室进行样本交换进行比对,或与权威实验室进行比对,或参加有此项目的室间质评等,比对时限为至少每 6 个月 1 次。

应定期检查用于计数的稀释液是否含有非标本的背景颗粒。如果采用仪器计数法,实验室应建立显微镜计数低限,即计数仪计数结果如低于此限值,则仪器结果将不准确。

### (二)白细胞分类计数

1.检测方法和原理

(1)直接分类:白细胞计数后将显微镜转换为高倍镜进行白细胞直接分类。根据白细胞体积和细胞核形态分为单个核白细胞和多个核白细胞。单个核白细胞一般为单核细胞、淋巴细胞,多个核细胞则多为嗜中性粒细胞。此法不易观察细胞细微结构。共计数白细胞和内皮细胞 100 个,以百分率表示;不足 100 个,则直接写出单个核白细胞和多个核白细胞的具体数字,如白细胞总数低于 30,可不予分类。

(2)染色分类:将脑脊液经细胞离心机离心,沉淀物涂片干燥后行瑞氏染色,油镜下分类,结果以百分率表示,如有内皮细胞则进行文字描述。

2.质量管理

方法学比较:直接分类简便、直观,但细胞识别能力低,只能粗略归类为单个核和多个核两种细胞类别。染色分类法相对操作复杂、费时,但细胞形态观察较为清楚,提高了识别率。

### (三)细胞学检查

1.检测方法和原理

(1)细胞收集和制片:用细胞离心机离心,将细胞收集于固定的玻片上,此法收集细胞数多,对细胞形态影响小。另外还有沉淀室法、微孔薄膜筛滤法、纤维蛋白网细胞捕获法等。

(2)染色方法:不同的检测目的,选用的染色方法不尽相同。检查肿瘤细胞可选用吖啶橙荧光染色法;鉴别腺癌细胞和原始淋巴细胞可使用高碘酸-雪夫染色法;辨认脑脊液中 T 淋巴细胞可应用非特异性酯酶(如:α-乙酸萘酚酯酶)染色法;鉴别脂类吞噬细胞可采用脂类染色法。另外根据需要,还可选用瑞氏-姬姆萨染色、过氧化物酶染色、硝基四氮唑蓝染色法等。

(3)重点关注细胞:脑脊液腔壁细胞、肿瘤细胞、白血病细胞和污染细胞。脑脊液细胞学检查的临床意义见表3-2-6。

2.质量管理

质控方法:提高脑脊液细胞学形态识别能力、保证所有检验者对形态学观察一致性的方法包括：经常性参照图谱对照学习；经常性回顾特殊病例保存标本；在专家指导下使用多人共览显微镜共同读片；参加有形态评价项目的室间质评或能力比对；参与权威机构多种形式的病例讨论、分析和继续教育培训。

表 3-2-6　脑脊液细胞学检查的临床意义

| 细胞 | 细胞类型 | 临床意义 |
| --- | --- | --- |
| 腔壁细胞 | 脉络丛室管膜细胞 | 脑积水、脑室穿刺、气脑、脑造影或椎管内给药 |
|  | 蛛网膜细胞 | 脑室造影或椎管穿刺后，多为蛛网膜机械性损伤所致 |
| 肿瘤细胞 | 恶性细胞 | 原发性肿瘤、转移性肿瘤、白血病和淋巴瘤 |
| 污染细胞 | 骨髓细胞 | 穿刺损伤将其带入脑脊液中所致 |
| 红细胞 |  | 穿刺损伤脊膜管所致 |
| 原始细胞 | 白血病细胞 | 提示白血病细胞脑膜转移 |

3.临床应用

(1)参考范围：细胞计数：①无红细胞。②白细胞：成人$(0 \sim 10) \times 10^6 / L$；儿童$(0 \sim 15) \times 10^6 / L$；新生儿$(0 \sim 30) \times 10^6 / L$。

白细胞分类：主要为淋巴细胞及单核细胞，两者约为 7：3，可含极少数嗜中性粒细胞。偶见内皮细胞、室管膜细胞、脉络膜细胞、软脑膜和蛛网膜细胞。

(2)临床意义：脑脊液细胞增多见于中枢神经系统病变，其数量增多程度、出现细胞种类与疾病相关，也与病变性质、病程进展、病情恢复等有关。如化脓性脑膜炎经有效的抗生素治疗后，细胞总数迅速下降；结核性脑膜炎早期以中性粒细胞为主，后期则以淋巴细胞为主。脑脊液白细胞数达$(10 \sim 50) \times 10^6 / L$ 为轻度增高，$(50 \sim 100) \times 10^6 / L$ 为中度增高，$200 \times 10^6 / L$ 以上为显著增高。

①中枢神经系统感染性疾病：急性炎症渗出期呈粒细胞反应；亚急性增殖期呈激活淋巴细胞或单核巨噬细胞反应；修复期呈淋巴细胞反应。

②蛛网膜下隙出血：早期表现为均匀血性脑脊液，可见大量红细胞和明显的中性粒细胞增高。出血2~3天后，可发现含铁血黄素吞噬细胞。

③中枢神经系统肿瘤：细胞数正常或稍高，以淋巴细胞为主。采用细胞玻片离心沉淀仪收集细胞，可提高脑脊液肿瘤细胞检出率。找到白血病细胞是白血病脑膜转移的重要证据。

④脑寄生虫病：细胞数可增高，分类嗜酸性粒细胞可高达 60% 以上，浆细胞可增高，取脑脊液离心沉淀物镜检可发现病原体。

脑脊液的实验室检查主要在中枢神经系统感染性疾病和中枢神经系统肿瘤的诊疗方面应用于临床。脑脊液中查见肿瘤细胞，有助于中枢神经系统肿瘤的诊断，因解剖和病理上的原因，原发肿瘤除髓母细胞瘤外，阳性率均低，而脑转移癌和脑膜癌阳性率较高。

# 第三节　浆膜腔积液检查

人体浆膜腔包括胸腔、腹腔和心包腔。正常情况下，浆膜腔可有少量液体起润滑作用，以减少脏器间的摩擦。当浆膜腔发生炎症、恶性肿瘤浸润或低蛋白血症、循环障碍等病变时，浆膜腔内液体生成增多并积聚而形成浆膜腔积液。根据产生的病因和性质不同，浆膜腔积液可分为漏出液和渗出液。漏出液多为非炎性积液，常为双侧性；渗出液多为炎性积液，常为单侧性。

## 一、浆膜腔积液标本采集

### （一）采集方法

由医生进行浆膜腔穿刺术采集，穿刺成功后采集中段液体于无菌容器内送检。理学检查、细胞学检查和化学检查各采集 2mL，厌氧菌培养采集 1mL，结核分枝杆菌检查采集 10mL。理学检查和细胞学检查宜采用 EDTA-K2 抗凝，化学检查不需抗凝。另外，还应采集 1 份不加抗凝剂的标本，用于观察积液的凝固性。

### （二）评价

1.影响因素

①由于积液极易出现凝块、细胞变性、细菌破坏和自溶等，所以采集标本后应在 30 分钟内送检，否则应将标本置于 4℃冰箱内保存；②最好在抗生素药物应用前进行检查。

2.与检查相关的临床须知

（1）浆膜腔穿刺具有创伤性，务必掌握好穿刺的适应证：①新发生的浆膜腔积液；②已有浆膜腔积液且有突然增多或伴有发热的患者；③需进行诊断或治疗性穿刺的患者。

（2）穿刺前一定要向患者解释穿刺的目的、意义和风险，强调医患合作的重要性，必要时使用镇静剂。

（3）穿刺时如患者出现呼吸急促、脉搏加快、面色苍白等反应，应立即停止操作。记录操作过程、遇到的任何问题和患者的主诉。

（4）腹腔穿刺时放液速度不宜过快、放液量不宜过多。在穿刺放液过程中可在腹部加压沙袋，以防腹压骤降、内脏血管扩张而造成血压降低，甚至发生休克。若积液流出不畅，可将穿刺针稍作移动或稍变换体位。

（5）胸腔穿刺时一次抽液不可过多，诊断性抽液 50～100mL 即可；治疗性抽液首次不超过 600mL，以后每次不超过 1000mL。如为脓胸，则每次尽量抽净脓液，若脓液黏稠可用无菌生理盐水稀释后再行抽液。

## 二、浆膜腔积液理学检查

浆膜腔积液理学检查有助于鉴别积液的性质，并可明确积液的病因，对疾病的诊断和治疗有重要意义。

### （一）标本类型

新鲜浆膜腔积液标本。

### （二）参考区间

浆膜腔积液理学检查的特点见表 3-3-1。

表 3-3-1　浆膜腔积液理学检查的特点

| 项目 | 漏出液 | 渗出液 |
|------|--------|--------|
| 颜色 | 淡黄色 | 黄色、红色、乳白色 |
| 透明度 | 清晰透明 | 浑浊 |
| 比重 | <1.015 | >1.018 |
| pH | >7.4 | <7.4 |
| 凝固性 | 不凝固 | 易凝固 |

### （三）临床意义

**1.颜色**

浆膜腔积液颜色变化及其临床意义见表 3-3-2。

表 3-3-2　浆膜腔积液颜色变化及其临床意义

| 颜色 | 临床意义 |
|------|----------|
| 红色 | 由于出血量和出血时间不同,积液可呈淡红色、暗红色或鲜红色,常由穿刺损伤、结核、肿瘤、内脏损伤、出血性疾病等所致 |
| 白色 | 呈脓性或乳白色<br>①脓性常由化脓性感染时的大量白细胞和细菌所致<br>②乳白色见于胸导管阻塞或淋巴管阻塞时的真性乳糜积液,或积液含有大量脂肪变性细胞时的假性乳糜积液<br>③有恶臭气味的脓性积液多为厌氧菌感染所致 |
| 绿色 | 由铜绿假单胞菌感染所致。如腹腔积液呈绿色可能因胆囊或肠道穿孔,混入胆汁所致 |
| 棕色 | 多由阿米巴脓肿破溃进入胸腔或腹腔所致 |
| 黑色 | 由曲霉菌感染引起 |
| 草黄色 | 多见于尿毒症引起的心包积液 |

**2.透明度**

漏出液多清晰透明或微浑;渗出液因含大量细胞、细菌而呈不同程度的浑浊。

**3.凝固性**

漏出液一般不易凝固。渗出液因含纤维蛋白原等凝血因子,当有细胞破坏释放出的凝血活酶时,易发生凝固或形成凝块;但如渗出液中含纤维蛋白溶解酶时,则不易出现凝固。

**4.比重**

比重高低与浆膜腔积液所含的溶质有关。漏出液因含细胞、蛋白质少而比重低;渗出液因含细胞、蛋白质多而比重高。

5.酸碱度

pH 降低见于感染性浆膜炎及风湿性疾病等继发性浆膜炎。

### (四)评价

1.诊断价值

浆膜腔积液理学检查对漏出液与渗出液的鉴别具有一定的价值。但由于受检查方法、结果判断等因素的影响,其诊断符合率较低。

2.影响因素

①"中间型积液"的结果可影响对积液性质的判断;②标本放置时间过久,可影响检查结果的准确性。

3.与检查相关的临床须知

(1)标本采集后应及时送检,收到标本后应立即检查,以免积液凝固或细胞破坏造成结果准确性下降。

(2)肉眼观察颜色、透明度、凝块形成时要统一标准。观察透明度时可轻摇标本,并倾斜试管以观察有无凝块形成;检查比重前应充分混匀标本。

## 三、浆膜腔积液化学和免疫学检查

### (一)标本类型

新鲜浆膜腔积液标本。

### (二)参考区间

浆膜腔积液的化学与免疫学检查的特点见表 3-3-3。

表 3-3-3　浆膜腔积液的化学与免疫学检查的特点

| 项目 | 漏出液 | 渗出液 |
|---|---|---|
| 黏蛋白定性试验 | 阴性 | 阳性 |
| 蛋白质浓度(g/L) | <25 | >30 |
| 积液蛋白/血清蛋白 | <0.5 | >0.5 |
| 清蛋白梯度(g/L) | 胸腔积液>12;腹腔积液>11 | 胸腔积液<12;腹腔积液<11 |
| 葡萄糖(mmol/L) | 接近血糖水平 | <3.33 |
| LDH(U/L) | <200 | >200 |
| 积液 LDH/血清 LDH | <0.6 | >0.6 |

### (三)临床意义

1.黏蛋白定性试验(Rivalta 试验)

当受到炎症刺激时,浆膜上皮细胞可分泌大量的黏蛋白,黏蛋白属酸性糖蛋白,可在稀乙酸溶液中析出,产生白色云雾状沉淀。Rivalta 试验主要用于鉴别漏出液与渗出液,漏出液的黏蛋白很少,Rivalta 试验多为阴性;而渗出液中含有大量黏蛋白,Rivalta 试验多呈阳性。

2.蛋白质定量

炎症性疾病(化脓性、结核性等)患者的浆膜腔积液蛋白质浓度多大于 40g/L;恶性肿瘤为 20~40g/L;肝静脉血栓形成综合征为 40~60g/L;充血性心力衰竭、肾病综合征患者蛋白质浓度最低,多为 1~10g/L;肝硬化患者腹腔积液蛋白质多为 5~20g/L。

浆膜腔积液蛋白质的变化对鉴别渗出液与漏出液以及寻找浆膜腔积液的原因有重要意义。血清清蛋白与积液清蛋白之差称为清蛋白梯度(AG),AG 鉴别渗出液与漏出液较总蛋白变化更有价值,且 AG 不受利尿剂和穿刺术的影响。

腹腔积液的清蛋白梯度(SAAG)大于 11g/L,见于门静脉高压(如肝硬化)。SAAG 小于 11g/L,与门静脉高压无关,可与腹膜转移癌、无肝硬化的结核性腹膜炎有关。胸腔积液的清蛋白梯度(SPFAG)大于 12g/L 为漏出液,小于 12g/L 为渗出液。

3.葡萄糖定量

漏出液的葡萄糖浓度近似于血糖;渗出液中因含有大量白细胞和细菌,分解利用葡萄糖,导致其葡萄糖浓度降低,甚至无糖。

4.酶活性检查

(1)淀粉酶:腹腔积液中淀粉酶活性明显增高见于急性胰腺炎、胰腺癌患者等;胸腔积液中淀粉酶活性明显增高见于食管穿孔、肺癌、胰腺外伤合并胸腔积液患者等。

(2)LDH:漏出液 LDH 活性与正常血清相似;渗出液 LDH 活性常明显增高,其增高程度依次为化脓性感染积液、癌性积液、结核性积液,化脓性胸膜炎患者 LDH 活性可达正常血清的 30 倍。

(3)ADA:①用于结核性积液与其他积液的鉴别诊断:结核性浆膜腔积液 ADA 明显增高,化脓性、风湿性浆膜腔积液 ADA 也可增高,肿瘤及其他原因的积液 ADA 多不增高;②观察结核的治疗效果:抗结核治疗有效时,ADA 活性降低。

5.肿瘤标志物

常用的浆膜腔积液肿瘤标志物与临床意义见表 3-3-4。

表 3-3-4 常用的浆膜腔积液肿瘤标志物与临床意义

| 标志物 | 临床意义 |
| --- | --- |
| 癌胚抗原(CEA) | 恶性积液明显增高,对腺癌所致的积液诊断价值最高 |
| 甲胎蛋白(AFP) | 原发性肝癌所致的腹腔积液 AFP 常大于 $300\mu g/L$,有助于诊断 |
| 癌抗原 125(CA125) | 腹腔积液 CA125 浓度增高可作为卵巢癌腹腔转移的指标 |
| 癌抗原 19-9(CA19-9) | 对胰腺癌腹腔积液的诊断价值较高 |

## (四)评价

1.诊断价值

(1)化学和免疫学检查对漏出液与渗出液的鉴别及病因诊断具有一定价值。

(2)肿瘤标志物对于诊断恶性浆膜腔积液具有重要价值。但肿瘤标志物常缺乏特异性,某些良性疾病也可引起其增高,因此单项肿瘤标志物检查对于恶性积液的诊断价值不大,多项肿瘤标志物联合检查可提高对恶性积液诊断的准确性。

（3）SPFAG 鉴别胸腔积液性质的灵敏度为 95%，特异度为 100%。SAAG 对腹腔积液诊断的灵敏度为 97%。

**2.影响因素**

①血性或浑浊标本的结果可呈假阳性，应离心后取上清液进行检查；②多次反复检查可提高结果的可信度。

**3.与检查相关的临床须知**

①由于浆膜腔积液形成的原因较多，有时单靠一项或几项检查指标来鉴别漏出液与渗出液，或判断积液的性质并不可靠，应结合其他检查全面分析；②不同的检查方法可引起检查结果不一致。

## 四、浆膜腔积液显微镜检查

通常包括总红细胞计数和白细胞计数、细胞分类计数和细胞学检查。

**1.细胞计数和细胞分类计数**

细胞计数常采用血细胞计数板法，细胞计数的鉴别诊断价值较小，也不能仅使用白细胞计数来区别渗出液和漏出液。

采用直接法和染色法进行细胞分类计数，涂片染色检查可识别中性粒细胞、嗜酸性粒细胞、淋巴细胞、单核细胞和巨噬细胞、浆细胞、间皮细胞和恶性细胞等。大多数细胞容易鉴别，但其结果提供的诊断价值也有限。注意：仰卧时胸水红细胞可生理性减低。

**2.细胞学检查**

当怀疑恶性疾病时，需要浓缩标本增加细胞量，制成细胞块和细胞涂片。细胞学检查能用于判断原发性或转移性肿瘤。积液肿瘤原发性极少，大多为转移性肿瘤。积液中间皮细胞通常呈圆形，大小 $12\sim30\mu m$，核常偏位，核膜光滑规则，染色质均匀疏松，可见核仁，胞质量多，单个或成堆出现，反应性变化时可出现多个核，有时很难与恶性细胞和巨噬细胞鉴别。恶性细胞通常具有下列特征：①常成堆出现；②核膜常不规则；③核染色质分布不均匀；④含有明显的、多个核仁；⑤通常核质比增高。

## 五、浆膜腔积液病原生物学检查

### （一）标本类型

新鲜浆膜腔积液标本。

### （二）参考区间

漏出液常无细菌，渗出液多有细菌。

### （三）临床意义

**1.细菌**

将积液标本离心后取沉淀物涂片，经 Gram 染色和抗酸染色，然后采用显微镜观察查找病原菌，必要时进行细菌培养和药物敏感试验，以明确诊断和指导临床治疗。感染性积液常见的细菌有脆弱类杆菌、大肠埃希菌、粪肠球菌、铜绿假单胞菌、结核分枝杆菌等。

2.寄生虫

积液离心后,取沉淀物涂片在显微镜下观察有无寄生虫及虫卵。对乳糜样积液离心后的沉淀物应检查有无微丝蚴,疑为阿米巴积液应检查有无阿米巴滋养体,包虫病患者积液应检查有无棘球蚴头节和小钩。

### (四)评价

1.诊断价值

浆膜腔积液显微镜检查对于积液的病因诊断具有肯定性价值。但要明确诊断和指导治疗,则需进行细菌培养和药物敏感试验。

2.影响因素

标本未置于无菌容器或放置时间过长而污染,可使结果呈假阳性。

## 六、浆膜腔积液检查项目的选择与应用

### (一)浆膜腔积液检查项目的选择

浆膜腔积液检查的目的是鉴别积液的性质和明确积液的病因。常规检查项目仅限于理学、化学和细胞学检查,其鉴别积液性质的符合率较低;随着特异性化学和免疫学检查的开展,提高了浆膜腔积液性质和病因诊断的准确率。在分析检查结果时,应结合临床综合分析,才能提高浆膜腔积液性质诊断的准确率。推荐的浆膜腔积液检查项目见表3-3-5,表3-3-6。

表3-3-5 胸膜腔积液检查项目的选择

| 分类 | 检查项目 |
| --- | --- |
| 常规检查 | 理学检查、积液与血清蛋白比值,积液与血清 LDH 比值,细胞学、病原生物学检查(涂片显微镜检查和培养) |
| 特殊检查 | 积液胆固醇、积液/血清胆固醇比值,清蛋白梯度(AG)、pH,乳酸盐,酶学(ADA,AMY),γ-INF,CRP,脂质分析,肿瘤标志物,免疫学,结核硬脂酸,胸膜活检 |

表3-3-6 腹膜腔积液检查项目的选择

| 分类 | 检查项目 |
| --- | --- |
| 常规检查 | 理学检查,细胞学、积液与血清蛋白比值,积液与血清 LDH 比值、病原生物学(涂片染色镜检)、SAAG |
| 特殊检查 | 胆红素,肌酐,尿素氮,酶学(ADA、ALP、AMY),乳酸盐,胆固醇,纤维连接蛋白(恶性腹水),肿瘤标志物(CEA,PSA,CA19-9,CA15-3,CA125),免疫学、流式细胞学检查,结核硬脂酸 |

### (二)浆膜腔积液检查项目的应用

1.渗出液与漏出液鉴别

原因不明的浆膜腔积液,经检查大致可分为渗出液或漏出液。例如,渗出液的检查指标:①积液蛋白/血清蛋白大于0.5;②积液 LDH 大于200U/L,或大于正常血清 LDH 最高值的2/3;③积液 LDH/血清 LDH 大于0.6。但是,有些浆膜腔积液既有渗出液特点,又有漏出液性质,这些积液称为"中间型积液",其形成的原因可能是:①漏出液继发感染;②漏出液长期滞留在浆膜腔,致使积液浓缩;③漏出液混有大量血液。因此,判断积液的性质除了依据实验室

的检查结果外,还应结合其他检查结果,进行综合分析,才能准确诊断。

### 2.寻找积液病因

浆膜腔积液是临床常见的体征,其病因比较复杂。胸腔积液主要病因为结核性胸膜炎和恶性肿瘤,且有向恶性肿瘤发展为主的趋势;腹腔积液主要病因有肝硬化、肿瘤和结核性腹膜炎等,占90%以上;心包积液主要病因为结核性、非特异性和肿瘤性,结核性仍占首位,但呈逐年降低趋势,而肿瘤性则呈逐年上升趋势。

### 3.用于治疗

通过穿刺抽液可减轻因浆膜腔大量积液而引起的临床症状。穿刺抽液配合化疗可加速结核性心包积液或胸腔积液的吸收,减少心包和胸膜增厚。此外,通过向浆膜腔内注射药物可对某些浆膜疾病进行治疗。

# 第四节　关节腔积液检查

关节腔是由关节面与滑膜围成的裂隙。滑膜内含有丰富的毛细血管和淋巴管,可分泌滑膜液。正常关节腔的液体很少。关节腔炎症、损伤时,由于毛细血管通透性增高、淋巴循环障碍、蛋白质进入组织间隙,可导致组织水肿,形成关节腔积液。关节腔积液检查主要用于各种关节病变的诊断、治疗效果的观察及预后判断。

## 一、关节腔积液标本采集

### (一)采集方法

在无菌条件下,经关节腔穿刺术采集关节腔积液标本,最少采集量为3~5mL。所获标本分装于3支无菌试管,第1管用于理学和微生物学检查,第2管加肝素25U/mL抗凝,用于细胞学和化学检查,避免采用草酸盐和EDTA盐抗凝剂,以免影响结晶检查。第3管用于观察积液的凝固性。

### (二)评价

#### 1.诊断价值

①关节腔积液检查简单易行,可为骨关节病的临床诊断与鉴别诊断提供直接信息。因此提倡对所有符合适应证的患者均进行关节腔积液检查;②尽管关节腔穿刺属于侵入性检查项目,但相对其他操作(腰椎穿刺、心包穿刺等),其产生并发症的风险相对较小。

#### 2.影响因素

①患者遵从性;②标本中如含有大量米粒样小体容易堵塞针头,导致穿刺不顺利,需及时更换针头;③严重血友病患者,穿刺时有出血风险。

#### 3.与检查相关的临床须知

(1)进行关节腔穿刺前,医护人员应向患者耐心解释检查目的,征得患者同意与合作,避免因精神紧张导致穿刺意外。穿刺要在患者神志清醒情况下进行。

（2）掌握关节腔积液检查的适应证与禁忌证（表3-4-1）

表 3-4-1 关节腔积液检查的适应证和禁忌证与评价

| 适应证/禁忌证 | | 评价 |
|---|---|---|
| 适应证 | ①原因不明的关节腔积液伴肿痛 | |
| | ②关节炎伴过多的关节腔积液,影响关节功能 | |
| | ③关节镜检查、滑膜活检或切除以及病原生物学检查 | |
| | ④关节造影检查 | |
| | ⑤关节腔内注射药物进行治疗 | |
| 禁忌证 | ①已明确诊断为严重出血性疾病(如血友病)患者 | |
| | ②采用其他手段已确诊为结核、恶性肿瘤及糖尿病的患者。应避免或减少关节腔穿刺,防止出血及病变扩大、穿刺伤口不易愈合等风险发生 | |

（3）严格按照不同关节腔穿刺部位的体表标志进行穿刺,以保证顺利获取标本,避免穿刺意外。

（4）获取标本后应立即观察积液理学,然后做好标记。

（5）穿刺前后均应严格无菌操作,妥善处理穿刺伤口。

（6）标本采集后要及时送检,或先分离细胞后低温保存,以免因细胞内酶释放而改变积液成分。上清液于 4℃ 可保存 10 天,必要时 −20℃ 保存。

# 二、关节腔积液理学检查

## （一）标本类型

新鲜关节腔积液标本。

## （二）参考区间

关节腔积液理学检查的指标与参考区间见表3-4-2。

表 3-4-2 关节腔积液理学检查的指标与参考区间

| 指标 | 参考区间 |
|---|---|
| 颜色与透明度 | 淡黄色或无色、清晰透明 |
| 黏稠度 | 拉丝长度可达 2.5～5.0cm |
| 酸碱度(pH) | 7.32～6.64 |
| 凝块 | 无 |
| 黏蛋白凝块形成试验 | 阳性 |

## （三）临床意义

1.量

关节腔积液量增多常见于关节各类炎症及损伤。

2.颜色与透明度

关节炎症及创伤患者的关节腔积液可呈现淡黄色、黄色、红色。某些炎性积液还可因细胞、细菌、蛋白质等成分增多出现浑浊,甚至呈脓性。另外,积液中的结晶、纤维蛋白、类淀粉样物、脂肪滴和软组织碎屑等增多也可导致积液浑浊。在采集标本过程中发现积液中夹杂斑点样、颗粒样碎屑(米粒样小体),多为滑膜缺血产生的绒毛脱落物。

常见的关节腔积液颜色与透明度变化及临床意义见表 3-4-3。

表 3-4-3　常见的关节腔积液的颜色与透明度变化及临床意义

| 颜色与透明度 | 临床意义 |
| --- | --- |
| 淡黄色、透明 | 正常液体,关节腔穿刺损伤时红细胞渗出、轻微炎症 |
| 红色、黄褐色、半透明或浑浊 | 穿刺损伤、创伤、出血性疾病、恶性肿瘤、褐黄病、关节置换术后 |
| 乳白色、浑浊 | 结核性、慢性类风湿关节炎,痛风、SLE 等,丝虫病或积液中有大量结晶 |
| 脓性黄色浑浊 | 细菌感染性关节炎 |
| 绿色、半透明或浑浊 | 铜绿假单胞菌性关节炎 |
| 黑色、浑浊 | 褐黄病 |
| 金黄色 | 关节腔炎症、损伤以及高脂血症引起的胆固醇增高 |

3.黏稠度

(1)黏稠度降低:关节腔炎性病变、急性创伤或严重水肿时,积液中的透明质酸被中性粒细胞释放的酶降解,或被积液稀释可导致积液的黏稠度降低。

(2)黏稠度增高:甲状腺功能减退症、SLE、腱鞘囊肿及骨关节炎引起的黏液囊肿等均可使积液的黏稠度增高。

4.凝块形成

当关节有炎症时,由于血浆凝血因子渗出增多,可形成凝块。凝块形成的速度、大小与炎症损伤程度呈正比。根据凝块占试管中积液体积的多少,将凝块形成分为 3 种类型。

5.黏蛋白凝块形成试验

正常关节腔液的黏蛋白是透明质酸与蛋白质的复合物,黏蛋白在乙酸的作用下形成坚实的凝块,黏蛋白凝块形成试验呈阳性。关节腔液黏蛋白凝块形成不良与透明质酸-蛋白质复合物被稀释或破坏,以及蛋白质浓度增高有关,多见于化脓性关节炎、结核性关节炎、类风湿关节炎及痛风。

(四)评价

1.诊断价值

关节腔积液理学检查可提供重要诊断信息。当积液外观明显浑浊甚至呈血性、黏稠度降低、形成明显凝块以及黏蛋白凝块形成不良时,多见于化脓性关节炎、结核性关节炎、类风湿关节炎及痛风。但必须通过特异性的检查才能明确诊断。

2.影响因素

穿刺损伤也可导致积液呈血性,但此时的血液新鲜,且与积液不能完全混合,肉眼可见淡黄色液体中夹杂红色血丝。而关节病变导致的出血,积液呈均匀一致的红色半透明,不能形成凝块。陈旧性出血甚至呈暗红色或黄褐色。

3.与检查相关的临床须知

尽量避免穿刺出血。

# 三、关节腔积液化学和免疫学检查

## （一）标本类型

新鲜关节腔积液标本。

## （二）参考区间

关节腔积液化学与免疫学检查的参考区间见表 3-4-4。

表 3-4-4 关节腔积液化学与免疫学检查的参考区间

| 项目 | 内容 | 参考区间 |
| --- | --- | --- |
| 化学检查 | 蛋白质 | ≤30g/L，清蛋白与球蛋白之比为 4∶1，无纤维蛋白原 |
| | 葡萄糖 | 3.3～5.3mmol/L，积液与血液葡萄糖之差≤0.55mmol/L |
| | 脂质 | 胆固醇≤65％血浆水平，三酰甘油≤40％血浆水平 |
| | 乳酸 | ≤2.8mmol/L(1.0～1.8mmol/L) |
| 尿酸 | 男性 | ≤476μmol/L，女性≤357μmol/L |
| 免疫学指标 | 类风湿因子 | 阴性 |
| | 抗核抗体 | 阴性 |

## （三）临床意义

1.化学检查

（1）蛋白质：关节腔积液蛋白质增高主要见于化脓性关节炎，其次是类风湿关节炎和创伤性关节炎。

（2）葡萄糖：关节腔炎症时白细胞增多，白细胞可将葡萄糖转化为乳酸，而细菌繁殖又可大量消耗葡萄糖，导致积液中的葡萄糖浓度降低，与血糖水平差值增大（>2.2mmol/L）。常见于化脓性关节炎、结核性关节炎、类风湿关节炎，以化脓性关节炎降低最明显。

（3）脂质：关节腔炎症、损伤以及高脂血症患者关节腔积液中脂质浓度增高，严重者可形成胆固醇结晶。

（4）乳酸：关节腔积液的乳酸主要来源于葡萄糖的无氧酵解。由于关节腔白细胞渗出，大量消耗了氧和葡萄糖，造成局部血供不足及低氧代谢，导致化脓性关节炎患者的乳酸蓄积。类风湿关节炎患者关节腔积液乳酸浓度仅轻度增高；而淋病奈瑟菌感染的关节腔积液患者的乳酸浓度可正常。

（5）尿酸：尿酸增高见于痛风患者。

2.免疫学检查

（1）RF：RF 阳性见于类风湿关节炎，其阳性率高于血清 RF。但 RF 的特异度差。RF 阳性还见于其他感染性和非感染性关节疾病。

（2）抗核抗体（ANA）：ANA 可存在于风湿性疾病患者血清、关节腔积液和浆膜腔积液中，70％ SLE 和 20％类风湿关节炎患者的关节腔积液中可查到 ANA。

### (四)评价

1.诊断价值

(1)乳酸检查的特异度较差,但可作为一种早期诊断关节腔感染的指标。

(2)蛋白质浓度变化可帮助判断关节腔内的淋巴回流情况,对化脓性关节炎诊断意义更大,其次是类风湿关节炎和创伤性关节炎。

(3)尿酸水平也可反映血清尿酸水平,对痛风诊断意义较大。

(4)积液中脂质浓度增高提示有慢性炎症,但不具备诊断价值。另外,葡萄糖、LDH 及总蛋白水平对化脓性关节炎的诊断价值也有限。

(5)RF 和 ANA 对类风湿关节炎及 SLE 诊断的灵敏度和特异度均不高,但动态检查可判断预后。积液 RF 持续阳性提示发生关节外损伤的危险性增大,或已经出现合并症。而高滴度的 ANA 也提示 SLE 患者预后不良。

2.影响因素

标本采集后长期放置可导致细胞内的酶释放,从而改变积液的成分。故标本采集后应及时送检,或先分离细胞后低温保存,上清液于 4℃可保存 10 天,必要时−20℃保存。

3.与检查相关的临床须知

(1)检查前嘱患者避免高糖饮食、剧烈运动,以免加重关节损伤以及影响葡萄糖和乳酸的检查。对于低糖饮食或禁食者的标本,在送检时也应特别注明。需要进行葡萄糖检查的标本,均采用氟化钠作为抗凝剂并立即检查,避免葡萄糖转化为乳酸。

(2)因为积液葡萄糖与血糖水平的高度相关性,最好与空腹血糖同时检查。

## 四、关节腔积液有形成分检查

### (一)标本类型

新鲜关节腔积液标本。

### (二)参考区间

关节腔积液有形成分检查的参考区间见表 3-4-5。

表 3-4-5　关节腔积液有形成分检查的参考区间

| 内容 | 参考区间 |
|---|---|
| 细胞计数 | 无红细胞;有核细胞$(13\sim180)\times10^6$/L,其中白细胞$(50\sim100)\times10^6$/L |
| 细胞分类 | ①单核-巨噬细胞为 65%;②淋巴细胞为 15%;③中性粒细胞为 20%;④偶见软骨细胞和组织细胞 |
| 结晶 | 阴性 |
| 特殊细胞 | 阴性 |
| 病原微生物 | 阴性 |

### (三)临床意义

1.细胞计数与分类

关节腔积液白细胞计数对诊断关节疾病不具有特异性,但可筛查炎症性和非炎症性积液。

化脓性关节炎积液的细胞总数常超过 $50000×10^6/L$；急性尿酸盐痛风、类风湿关节炎积液的细胞总数可达 $20000×10^6/L$；淋病奈瑟菌感染早期的关节腔积液细胞总数一般不增高。关节腔积液细胞分类计数增高的临床意义见表 3-4-6。

**表 3-4-6 关节腔积液细胞分类计数增高的临床意义**

| 细胞 | 临床意义 |
|------|----------|
| 中性粒细胞 | ①炎症性积液中性粒细胞增高大于 80% |
|  | ②化脓性关节炎积液的中性粒细胞高达 95% |
|  | ③风湿性关节炎、痛风、类风湿关节炎的中性粒细胞大于 50% |
|  | ④非感染性疾病如创伤性关节炎、退变性关节炎、肿瘤等，中性粒细胞小于 30% |
| 淋巴细胞 | 类风湿关节炎早期、慢性感染、结缔组织病等 |
| 单核细胞 | 病毒性关节炎、血清病、SLE 等 |
| 嗜酸性粒细胞 | 风湿性关节炎、风湿热、寄生虫感染及关节造影术后等 |

**2.结晶**

关节腔积液中最常见的结晶是单钠尿酸盐（MSU）和焦磷酸钙结晶，其他有病理意义的结晶为碱性磷酸钙、类固醇和草酸钙结晶。

**3.特殊细胞**

关节腔积液的特殊细胞有类风湿细胞、狼疮细胞和赖特细胞（表 3-4-7），是中性粒细胞、单核细胞变性所致。健康人为阴性。

**表 3-4-7 关节腔积液特殊细胞与评价**

| 细胞 | 临床意义 |
|------|----------|
| 类风湿细胞 | 主要见于类风湿关节炎，尤其是 RF 阳性患者。类风湿细胞阳性患者的预后较差，但类风湿细胞也缺乏特异性 |
| 赖特细胞 | 多见于 Reiter 综合征患者的关节腔积液中，但也可见于痛风、幼年类风湿关节炎等 |
| 狼疮细胞 | SLE、药物性狼疮关节炎的积液中可出现狼疮细胞。类风湿关节炎的关节腔积液中有时也可有狼疮细胞 |

**4.病原体**

约 75% 链球菌、50% 革兰阴性杆菌及 25% 淋病奈瑟菌感染的关节腔积液中可发现致病菌。如怀疑结核性感染可行抗酸染色寻找结核分枝杆菌，必要时行关节腔积液结核分枝杆菌培养或 PCR 检查，以提高阳性率。

**（四）评价**

1.诊断价值

积液中结晶、细胞学及免疫学检查可为诊断提供重要的线索。

（1）白细胞分析和特殊细胞检查：可帮助查找关节病病因，尤其为判断炎性与非炎性积液提供重要的诊断信息。赖特细胞对反应性关节炎和脊柱炎并无特异性，但某些患者嗜酸性粒细胞增高，则提示与寄生虫感染、荨麻疹和高嗜酸性粒细胞综合征有关。狼疮细胞的特异度较差，但 SLE 患者关节腔积液中出现狼疮细胞提示预后不良。

(2)关节液结晶检查:关节腔积液中以单钠尿酸盐和焦磷酸钙结晶最常见,而胆固醇结晶和滑石粉结晶无诊断意义。

(3)病原体检查:化脓性积液的病原学检查是重要的诊断方法,细菌培养是诊断感染性关节炎的"金标准",PCR基因检查可提高诊断率。某些关节外感染病原体的检出也有利于化脓性关节炎的诊断。

2.影响因素

(1)白细胞计数:①关节腔积液黏稠:关节腔积液过于黏稠可影响白细胞计数,此时需采用生理盐水对标本进行稀释;②其他有形成分:大量红细胞、结晶、纤维蛋白和软骨、滑膜碎块和脂滴均可干扰白细胞计数。

(2)病原体检查:应用抗生素后可使病原体检查的阳性率降低,因此必须在用药前采集标本。同时,即使是已经查到特异性结晶(如尿酸)或细胞(如类风湿细胞)的患者,也应进行细菌培养,因为痛风和类风湿关节炎常合并细菌感染。

3.与检查相关的临床须知

为尽量减少非实验因素对检查结果的干扰,要求关节腔穿刺时严格掌握体表标志,避免出血。需要进行细菌学检查和培养的患者,应在使用抗生素之前进行标本采集。

## 五、关节腔积液检查项目的选择与应用

### (一)检查项目的选择

由于关节炎症或其他疾病可以改变关节腔积液的成分,因此,不同疾病的关节腔积液的变化各不相同。关节腔积液的检查主要用于各种关节病变的诊断、治疗效果的观察及预后判断等。

### (二)临床应用

临床上将关节腔积液分为4类。

1.Ⅰ类(非炎症性积液)

常见于骨关节病和创伤性骨关节病。但早期类风湿关节炎、SLE、结节性红斑伴发的关节炎和关节周围炎等,由于其炎症表现并不明显,故也可表现为Ⅰ类积液的特点。但Ⅰ类积液中对于骨关节病的诊断将更多依赖软骨和骨特定的代谢标志物定量。

2.Ⅱ类(炎症性积液)

最常见于类风湿关节炎或其他结缔组织病、强直性脊柱炎、Reiter综合征、晶体性关节炎(痛风、假性痛风)、反应性关节炎等。

3.Ⅲ类(化脓性积液)

最常见于化脓性关节炎和结核性关节炎。

4.Ⅳ类(出血性积液)

它可由出血性疾病或局部病变所致。常见于血友病、创伤、绒毛结节性滑膜炎、神经病变性关节病及抗凝治疗过度等。需要更加注重原发病的诊断。

# 第四章 血液学检验

## 第一节 红细胞检验

红细胞是血液中数量最多的有形成分,主要生理功能是携氧或二氧化碳和维持酸碱平衡等。红细胞计数(RBC)是血液一般检验的基本项目,常作为诊断贫血及红细胞增高的主要指标之一。

红细胞是由骨髓造血干细胞分化而来,历经原始红细胞、早幼红细胞、中幼红细胞、晚幼红细胞和网织红细胞阶段,最后发育为成熟红细胞,而红细胞平均寿命为 120 天,每天约 8% 的衰老红细胞被破坏,健康人红细胞的破坏与生成保持动态平衡,故血液中红细胞数量保持恒定状态。病理情况下,红细胞在数量、形态等方面均可发生改变,检查红细胞可为贫血及有关疾病的诊断提供依据,并可作为病情监测、疗效观察、预后判断的指标。常用的红细胞检查项目与临床应用见表 4-1-1。

表 4-1-1　常用的红细胞检查项目与临床应用

| 检查项目 | 临床应用 |
| --- | --- |
| 红细胞计数,血红蛋白、血细胞比容测定和红细胞平均指数 | 贫血的诊断与形态学分类 |
| 网织红细胞计数 | 贫血的鉴别诊断,骨髓造血功能评价 |
| 红细胞沉降率 | 动态观察疾病变化 |
| 红细胞计数、血红蛋白测定和网织红细胞计数 | 放疗、化疗、干扰素或抗生素治疗监测 |

### 一、红细胞计数及血红蛋白

红细胞(RBC)计数和血红蛋白(Hb)浓度测定是血液一般检查的基本项目。

#### (一)标本类型
EDTA 抗凝静脉血液或末梢血液。

#### (二)参考区间
RBC 计数和 Hb 浓度的参考区间见表 4-1-2。

表 4-1-2　RBC 计数和 Hb 浓度的参考区间

| 分组 | RBC 计数($\times 10^{12}$/L) | Hb 浓度(g/L) |
| --- | --- | --- |
| 成年男性 | 4.0～5.5 | 120～160 |

续表

| 分组 | RBC 计数（$\times10^{12}$/L） | Hb 浓度（g/L） |
| --- | --- | --- |
| 成年女性 | 3.5～5.0 | 110～150 |
| 新生儿 | 6.0～7.0 | 170～200 |

### （三）临床意义

1.生理性变化

RBC 计数和 Hb 浓度受多种生理因素影响。除了年龄、性别差异外，还受不同的生活环境和习惯、体力活动等的影响。红细胞数量日内变化为 4.0%，日间变化为 5.8%，月间变化为 5.0%。此外，不同的血液标本采集部位和采集时间也可影响红细胞数量。

2.病理性变化

（1）增多：单位容积血液中 RBC 计数、Hb 浓度高于参考区间上限。病理性红细胞增多可分为相对性增多和绝对性增多，绝对性增多又可分为继发性增多和原发性增多。

（2）减少：单位容积血液中 RBC 计数、Hb 浓度低于参考区间下限，见于各种原因引起的贫血。①造血物质缺乏所引起的缺铁性贫血和巨幼细胞性贫血；②红细胞丢失过多所引起的失血性贫血；③红细胞破坏增多所引起的溶血性贫血；④骨髓造血功能衰竭所引起的再生障碍性贫血等。根据 Hb 浓度降低的程度可将贫血分为 4 度。

（3）Hb 浓度与红细胞数量的关系：Hb 是红细胞的主要成分，RBC 计数与 Hb 浓度呈现比例关系。急性失血引起的正细胞性贫血患者 RBC 计数减少，Hb 浓度也成比例的降低。但某些贫血患者的 RBC 计数减少与 Hb 浓度降低可不成比例，如缺铁和珠蛋白生成障碍所引起的小细胞低色素性贫血，其 Hb 浓度降低更为明显；维生素 $B_{12}$ 和叶酸缺乏所引起的巨幼细胞性贫血属于大细胞高色素性贫血，其 RBC 计数减少更为明显。

### （四）评价

1.诊断价值

与 Hb 浓度、血细胞比容结合，RBC 计数常作为诊断贫血、真性红细胞增多症及红细胞增多的主要指标之一。

（1）RBC 计数作为单一参数的诊断价值较小。鉴别红细胞减少症、红细胞增多症或正常红细胞数量时，必须结合血细胞比容。经多次检查，成年男性 RBC 计数大于 $6.0\times10^{12}$/L，成年女性大于 $5.5\times10^{12}$/L，称为红细胞增多；成年男性 RBC 计数小于 $4.0\times10^{12}$/L，成年女性小于 $3.5\times10^{12}$/L，称为红细胞减少。

（2）Hb 可用于评价贫血程度，且效果优于 RBC。Hb 浓度低于参考区间的下限可确定为贫血，但 Hb 在参考区间内也不能排除贫血，如急性失血和慢性贫血的进展期 Hb 浓度不降低。①Hb 浓度小于 45g/L 时，应根据情况给予输血或采用其他处理方法；②Hb 浓度小于105g/L 时，应根据其他有关检查，如网织红细胞计数、RBC 计数与形态观察、红细胞平均指数、骨髓细胞学、血清铁、维生素 $B_{12}$ 和叶酸浓度等检查，以确定贫血原因，并进行相应治疗；同时应动态观察 RBC 计数、Hb 浓度变化，以判断预后；③Hb 浓度大于医学决定水平（男性为180g/L，女性为 170g/L），为明确诊断需要进一步检查白细胞计数、血小板计数、碱性磷酸酶、

血清维生素 $B_{12}$、不饱和维生素 $B_{12}$ 与氧分压等,并采取相应治疗措施;④Hb 浓度≥230g/L 时,可能为真性红细胞增多症或继发性红细胞增多症,可进一步做有关检查,结合所有检查结果进行综合分析。

2.影响因素

(1)血液容量改变:如大量失血早期,全身血容量减少,此时血液浓度改变很小,其 RBC、Hb 难以反映贫血的程度。

(2)全身血浆容量改变:如各种原因引起的失水或水潴留,使血浆容量减少或增多,造成血液浓缩或稀释,均可使 RBC 计数、Hb 浓度增高或降低。

(3)药物影响:某些药物也可引起 RBC 计数减少。

(4)标本因素对血细胞分析仪检查 RBC、Hb 的干扰见表 4-1-3。

表 4-1-3　标本因素对血细胞分析仪检查红细胞和血红蛋白的干扰

| 指标 | 干扰因素 | 可能的原因 | 干扰结果 |
|---|---|---|---|
| RBC | 冷凝集,冷球蛋白 | 高滴度冷凝集素会形成大的颗粒,并使红细胞聚集 | RBC 计数假性减少,MCV 明显增高,Hct 明显降低,MCH 和 MCHC 明显增高 |
| | 白细胞增多 | 将白细胞计数为红细胞 | RBC 计数假性增多 |
| | 血小板聚集,大血小板 | 将聚集的血小板及大血小板计数为红细胞 | RBC 计数假性增多 |
| Hb | 脂血,胆红素血症 | 血清浊度增加 | Hb 浓度假性增高 |
| | 白细胞增多 | $WBC > 20 \times 10^9/L$,血清浊度增加 | Hb 浓度假性增高 |
| | 血小板增多 | $PLT > 700 \times 10^9/L$,血清浊度增加 | Hb 浓度假性增高 |

3.与检查相关的临床须知

(1)血液标本采集速度不应过慢,否则容易造成血液凝固,导致 RBC 计数减少。如出现凝块,则应重新采集血液标本,并充分混匀血液与抗凝剂。

(2)患者应从直立位换成坐位 15 分钟后再采集标本,坐位较仰卧位 15 分钟后采集的血液标本 RBC 计数增多 5%～10%;剧烈运动后迅速采集标本可使 RBC 计数增多约 10%。

(3)静脉采血时,静脉压迫时间超过 2 分钟可使 RBC 计数平均增多 10%;皮肤采血时,不能过分挤压采集部位,针刺深度必须适当并拭去第一滴血。标本采集应顺利,标本量要准确,标本采集部位不应有水肿、发绀、冻疮、炎症等。

(4)Hb 浓度低于 50g/L 易发生心力衰竭或死亡;大于 200g/L,由于血液浓缩则易发生栓塞。

## 二、血细胞比容

血细胞比容是指一定体积的全血(毛细血管血液或静脉血液)中红细胞所占体积的相对比例。

### (一)标本类型

EDTA 或肝素抗凝静脉血。

### （二）参考区间

成年男性:0.40～0.50;成年女性:0.37～0.48;儿童:0.33～0.42;新生儿:0.47～0.67。

### （三）临床意义

Hct 的临床意义与 RBC 计数相似,Hct 降低是诊断贫血的指标,Hct 增高可因红细胞数量绝对增多或血浆量减少所致(表 4-1-4)。

表 4-1-4 Hct 增高和降低的原因

| Hct | 机制 | 原因 |
| --- | --- | --- |
| 增高 | 血浆量减少 | 液体摄入不足、大量出汗、腹泻与呕吐、多尿 |
| | 红细胞增多 | 真性红细胞增多症、缺氧、肿瘤、EPO 增多 |
| 降低 | 血浆量增多 | 竞技运动员(生理性适应)、妊娠、原发性醛固酮增多症、补液过多 |
| | 红细胞减少 | 各种原因的贫血、出血 |

1.Hct 增高

Hct 是判断血液稀释程度的可靠指标,常作为脱水患者的补液依据;凡能引起红细胞相对或绝对增多的原因均可导致 Hct 增高。当 Hct 大于 0.7,RBC 计数为 $(7～10)×10^{12}/L$,Hb 浓度大于 180g/L,可诊断为真性红细胞增多症。

2.Hct 降低

见于贫血和血液稀释。由于贫血原因不同,Hct 降低的程度与 RBC 计数、Hb 浓度不完全一致,常将三者结合起来,计算红细胞平均指数,可用于贫血的形态学分类。

### （四）评价

1.诊断价值

Hct 作为单一参数的诊断价值不大,Hct 变化与 RBC 计数、平均红细胞体积及血浆量有关,主要用于诊断贫血、真性红细胞增多症和红细胞增多,了解血液稀释和浓缩的程度,计算平均红细胞体积和平均红细胞血红蛋白浓度等。

2.影响因素

(1)体外溶血、自身凝集和小红细胞增多症等可造成 Hct 假性降低;网织红细胞或白细胞计数增多时,Hct 增高;当异常红细胞增多时,如镰状红细胞、球形红细胞和大红细胞等增多,Hct 结果变化较大。

(2)以空腹采集标本为好,标本采集要顺利,静脉压迫时间过长(超过 2 分钟)可引起血液淤积与浓缩,所以当针刺入血管见血后应立即松开压脉带,以防 Hct 增高。

(3)抗凝剂的用量要准确,并与血液充分混匀,特别要防止血液稀释或凝固。

3.与检查相关的临床须知

(1)Hct 小于 0.2 时,可能出现心力衰竭或死亡,根据病情进行输血或其他治疗。

(2)Hct 小于 0.33 时,需要进一步做其他有关贫血的检查,如 RBC 计数与形态学、白细胞计数与形态学、网织红细胞、骨髓细胞学等检查,以明确诊断,并采取相应治疗措施。

(3)Hct 大于医学决定水平(男性为 0.56,女性为 0.53)时,且男性 Hb 浓度大于 180g/L,女性大于 170g/L,可考虑血浆容量是否发生异常改变,应进一步查明原因。

(4)Hct 大于 0.6 则易发生血栓。Hct≥0.70 时,无论是真性红细胞增多症或是继发性红细胞增多症都应立即采取相应的干预措施。

## 三、红细胞平均指数

红细胞平均指数包括平均红细胞体积(MCV)、平均红细胞血红蛋白量(MCH)和平均红细胞血红蛋白浓度(MCHC)。

### (一)参考区间

红细胞平均指数的参考区间见表 4-1-5。

表 4-1-5 红细胞平均指数的参考区间

| 分组 | MCV(fl) | MCH(pg) | MCHC(g/L) |
| --- | --- | --- | --- |
| 新生儿 | 86~120 | 27~36 | 250~370 |
| 1~3 岁 | 79~104 | 25~32 | 280~350 |
| 成人 | 80~100 | 27~34 | 320~360 |

### (二)临床意义

MCV,MCH 和 MCHC 主要用于贫血的细胞形态学分类。

### (三)评价

1.诊断价值

红细胞平均指数有助于进一步了解红细胞的特征,为贫血的鉴别诊断提供线索,其主要意义在于贫血的形态学分类。

2.影响因素

(1)红细胞平均指数仅代表红细胞群体平均情况,其局限性表现在:①溶血性贫血和急性白血病患者为正细胞性贫血,但血涂片上的红细胞可有明显的大小不均和形态异常;②对一些早期贫血(如缺铁性贫血)缺乏灵敏度,缺铁性贫血和轻型珠蛋白生成障碍性贫血都表现为小细胞低色素性贫血,但缺铁性贫血的红细胞存在明显的大小不均现象。所以对贫血患者进行红细胞形态检查是十分重要的。

(2)高滴度冷凝集素可形成大的颗粒,并促使红细胞聚集,使用血细胞分析仪检查的 MCV、MCH 与 MCHC 可明显增高。

3.与检查相关的临床须知

红细胞平均指数准确性依赖于 RBC、Hb 和(或)Hct 检查的准确性,应采用同一抗凝血液标本,且其结果要准确。任何影响 RBC 计数、Hb 浓度、Hct 检查的因素都可影响红细胞平均指数的准确性。

## 四、红细胞体积分布宽度

红细胞体积分布宽度(RDW)是红细胞体积异质性的参数,即反映红细胞大小不均的客观指标。RDW 多采用 RDW-CV 和 RDW-SD 表示。RDW-CV 是红细胞在体积分布曲线上 1SD

的分布宽度与 MCV 的比值（$CV=\dfrac{SD}{X}$）。RDW-SD 是独立于 MCV 的 RDW 表示方法，是以红细胞分布的峰值相当于 100％时的 20％界限的分布宽度，以 fl 表示。

### （一）参考区间

RDW-CV 11.5％～14.5％，RDW-SD＝(42±5)fl。

### （二）临床意义

（1）用于贫血的形态学分类不同原因贫血患者的红细胞形态学特点是不同的，并对贫血的鉴别诊断有一定的参考价值。

（2）用于缺铁性贫血的诊断、鉴别诊断和疗效观察缺铁性贫血和轻型 β-珠蛋白生成障碍性贫血均为小细胞低色素性贫血，缺铁性贫血患者 RDW 增高，而珠蛋白生成障碍性贫血患者 RDW 多为正常。缺铁性贫血患者在缺铁潜伏期时 RDW 即有增高，治疗后贫血已得到纠正，RDW 仍未降至正常水平，可能反映体内贮存铁尚未完全补足，故 RDW 对缺铁性贫血治疗中的动态监测有一定的价值。

### （三）评价

1.诊断价值

RDW 对于贫血的分类、诊断、鉴别诊断和疗效观察有意义。

（1）RDW-CV 对 MCV 降低更为灵敏。小红细胞增多时 MCV 明显减小，RDW-CV 将明显增大；大红细胞性贫血时 RDW-CV 变化则不明显；RDW-CV 对球形红细胞增多症所致的红细胞体积异常的诊断不灵敏。

（2）RDW-SD 所计算的是红细胞体积分布曲线的较低部分，故其对少量大细胞或小细胞的诊断均较灵敏，更能真实反映红细胞的大小不均。

2.影响因素

网织红细胞的 MCV 较成熟红细胞大，其数量增多会使红细胞直方图基底增宽，使 RDW 增大。

## 五、网织红细胞

网织红细胞是介于晚幼红细胞和成熟红细胞之间的不完全成熟红细胞，其胞质中残存多少不等的嗜碱性物质 RNA，经新亚甲蓝或煌焦油蓝等碱性染料活体染色后，RNA 被染成蓝色的网点状结构，故名网织红细胞。正常情况下，外周血液 Retic 发展到成熟红细胞，需要经历 1 天的时间，而贫血时其成熟时间延长，需要 2 天。

根据网织颗粒的数量及聚集程度可将 Ret 分为 5 型：0 型、Ⅰ 型、Ⅱ 型、Ⅲ 型、Ⅳ 型。0 型 Ret 为有核红细胞，不应归为 Ret，因此 ICSH 将 Ret 分为 4 型。

### （一）标本类型

EDTA 抗凝静脉血液。

### （二）参考区间

成人和儿童 0.5％～1.5％；新生儿 2.0％～6.0％。绝对值：成人和儿童，(24～84)×

$10^9/L$。

### （三）临床意义

Retic 计数是反映骨髓造血功能的重要指标,对贫血的诊断、鉴别诊断及疗效观察等具有重要意义。

1.评价骨髓增生能力

①Retic 计数增多:外周血液 Retic 计数增多是红细胞生成增多的指标,表示骨髓造血功能旺盛,见于各种增生性贫血,溶血性贫血尤为明显;②Retic 计数减少:是无效红细胞造血的指标,见于非增生性贫血、慢性病性贫血(ACD)。

2.评价疗效和作为治疗性试验的观察指标

(1)评价疗效:缺铁性贫血或巨幼细胞性贫血患者治疗前 Retic 计数仅轻度增多,或正常、减少。相应给予铁剂、维生素 $B_{12}$ 或叶酸治疗 2~3 天后,Retic 计数开始上升,7~10 天达到最高(10%左右);2 周以后逐渐降至正常水平。此时,RBC 计数、Hb 浓度开始增高,这一现象称为网织红细胞反应,提示贫血得到纠正。若 Retic 计数持续增多,提示尚未达到治疗效果。

(2)治疗性试验的观察:当临床怀疑为缺铁性贫血或巨幼细胞性贫血时(诊断未明确),可分别给予患者铁剂或叶酸治疗,如果治疗后出现网织红细胞反应,可作为确诊的依据之一,或作为鉴别诊断指标。

3.观察病情变化

溶血性贫血和失血性贫血患者在治疗过程中,连续观察 Retic 计数,可作为判断病情变化的参考指标。如果治疗后 Retic 计数逐渐减少,提示溶血或出血已得到控制;如果 Retic 计数持续增高,提示病情未得到控制,甚至加重。

### （四）评价

1.诊断价值

外周血液 Retic 计数是反映骨髓红系造血状态的灵敏指标。主要用于鉴别贫血的类型,评价骨髓的功能,观察贫血的治疗效果,评估骨髓移植后、再生障碍性贫血治疗后的骨髓造血情况等。

2.影响因素

(1)血液标本中存在 Howell-Jolly 小体、NRBC、镰状红细胞、巨大血小板、冷凝集素、寄生虫和血小板堆集时,可造成 Retic 计数假性增多。

(2)因 Retic 在体外仍继续成熟,其数量随着保存时间的延长而递减,所以标本采集后应及时送检。

(3)许多药物可引起 Retic 变化,可导致 Retic 计数增多的药物有解热药、氯喹、左旋多巴、奎宁等;可导致 Retic 计数减少的药物有硫唑嘌呤、氯霉素、甲氨蝶呤等。

3.与检查相关的临床须知

在临床应用中,还应考虑网织红细胞生成指数(RPI)、网织红细胞成熟指数(RMI)、未成熟网织红细胞比率(IRF)等指标的变化及其意义。

(1)RPI:是指患者 Retic 生成数量相当于健康人的倍数。Ⅳ型 Relic 进入外周血液后 24小时内其 RNA 消失,而增生性贫血患者在 EPO 作用下,年轻的 Retic 提早进入外周血液,且其 RNA 消失需要 2～3 天(延长了 Retic 的成熟时间),增加了 Retic 计数结果(任何一天产生的 Retic 均能在释放后的 2 天或更长时间内被计数到)。所以,Retic 数量与贫血的严重程度、Hct 水平、Retic 成熟时间有关。当利用 Retic 计数评价红细胞生成情况时,必须依据 Hct、EPO 对 Retic 的影响计算 RPI,以校正 Retic 计数结果。

$$RPI = \frac{患者\,Hct}{正常\,Hct(0.45)} \times \frac{患者\,Retic\%\times 100}{Retic\,成熟时间(d)}$$

Retic 计数结果校正可应用于任何贫血患者和 Retic 计数明显增多的患者。为证实高 EPO 水平能够促使 Retic 从骨髓进入外周血液,可以在染色的涂片中寻找嗜多色性红细胞,如无嗜多色性红细胞则不需要进行校正。

RPI 是评价有效红细胞生成的指标。如果贫血患者 RPI 增高至正常的 3 倍以上,说明患者的肾功能、EPO 反应、骨髓代偿能力是正常的,进一步提示贫血是由溶血或失血引起的。骨髓代偿反应良好的贫血患者,其 RPI 大于 1。如果 RPI 小于 1,即使 Retic 计数增多,其骨髓的代偿功能不良。

(2)RMI:RMI 可反映贫血程度、骨髓造血功能和铁贮存状况。对评价骨髓移植后造血功能恢复情况和 EPO 的疗效,以及监测放疗、化疗对骨髓的抑制作用具有较高灵敏度。

(3)IRF:IRF 的临床意义与 RMI 相同,主要用于评价骨髓功能、监测治疗过程、评价疗效与调整用药情况。

# 六、红细胞沉降率

红细胞沉降率(ESR),简称血沉,是指在规定的条件下,离体抗凝静脉血液中红细胞自然下沉的速率。

## (一)标本类型
109mmol/L 枸橼酸钠抗凝静脉血,抗凝剂与血液比例为 1:4。

## (二)参考区间
魏氏法:男性 0～15mm/h;女性 0～20mm/h。

## (三)临床意义
1.血沉加快

(1)生理性加快:血沉受年龄、月经周期、妊娠等影响(表 4-1-6)。

表 4-1-6　生理性血沉变化的临床意义

| 状态 | 生理变化 |
| --- | --- |
| 性别 | 女性纤维蛋白原浓度高,血沉较男性快 |
| 新生儿 | 红细胞数量较高,血沉(≤2mm/h)减缓 |
| 儿童(<12 岁) | 红细胞数量生理性低下,血沉稍快 |
| 妊娠 3 个月～产后 3 周 | 因生理性贫血、胎盘剥离、产伤和纤维蛋白原浓度增高,可使血沉加快 |
| 大于 50 岁 | 由于纤维蛋白原浓度逐渐增高,可使血沉加快 |

（2）病理性加快：对于鉴别疾病和动态观察病情变化具有一定意义，病理性血沉加快的临床意义见表 4-1-7。

表 4-1-7　病理性血沉加快的临床意义

| 疾病 | 临床意义 |
|---|---|
| 组织损伤 | 严重创伤和大手术后、心肌梗死后 3～4 天血清急性时相反应蛋白迅速增高 |
| 恶性肿瘤 | 与肿瘤组织坏死、纤维蛋白原浓度增高、感染和贫血有关 |
| 炎症疾病 | 急性细菌性感染（急性时相反应蛋白迅速增高）、风湿病活动期（抗原抗体复合物增高）、结核病活动期、风湿热活动期（纤维蛋白原明显增高）、HIV 感染（血清标志物阳性伴有血沉加快是 AIDS 早期预测指标） |
| 自身免疫病 | 结缔组织疾病，血沉与 C 反应蛋白、类风湿因子、抗核抗体等具有相似的灵敏度 |
| 高球蛋白血症 | 多发性骨髓瘤、巨球蛋白血症、系统性红斑狼疮、肝硬化、慢性肾炎等 |
| 高胆固醇血症 | 动脉粥样硬化、糖尿病、黏液性水肿、原发性家族性高胆固醇血症等 |
| 其他 | 退行性疾病、巨细胞性动脉炎和风湿性多肌痛 |

2.病理性血沉减缓

见于真性红细胞增多症、低纤维蛋白原血症、充血性心力衰竭、红细胞形态异常等。

### （四）评价

1.诊断价值

ESR 是一项常规筛查试验，很多疾病均可表现为血沉加快。因此，ESR 是一项灵敏但缺乏特异性的指标，不能用于疾病的诊断。临床上，ESR 主要用于观察病情的动态变化、区别功能性与器质性病变、鉴别良性和恶性肿瘤等。

2.影响因素

影响血沉的因素见表 4-1-8。

表 4-1-8　影响 ESR 测定的因素

| 变化 | 因素 | 评价 |
|---|---|---|
| 加快 | 血浆因素 | 纤维蛋白原，$\gamma$ 球蛋白和异常克隆性免疫球蛋白，$\alpha$、$\beta$ 球蛋白，胆固醇和三酰甘油增高 |
| | 红细胞因素 | 大红细胞容易形成缗钱状，使 ESR 加快；各种原因的贫血 |
| | 感染因素 | 某些病毒、细菌、药物、代谢产物和异常抗体等中和了红细胞表面的负电荷 |
| | 药物因素 | 葡萄糖、聚乙烯吡咯烷酮、白明胶药物等 |
| 减缓 | 血浆因素 | 清蛋白、糖蛋白及磷脂酰胆碱等增高，抑制红细胞缗钱状形成 |
| | 红细胞因素 | 红细胞数量增多、红细胞大小不均或球形、镰形细胞增多时，不利于缗钱状形成 |
| | 药物因素 | 阿司匹林、可的松、奎宁 |

3.与检查相关的临床须知

（1）检查前须控制饮食，避免脂血。应用葡萄糖、聚乙烯吡咯烷酮、白明胶等的患者 2 天内不宜做血沉检查。

（2）应严格控制采血量，使抗凝剂与血液比例为1∶4。抗凝剂增多，可使血沉加快；反之，血沉则减缓。

（3）应在30秒内完成标本采集。另外，标本中不得混入消毒剂，标本不能有溶血、气泡和凝块。

（4）ESR显著加快见于恶性淋巴瘤、乳腺癌、骨髓瘤、风湿性关节炎等疾病。

## 七、红细胞形态学

造血系统疾病常影响红细胞的质量，特别是贫血患者，不仅其红细胞数量和Hb浓度降低，而且可有相应的特异性红细胞形态变化，主要表现在红细胞大小、形状、染色性质和结构的异常等。

### （一）标本类型

血涂片（新鲜EDTA抗凝静脉血液或末梢血液）。

### （二）参考区间

正常红细胞呈双凹圆盘形，细胞大小均一，平均直径$7.2\mu m$；Wright-Giemsa染色为淡橙红色，血红蛋白充盈良好，呈正常色素性；有过渡平滑的向心性淡染，中心部位为生理性淡染区，其大小约为红细胞直径的1/3；胞质内无异常结构。除健康人以外，正常红细胞可见于急性失血性贫血、部分再生障碍性贫血（AA）、部分白血病。

### （三）临床意义

1.红细胞大小异常

（1）小红细胞：是指直径小于$6\mu m$的红细胞，健康人血涂片偶见小红细胞。缺铁性贫血（IDA）及珠蛋白生成障碍性贫血患者的小红细胞染色过浅、生理性淡染区增大，多提示血红蛋白合成障碍。遗传性球形红细胞增多症（HS）患者小红细胞的血红蛋白充盈良好甚至染色深，生理性淡染区消失。长期慢性感染（炎症）继发的单纯小细胞性贫血患者仅有胞体变小而无生理性淡染区增大。

（2）大红细胞：是指直径大于$10\mu m$的红细胞，常见于叶酸及维生素$B_{12}$缺乏所致的巨幼细胞性贫血（MA），也可见于溶血性贫血（HA）、骨髓增生异常综合征（MDS）等。

（3）巨红细胞：是指直径大于$15\mu m$的红细胞，常见于巨幼细胞性贫血和MDS患者。MDS不仅能见到巨红细胞，甚至还有直径大于$20\mu m$的超巨红细胞。

（4）红细胞大小不均：是指同一患者的红细胞之间直径相差1倍以上。红细胞大小不均可通过RDW反映出来。贫血患者常有此现象，巨幼细胞性贫血患者尤为明显，其发生与骨髓造血功能紊乱、造血调控功能减弱有关。

2.红细胞形状异常

（1）球形红细胞：是指直径小于$6\mu m$、细胞着色深、无生理性淡染区、厚度超过$2\mu m$的红细胞。其形成与红细胞膜结构异常有关，且其渗透脆性增高。主要见于遗传性球形红细胞增多症患者，自身免疫性溶血性贫血、新生儿溶血病、红细胞酶缺陷所致的溶血性贫血等患者也可见到少量球形红细胞。

(2)椭圆形红细胞:是指呈椭圆形、杆形或卵圆形和两端钝圆的红细胞,其长度可大于宽度的 $3\sim4$ 倍,最大长度可达 $12.5\mu m$,宽度可为 $2.5\mu m$。椭圆形红细胞的形成与细胞膜异常有关,将椭圆形红细胞置于高渗、等渗、低渗溶液或健康人血清内,其椭圆形保持不变。健康人血液中约有 $1\%$ 的椭圆形红细胞,遗传性椭圆形红细胞增多症常超过 $25\%$。巨幼细胞性贫血患者也易见椭圆形细胞,缺铁性贫血、骨髓纤维化、镰形红细胞性贫血等患者偶见椭圆形红细胞。

(3)靶形红细胞:是指中心部位染色较深、外围为淡染区,而细胞边缘又深染、形如射击之靶的红细胞。部分红细胞的中心深染区与边缘深染区延伸相连成半岛状或柄状,称为不典型靶形红细胞。靶形红细胞直径可比正常红细胞稍大,但厚度变薄,其体积可正常。主要是红细胞内血红蛋白组成和结构发生变异(HbA 含量贫乏且分布不均)所致,且其生存时间仅为正常红细胞的一半或更短。常见于低色素性贫血,尤其是珠蛋白生成障碍性贫血,其靶形红细胞常大于 $20\%$。胆汁淤积性黄疸、脾切除后等患者也见少量靶形红细胞。在制备血涂片时,血涂片未及时干燥固定也可能是形成靶形红细胞的原因之一。

(4)口形红细胞:生理性淡染区呈扁平状(裂缝样),形似张开的嘴巴或鱼口的红细胞。由于口形红细胞胞膜异常,使 $Na^+$ 通透性增高、细胞膜变硬和脆性增高,致使细胞生存时间缩短。健康人偶见口形红细胞($<4\%$)。口形红细胞增多主要见于遗传性口形红细胞增多症患者(常 $>10\%$),也可见于小儿消化系统疾病引起的贫血,乙醇中毒、某些溶血性贫血及肝脏疾病患者等。

(5)镰形红细胞:是指外形呈镰刀状、线条状,或呈 L、S、V 形等的红细胞。其形成机制是在缺氧的情况下,红细胞所含的异常血红蛋白 S(HbS)溶解度降低,形成长形或尖形的结晶体所致的细胞膜变形。在缺氧的条件下,镰形细胞性贫血患者镰形红细胞明显增多。

(6)棘形红细胞:是指胞膜表面有针状或指状突起的红细胞,突起的间距不等、长度和宽度不一,其尾端略圆。遗传性或获得性 β-脂蛋白缺乏症患者的棘形红细胞可高达 $70\%\sim80\%$;棘形红细胞也可见于脾切除后、乙醇中毒性肝脏疾病、尿毒症等患者。棘形红细胞应注意与皱缩红细胞区别。

(7)皱缩红细胞:也称钝锯齿形红细胞,是指胞膜有钝锯齿形突起的红细胞,突起排列均匀、大小一致、外端较尖。皱缩红细胞可因制备血涂片不当、高渗等原因所致,也可见于尿毒症、肝脏疾病等。

(8)泪滴形红细胞:是指形似泪滴样或梨状的成熟红细胞。泪滴形红细胞可能是红细胞内含有 Heinz 小体或包涵体,或红细胞膜的某一点被粘连而拉长所致,被拉长的红细胞长短不一。健康人偶见泪滴形红细胞,骨髓纤维化患者泪滴形红细胞明显增多。

(9)裂片细胞:为红细胞碎片或不完整的红细胞,其大小不一,外形不规则,是红细胞通过管腔狭小的微血管所致。健康人裂片细胞小于 $2\%$,弥散性血管内凝血(DIC)、微血管病性溶血性贫血等患者裂片细胞增多。

(10)红细胞形态不整:是指红细胞形态发生无规律的明显改变,出现各种不规则的奇异形状的红细胞,如豆状、蝌蚪状、麦粒状、梨形和棍棒形等,最常见于巨幼细胞性贫血患者,其发生可能与化学因素如磷脂酰胆碱、胆固醇和丙氨酸等有关,也可能是物理因素所致。

3.血红蛋白充盈度与着色异常

(1)低色素性红细胞:红细胞生理性淡染区扩大,染色淡,甚至有的红细胞仅细胞膜周边着色,称为环形红细胞。低色素性红细胞是红细胞内血红蛋白含量明显降低所致,常见于缺铁性贫血、珠蛋白生成障碍性贫血、铁粒幼细胞性贫血、某些血红蛋白病等患者。

(2)高色素性红细胞:红细胞生理性淡染区消失,整个红细胞着色较深,胞体较大,多是血红蛋白浓度增高所致,其 MCH 也增高,可见于巨幼细胞性贫血。由于球形红细胞厚度增加,染色后也呈高色素性,但其直径小,MCH 不增高。

(3)嗜多色性红细胞:在 Wright-Giemsa 染色情况下,胞质呈淡灰蓝色或灰红色,胞体略大于正常红细胞,相当于活体染色的网织红细胞。由于胞质内尚有少量嗜碱性物质 RNA 与血红蛋白并存,因而呈嗜多色性。健康成人外周血液中嗜多色性红细胞为 $0.5\%\sim1.5\%$。嗜多色性红细胞增多提示骨髓造血功能旺盛,主要见于溶血性贫血和急性失血性贫血患者。

(4)细胞着色不一:同一血涂片的红细胞中出现染色(着色)不一致的现象,即血红蛋白充盈度偏离较大,如同时出现低色素性和正常色素性红细胞,常见于铁粒幼细胞性贫血。红细胞着色不一可通过血红蛋白分布宽度(HDW)反映出来。

4.红细胞内异常结构

(1)嗜碱点彩红细胞:在 Wright-Giemsa 染色条件下,胞质内出现形态不一、大小不一、多少不等的灰蓝色颗粒状物的成熟红细胞或幼红细胞,称为嗜碱点彩红细胞。健康人的嗜碱点彩红细胞极少。

嗜碱点彩红细胞形成原因可能是:①重金属损伤红细胞膜,使嗜碱性物质凝集;②红细胞内嗜碱性物质变性;③某些原因造成在血红蛋白合成过程中原卟啉与亚铁结合受阻。铅中毒时嗜碱点彩红细胞明显增多,因此嗜碱点彩红细胞计数常作为铅中毒诊断的筛查指标。各类贫血患者的嗜碱点彩红细胞增多常提示骨髓造血功能旺盛且有紊乱现象。

(2)豪焦小体:又称为染色质小体,是成熟红细胞或幼红细胞的胞质内中有 1 个或多个直径为 $1\sim2\mu m$ 的暗紫红色圆形小体,豪焦小体是细胞核碎裂或细胞核溶解后的残余物。豪焦小体可见于脾切除术后、脾萎缩、脾功能低下、红白血病和某些贫血患者,巨幼细胞性贫血患者血液中更易见豪焦小体。

(3)卡波环:红细胞胞质中出现的环形或"8"字形的紫红色细线圈状结构,其产生的原因可能是:①核膜的残余物;②纺锤体的残余物(电镜下可见此时形成纺锤体的微细管着色点异常);③胞质中脂蛋白变性。卡波环常与豪焦小体同时存在。卡波环可见于白血病、巨幼细胞性贫血和脾切除后等患者。

(4)有核红细胞(NRBC):有核红细胞即幼稚红细胞。正常情况下,出生 1 周之内的新生儿外周血液涂片中可见到少量有核红细胞,而健康成人外周血液涂片无有核红细胞。成人外周血液出现有核红细胞则为病理现象,主要见于:①增生性贫血,如溶血性贫血和其他贫血引起的骨髓代偿性释放,以溶血性贫血最常见;②造血系统恶性疾病或骨髓转移性肿瘤造成的骨髓释放功能紊乱;③骨髓纤维化的髓外造血和脾切除后的滤血功能丧失等;④严重缺氧。

5.红细胞排列异常

(1)红细胞缗钱状形成:由于血浆纤维蛋白原和球蛋白带正电荷,当其浓度增高时,可与带负电荷的红细胞结合,减弱了红细胞之间的排斥力,而导致红细胞互相连接形成缗钱状。缗钱状形成常见于多发性骨髓瘤等患者。

(2)红细胞自凝现象:血涂片上红细胞出现聚集、凝集成堆或成团的现象,多见于冷凝集素综合征和自身免疫性溶血性贫血等。红细胞自凝现象应与血涂片较厚引起的红细胞堆积相鉴别,红细胞自凝现象在涂片较薄处也存在。

### (四)评价

1.诊断价值

①红细胞形态学常作为寻找贫血线索的重要内容,与 Hb 浓度测定、RBC 计数及其他参数相结合可以用于判断贫血的性质,对贫血的诊断和鉴别诊断有重要意义;②辅助诊断红白血病、骨髓纤维化和 MDS 等造血系统疾病;③红细胞内见到寄生虫病原体可以诊断寄生虫病。

2.影响因素

在制备血涂片过程中的人为因素可造成红细胞形态异常,如:①抗凝剂 EDTA 浓度过高、标本未及时送检、血液放置时间过长等;②涂片不当;③载玻片不符合要求等。

3.与检查相关的临床须知

(1)临床上主要采用血细胞分析仪进行血细胞计数,其在计数血细胞和分类白细胞方面具有较大的优势,而显微镜检查对未成熟细胞的分类具有优势。因此,血涂片显微镜复查是血液常规检查中最主要的检查方法,可作为血细胞分析仪检查的核对与补充,以提供准确的血细胞分析报告。

(2)国际血液学共识工作组(IHCG)提出了血细胞分析仪检查结果复查的 41 条建议性规则。当血细胞计数异常或可疑时,必须进行血涂片检查,以最大限度地减少漏诊或误诊。

(3)红细胞形态学检查结果异常应与血液学其他检查结果结合,综合判断其临床诊断价值。

# 第二节 白细胞检验

外周血液的白细胞检查是血液一般检查的重要项目之一,其主要适应证有:感染、炎症、组织损伤或坏死、中毒、贫血、结缔组织病、骨髓抑制(电离辐射、细胞毒药物、免疫抑制剂、抗甲状腺药物等)、恶性肿瘤、白血病、骨髓增殖性疾病和淋巴组织增殖性疾病等。

## 一、白细胞计数与白细胞分类计数

白细胞计数是测定单位体积外周血液的白细胞总数。白细胞分类计数(DLC)是分类与计数各种白细胞占总白细胞比值(百分率)和绝对值。由于不同类型的白细胞具有不同的生理功能,不同因素可导致其数量或形态发生变化。因此,与白细胞总数相比,白细胞分类和形态变化更能反映人体的生理或病理状态。

### (一)标本类型

白细胞计数:EDTA 抗凝静脉血液或末梢血液。白细胞分类计数:血涂片(新鲜 EDTA 抗凝静脉血液或末梢血液)。

### (二)参考区间

白细胞计数的参考区间见表 4-2-1,成人白细胞分类计数参考区间见表 4-2-2。

表 4-2-1　不同人群白细胞计数的参考区间

| 人群 | 参考区间($\times 10^9$/L) |
| --- | --- |
| 成人 | 4～10 |
| 儿童 | 5～12 |
| 新生儿 | 15～20 |
| 6 个月～2 岁 | 11～12 |

表 4-2-2　成人白细胞分类计数参考区间

| 细胞 | 比值 | 百分率(%) | 绝对值($\times 10^9$/L) |
| --- | --- | --- | --- |
| 中性杆状核粒细胞(Nst) | 0.01～0.05 | 0～5 | 0.04～0.50 |
| 中性分叶核粒细胞(Nsg) | 0.50～0.70 | 50～70 | 2.00～7.00 |
| 嗜酸性粒细胞(E) | 0.005～0.050 | 0.5～5.0 | 0.05～0.50 |
| 嗜碱性粒细胞(B) | 0～0.01 | 0～1 | 0～0.10 |
| 淋巴细胞(L) | 0.20～0.40 | 20～40 | 0.80～4.00 |
| 单核细胞(M) | 0.03～0.08 | 3～8 | 0.12～0.80 |

### (三)临床意义

粒细胞,尤其是中性粒细胞是血液中数量最多的白细胞。原始粒细胞到分叶核粒细胞的整个发育过程,根据细胞动力学的原理,可形象地将其划分为分裂池、成熟池、贮存池、循环池、边缘池。贮存池中的杆状核及分叶核粒细胞仅有约 1/20 释放到外周血液中,大部分保存在贮存池内以便不断补充损耗及应激需要。成熟粒细胞进入血液后约半数运行于血循环之中,构成循环池,另一半则附着于血管内壁而形成边缘池。普通方法的白细胞计数结果仅反映了循环池的粒细胞。边缘池及循环池的粒细胞之间保持着动态平衡,某些因素可以打破这种平衡,导致白细胞计数结果呈大幅度波动并影响各种类型白细胞之间的比例。

1.白细胞总数与中性粒细胞

白细胞总数与中性粒细胞数量增多及减少的参考标准见表 4-2-3。在外周血液中,由于中性粒细胞占白细胞总数的 50%～70%,故其数量的增多或减少可直接影响白细胞总数的变化。因此,白细胞总数变化与中性粒细胞数量变化的临床意义基本上相一致。但是,淋巴细胞、嗜酸性粒细胞等数量上的改变也会引起白细胞总数的变化。因此,若出现白细胞总数与中性粒细胞的数量关系不相一致的情况,还应具体情况具体分析。

表 4-2-3　白细胞总数与中性粒细胞数量增多及减少的参考标准

| 疾病 | 参考标准 |
| --- | --- |
| 白细胞增多 | 外周血液白细胞数>$10 \times 10^9$/L |

| 疾病 | 参考标准 |
| --- | --- |
| 白细胞减少 | 外周血液白细胞数<$4.0\times10^9$/L |
| 中性粒细胞增多症 | 外周血液中性粒细胞绝对值>$7.0\times10^9$/L |
| 粒细胞减少症 | 成人:外周血液中性粒细胞绝对值<$2.0\times10^9$/L,儿童:<$1.5\times10^9$/L |
| 粒细胞缺乏症 | 外周血液白细胞数<$2.0\times10^9$/L,中性粒细胞绝对值<$0.5\times10^9$/L或消失,起病急骤,发热、感染等症状严重 |

(1)生理性变化:中性粒细胞生理性增多一般多为暂时性,去除影响因素后可恢复正常。生理性变化多与内分泌因素有关,主要是边缘池的白细胞进入循环池增多所致。增多的粒细胞大多为成熟的中性分叶核粒细胞,淋巴细胞和单核细胞也可增多。

(2)病理性增多:白细胞(中性粒细胞)病理性增多的原因很多,可分为反应性增多和异常增生性增多。

①反应性增多:是人体对各种病理因素的刺激而产生应激反应,动员骨髓贮存池的粒细胞释放及(或)边缘池的粒细胞进入循环池所致,以成熟的分叶核粒细胞或较为成熟的杆状核粒细胞增多为主。反应性白细胞(中性粒细胞)增多的原因见表4-2-4,其中急性感染及炎症是反应性白细胞(中性粒细胞)增多最常见的原因。

表4-2-4　反应性白细胞(中性粒细胞)增多的原因

| 类别 | 原因 |
| --- | --- |
| 急性感染 | 细菌、某些病毒、真菌、螺旋体、立克次体及寄生虫感染等(白细胞增多最常见的原因) |
| 炎症 | 支气管炎、肾炎、肾盂肾炎、结肠炎、风湿性关节炎、风湿热、胰腺炎、甲状腺炎等 |
| 组织损伤 | 严重外伤、大手术、大面积烧伤、AMI(AMI后1~2天,白细胞常明显增多,且可持续1周左右,借此可与心绞痛鉴别) |
| 红细胞破坏 | 严重血管内溶血(红细胞破坏产物刺激骨髓释放) |
| 急性失血 | 消化道大出血、脾破裂、宫外孕破裂等(白细胞显著增多是早期诊断内出血的重要指标) |
| 急性中毒 | 急性安眠药中毒、农药中毒、糖尿病酮症酸中毒及尿毒症等 |
| 恶性肿瘤 | 非造血系统恶性肿瘤,特别是肝癌、胃癌和肺癌等(与肿瘤的坏死性产物促使骨髓贮存池粒细胞的释放、肿瘤细胞产生促粒细胞生成素有关) |

某些严重感染者可出现类白血病反应,需要与白血病相鉴别。类白血病反应是指人体对某些刺激因素所产生的类似白血病表现的血象反应。外周血液白细胞大多明显增多,并可出现多少不等的幼稚细胞。当原因去除后,类白血病反应也逐渐消失。引起类白血病反应的原因很多,以感染及恶性肿瘤最多见,其次急性中毒、外伤、休克、急性溶血或出血、大面积烧伤、过敏及电离辐射等。不同原因可引起不同细胞类型的类白血病反应,如中性粒细胞类白血病反应、嗜碱性粒细胞类白血病反应和嗜酸性粒细胞类白血病反应。

②异常增生性增多:为造血组织中粒细胞大量异常增生并释放到外周血液所致,主要见于白血病、骨髓增殖性肿瘤(MPN)。

(3)病理性减少:中性粒细胞减少的原因很多(表4-2-5,表4-2-6)。其临床表现随着原因不同及粒细胞减少的严重程度而不同。当粒细胞小于 $1.0×10^9/L$ 时,极易发生感染;当粒细胞小于 $0.5×10^9/L$ 时,严重感染并且疾病复发的危险性增高,患者可出现发热、咽痛、口腔溃疡等症状,甚至发生败血症。因此,应根据病史鉴别是粒细胞缺乏引起的感染,还是严重感染所致的粒细胞缺乏。

表 4-2-5　中性粒细胞减少的原因

| 类别 | 原因 |
| --- | --- |
| 感染 | 病毒、革兰阴性杆菌(伤寒)、某些原虫感染,以病毒感染常见 |
| 血液病 | 再生障碍性贫血、阵发性睡眠性血红蛋白尿症(PNH)、骨髓转移癌、巨幼细胞性贫血等 |
| 理化损伤 | 放射线、氯霉素、抗肿瘤药物、苯、有机磷杀虫剂、汞、铅等损伤 |
| 脾功能亢进 | 脾淋巴瘤、脾血管瘤、肝硬化、门静脉或脾静脉栓塞、心力衰竭、类脂质沉积病等 |
| 自身免疫疾病 | ITP、自身免疫性溶血性贫血、新生儿同种免疫性粒细胞减少症、系统性红斑狼疮、类风湿关节炎等 |

表 4-2-6　引起中性粒细胞减少的药物

| 类别 | 名称 |
| --- | --- |
| 镇痛抗炎药 | 氨基比林、保泰松、对乙酰氨基酚、喷他佐辛、吲哚美辛、阿司匹林、非那西丁、金盐 |
| 抗生素 | 氯霉素、头孢菌素、青霉素、链霉素、庆大霉素、异烟肼、利福平、对氨基水杨酸 |
| 磺胺药 | 磺胺、磺胺嘧啶、磺胺甲基异噁唑、磺胺-6-甲氧嘧啶、磺胺林、磺胺噻唑 |
| 抗糖尿病药 | 氯磺丙脲、甲苯磺丁脲 |
| 抗甲状腺药 | 卡比马唑、丙硫氧嘧啶、甲巯咪唑 |
| 抗癌药 | 环磷酰胺、白消安、甲氨蝶呤、5-氟尿嘧啶、长春新碱、氮芥、别嘌醇、秋水仙素 |
| 抗疟疾药 | 奎宁、伯氨喹、朴疟喹啉 |
| 抗忧郁药 | 多塞平、去忧敏、阿米替林、丙米嗪 |
| 镇静、催眠药 | 苯巴比妥、利眠宁、戊巴比妥钠、氯氮平 |
| 降压利尿药 | 依他尼酸、汞利尿剂、氢氯噻嗪、乙酰唑胺、氨苯蝶啶、甲基多巴 |
| 心血管药 | 卡托普利、奎尼丁、普鲁卡因胺、托卡胺、氟卡胺 |
| 其他 | 有机砷、安非他明、青霉胺、苯海拉明、普鲁卡因、维 A 酸、米帕林、甲硝唑 |

2.嗜酸性粒细胞

外周血液嗜酸性粒细胞占白细胞总数的 $0.5\%\sim5.0\%$,其主要作用是抑制嗜碱性粒细胞和肥大细胞合成与释放活性物质,吞噬其释放颗粒,分泌组胺酶破坏组胺,限制过敏反应,并参与对蠕虫的免疫反应,其变化对于疾病的诊断有重要的意义。

(1)生理性变化:糖皮质激素对嗜酸性粒细胞的影响很大,它能抑制组胺的产生,阻止骨髓释放嗜酸性粒细胞,并促使血液嗜酸性粒细胞向组织转移,从而导致外周血液嗜酸性粒细胞减少。因此,健康人嗜酸性粒细胞数量可因肾上腺糖皮质激素分泌的变化而变化,如白天低、晚上高,上午波动较大、下午恒定;情绪激动、劳动、饥饿等可引起交感神经兴奋,通过脑垂体产生促肾上腺皮质激素(ACTH),使肾上腺分泌糖皮质激素,因而引起嗜酸性粒细胞减少。

(2)嗜酸性粒细胞增多:是指外周血液嗜酸性粒细胞绝对值大于 $0.5\times10^9/L$。常见于过敏性疾病及寄生虫感染,亦常见于某些恶性肿瘤等。

(3)嗜酸性粒细胞减少:是指外周血液嗜酸性粒细胞绝对值小于 $0.05\times10^9/L$。主要见于:①长期使用糖皮质激素、ACTH 和肾上腺皮质功能亢进症;②急性传染病早期、大手术及烧伤等应激状态时,因糖皮质激素分泌增高使嗜酸性粒细胞减少,但在恢复期嗜酸性粒细胞逐渐增多。故嗜酸性粒细胞持续减少,甚至消失,表示病情严重。

3.嗜碱性粒细胞

嗜碱性粒细胞主要参与超敏反应,其胞质中含有大小不等的嗜碱性颗粒,这些颗粒中含有丰富的组胺、肝素等。组胺具有使毛细血管扩张和通透性增加的作用。嗜碱性粒细胞计数常用于慢性粒细胞白血病与类白血病反应的鉴别以及观察变态反应。

(1)嗜碱性粒细胞增多:是指外周血液嗜碱性粒细胞绝对值大于 $0.1\times10^9/L$。嗜碱性粒细胞增多的临床意义见表 4-2-7。

表 4-2-7 嗜碱性粒细胞增多的临床意义

| 类别 | 临床意义 |
| --- | --- |
| 过敏性和炎症性疾病 | 食物、药物、吸入性过敏性反应;溃疡性结肠炎、荨麻疹、红皮病、风湿性关节炎等,可伴有白细胞或中性粒细胞增多 |
| 嗜碱性粒细胞白血病 | 少见类型的急性白血病。白细胞数量可正常或增多,嗜碱性粒细胞可达 30%～80%,伴有幼稚型增多 |
| 骨髓增殖性肿瘤 | 嗜碱性粒细胞轻度增多可作为 MPN 的早期指标。嗜碱性粒细胞达 10%～20% 是 CML 的特征之一,若其突然大于 20%,预示病情恶化 |
| 内分泌疾病 | 糖尿病、甲状腺功能减退症、雌激素治疗等 |
| 其他 | 重金属中毒、系统性肥大细胞增多症、放射线照射等 |

(2)嗜碱性粒细胞减少:外周血液嗜碱性粒细胞很少,其减少无临床意义。过敏性休克、促肾上腺皮质激素或糖皮质激素应用过量以及应激反应等可引起嗜碱性粒细胞减少。

4.淋巴细胞

淋巴细胞是人体主要的免疫细胞,其数量变化有助于了解人体的免疫功能状态。

(1)淋巴细胞增多:是指外周血液淋巴细胞绝对值增多(成人大于 $4.0\times10^9/L$;儿童:4 岁以上大于 $7.2\times10^9/L$、4 岁以下大于 $9.0\times10^9/L$)。淋巴细胞数量受某些生理因素的影响,如午后和晚上比早晨高;出生 1 周后婴幼儿淋巴细胞可达 50% 以上,可持续至 6～7 岁,然后逐渐降至成人水平。病理性增多的原因及临床意义见表 4-2-8。

(2)淋巴细胞减少:是指外周血液淋巴细胞绝对值减少(成人小于 $1.0\times10^9/L$)。凡是导致中性粒细胞显著增多的各种原因,均可导致淋巴细胞相对减少。淋巴细胞绝对减少主要见于应用肾上腺糖皮质激素、烷化剂等治疗,以及放射线损伤、免疫缺陷性疾病、丙种球蛋白缺乏症等。

表 4-2-8　淋巴细胞病理性增多的原因和临床意义

| 原因 | 临床意义 |
| --- | --- |
| 感染性疾病 | 典型急性细菌感染的恢复期,某些病毒所致急性传染病,某些慢性感染如结核病恢复期或慢性期等 |
| 肿瘤性疾病 | ALL 和 CLL 急性期以原始及幼稚淋巴细胞增多为主;CLL 和淋巴细胞性淋巴肉瘤等以成熟淋巴细胞增多为主 |
| 组织移植术后 | 排斥前期淋巴细胞绝对值增多,可作为监测组织或器官移植排斥反应的指标之一 |
| 药物 | 阿司匹林、氟哌啶醇、铅、左旋多巴、苯妥英 |
| 其他 | 再生障碍性贫血、粒细胞减少症及粒细胞缺乏症时淋巴细胞相对增多 |

5.单核细胞

单核细胞具有诱导免疫反应、吞噬和杀灭某些病原体、清除损伤或已死亡的细胞、抗肿瘤活性及调节白细胞生成等多种功能。一般单核细胞减少无临床意义。单核细胞增多是指外周血液单核细胞绝对值大于 $0.8 \times 10^9/L$。婴幼儿及儿童单核细胞可增多,多属于生理性增多。

(四)评价

1.诊断价值

(1)白细胞计数:白细胞总数大于 $10 \times 10^9/L$ 称为白细胞增多;小于 $4 \times 10^9/L$ 称为白细胞减少。①白细胞计数小于 $0.5 \times 10^9/L$,应结合患者的临床表现,进一步检查血红蛋白、红细胞计数、网织红细胞、白细胞分类以及骨髓细胞学等,以便明确诊断;②白细胞计数小于 $3 \times 10^9/L$,应进一步观察血细胞形态有无异常。此外,应询问患者的用药史,以了解是否有药物影响;③白细胞计数大于 $12.0 \times 10^9/L$ 时,可通过白细胞分类了解各类细胞比例与形态有无异常改变,并结合患者临床表现,进一步明确诊断;④白细胞计数大于 $30.0 \times 10^9/L$ 时,提示可能为白血病,应进一步检查血常规和骨髓细胞学,以明确诊断。

(2)白细胞分类计数:主要用于观察白细胞增多症、白细胞减少症、感染、中毒、恶性肿瘤和白血病患者的白细胞形态变化。

2.影响因素

当白细胞发生聚集时,白细胞计数假性减少。

3.与检查相关的临床须知

①标本采集部位局部的冻疮、发绀、水肿、感染等均可影响结果;②标本采集要顺利,皮肤采血要有足够的穿刺深度(2~3mm),切忌在针刺周围用力挤压,避免混入组织液;③皮肤采血法所获得血液和抗凝静脉血液均可用于血涂片制备,后者使用前一定要充分混匀,以防止细胞沉积;④嗜酸性粒细胞计数最好固定血液标本的采集时间(上午 8 时或下午 3 时),以免受日间生理变化的影响;⑤白细胞分类计数时还应观察红细胞和血小板的数量与形态等。

# 二、白细胞形态学

白细胞形态学检查主要是显微镜检查法。白细胞的形态变化对鉴别异常形态白细胞有重要价值。现代自动图像分析仪虽然正在发展,但还未能取代显微镜检查法。血液分析仪能提供血细胞数量和其他相关参数,但不能直接提供血细胞形态变化的确切信息,不具备镜检法确诊血细胞形态的功能;血液分析仪对异常结果报警后,仍需用镜检法复核血片,以提供确切细胞形态学检查的结果。

## (一)标本类型

血涂片(新鲜 EDTA 抗凝静脉血液或末梢血液)。

## (二)参考区间外周血液正常白细胞形态特点见图 4-2-1。

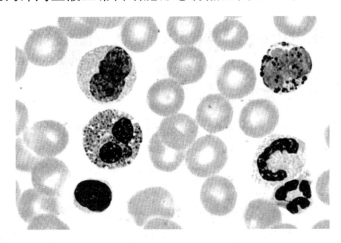

图 4-2-1 中性粒细胞空泡形成

## (三)临床意义

计算各种白细胞比例及观察白细胞形态对判断疾病类型和观察疗效具有重要的意义。

1.中性粒细胞毒性变化

在严重的化脓性感染、败血症、急性中毒、恶性肿瘤和大面积烧伤等病理情况下,中性粒细胞可发生大小不均、中毒颗粒、空泡形成、杜勒小体和退行性变等形态改变,这些形态变化对观察病情变化和判断预后有一定意义。

2.中性粒细胞的核象变化

中性粒细胞由原始细胞发育至成熟的中性粒细胞,细胞核经历了由圆形到不规则形、杆状甚至分叶的变化。健康人外周血液中性粒细胞主要以分叶核为主,杆状核小于 5%,无原始细胞和幼稚细胞。病理情况下,中性粒细胞的核象可发生变化。

(1)核左移:外周血液中性粒细胞杆状核增多(>5%),有时还可出现晚幼粒、中幼粒或早幼粒等幼稚细胞时称为核左移。核左移常见于感染、急性溶血、急性中毒和白血病。

核左移可同时伴有白细胞总数增多或减少,以及中性粒细胞出现毒性变化。核左移伴有白细胞总数增多表示骨髓造血功能旺盛,释放功能好,是人体具有一定免疫力的表现,如急性化脓性感染、急性中毒、急性溶血和急性失血。核左移伴有白细胞数量减少为人体免疫力降低的表现,与骨髓功能受到一定程度的抑制有关,常见于伤寒、再生障碍性贫血、粒细胞缺乏症等。根据杆状核及幼稚细胞出现的情况,可将核左移分为轻度、中度及重度。

(2)核右移:外周血液 5 叶核以上的中性粒细胞大于 3%称为核右移,严重核右移常伴有白细胞总数减少,是造血功能衰退的表现。核右移常见于巨幼细胞性贫血、恶性贫血、感染、尿毒症或 MDS 等,应用抗代谢药物治疗肿瘤时也会出现核右移。在炎症恢复期,一过性核右移是正常现象,但在进展期突然出现核右移是预后不良的征兆。

3.棒状小体

急性髓系白血病(AML)的早期粒细胞、早期单核细胞胞质中出现 1 个或数个紫红色细杆状物,长约 1～6μm,称为棒状小体。若一个细胞出现数个棒状小体呈束状或柴捆状排列称为柴捆细胞。棒状小体对鉴别 AML 与急性淋巴细胞白血病(ALL)有重要意义,棒状小体仅见于 AML 中,ALL 无棒状小体。

4.遗传因素相关的中性粒细胞畸形

遗传因素相关的中性粒细胞畸形有 Chediak-Higashi 畸形、Alder-Reilly 畸形、May-Hegglin 畸形、Pelger-Huet 畸形。

6.淋巴细胞形态异常

(1)异型淋巴细胞:在病毒或过敏原等因素刺激下,淋巴细胞增生并发生形态变化,表现为胞体增大、胞质量增多、嗜碱性增强、细胞核母细胞化,称为异型淋巴细胞或反应性淋巴细胞。外周血液的异型淋巴细胞主要是 T 淋巴细胞,少数为 B 淋巴细胞。异型淋巴细胞按形态特征分为 3 型。

①Ⅰ型(空泡型):又称为泡沫型或浆细胞型,其特点为:a.胞体较正常淋巴细胞稍大,多为圆形;b.胞核呈圆形、椭圆形、肾形或不规则形,染色质呈粗网状或不规则聚集呈粗糙的块状;c.胞质较丰富,深蓝色,无颗粒,含有大小不等的空泡或呈泡沫状。

②Ⅱ型(不规则型):又称为单核细胞型,其特点为:a.胞体较Ⅰ型细胞明显增大,外形不规则,似单核细胞;b.胞核呈圆形或不规则,染色质较Ⅰ型细致;c.胞质丰富,淡蓝或蓝色,有透明感,着色不均匀,边缘处蓝色较深,呈裙边样,可有少许嗜天青颗粒,一般无空泡。

③Ⅲ型(幼稚型):又称为未成熟细胞型或幼淋巴细胞型。其特点为:a.胞体较大;b.胞核大,呈圆形或椭圆形,染色质呈细致网状,可有 1～2 个核仁;c.胞质量较少,呈深蓝色,多无颗粒,偶有小空泡。

异型淋巴细胞主要见于传染性单核细胞增多症(IM。EB 病毒感染引起的称为"传染性单个核细胞增多症")、病毒性肝炎、流行性出血热、湿疹等病毒性疾病和过敏性疾病。巨细胞病毒、艾滋病病毒、β-链球菌、梅毒螺旋体、弓形虫等感染和接种疫苗也可引起外周血液出现异型淋巴细胞。

(2)卫星核淋巴细胞:淋巴细胞的主核旁边有一个游离的小核称为卫星核淋巴细胞。其形成是染色体损伤,丧失着丝点的染色单体,或其片段在有丝分裂末期未进入子代细胞遗传物质体系所致。常见于接受较大剂量的电离辐射、核辐射之后或其他理化因素、抗癌药物等对细胞造成损伤时,常作为致畸、致突变的指标之一。

(四)评价

1.诊断价值

白细胞形态变化对诊断疾病和观察疗效具有重要的意义。白细胞形态检查可用于诊断造血系统疾病和遗传因素引起的中性粒细胞畸形;观察人体在感染、肿瘤和中毒等病理情况下白细胞形态,对判断预后有一定帮助。

2.影响因素

血细胞分析仪能提供血细胞数量和其他相关参数,但不能直接提供血细胞形态变化的确切信息,不具备检查血细胞形态的功能,故血细胞分析仪对异常结果报警后,需要采用显微镜法复查血涂片。

# 第三节 血小板检验

## 一、血小板计数

血小板具有维持血管内皮完整性的功能和黏附、聚集、释放、促凝和血块收缩功能。血小板计数(PLT)是测定全血中血小板的浓度,是止血凝血检查最常用的试验之一。

### (一)检测方法和原理

1.显微镜计数法

血液经稀释液按一定比例稀释和破坏红细胞后,滴入血细胞计数板内,在高倍镜下计数中央大方格内4角和正中5个中方格内的血小板数,经换算求出每升血液中的血小板数量。计算公式如下:

$$血小板数/L = N \times 5 \times 10 \times 20 \times 10^6 = N \times 10^9$$

2.仪器法

多采用电阻抗法或激光法的血液分析仪,亦可使用流式细胞仪。PLT计数原理见表4-3-1。

表 4-3-1 血小板计数原理

| 方法 | 原理 |
| --- | --- |
| 光学显微镜直接计数法 | 按不同的稀释液,可分为破坏或不破坏红细胞稀释法的PLT计数 |
| 相差显微镜直接计数法 | 相差显微镜下,血小板立体感增强,有助于识别血小板 |
| 血液分析仪法 | 主要包括电阻抗法、光(或荧光)散射法 |
| 流式细胞仪法 | 用免疫荧光标记特异血小板单抗,用流式细胞仪计数血小板 |

### (二)标本类型

EDTA抗凝静脉血液或末梢血液。

### (三)参考区间

$(100 \sim 300) \times 10^9 / L$。

### (四)临床意义

1.生理性变化

PLT计数随着时间和生理状态的不同而变化,午后略高于早晨;春季低于冬季;平原居民低于高原居民;月经前减少,月经后增多;妊娠中晚期增多,分娩后减少;运动、饱餐后增多,休息后恢复;静脉血液PLT计数比毛细血管血液增多10%。

2.病理性变化

PLT 计数小于 $100 \times 10^9/L$ 称为血小板减少,是引起出血的常见原因。PLT 计数大于 $400 \times 10^9/L$ 为血小板增多。病理性血小板减少和增多的原因及临床意义见表 4-3-2。

表 4-3-2　病理性血小板减少和增多的原因及临床意义

| 血小板 | 原因 | 临床意义 |
|---|---|---|
| 减少 | 生成障碍 | 急性白血病、再生障碍性贫血、骨髓肿瘤、放射性损伤、巨幼细胞性贫血等 |
| | 破坏过多 | ITP、脾功能亢进、系统性红斑狼疮等 |
| | 消耗过多 | DIC、血栓性血小板减少性紫癜等 |
| | 分布异常 | 脾大、血液被稀释等 |
| | 先天性 | 新生儿血小板减少症、巨大血小板综合征等 |
| | 其他 | 某些细菌和病毒感染,如伤寒、败血症和麻疹等 |
| 增多 | 原发性 | CML、原发性血小板增多症(ET)、真性红细胞增多症等 |
| | 反应性 | 急性化脓性感染、大出血、急性溶血、肿瘤等 |
| | 其他 | 外科手术后、脾切除等 |

## (五)评价

1.诊断价值

PLT 计数是止血、凝血检查最常用的筛查试验之一,可用于疾病诊断与疗效观察。

2.影响因素

某些病理情况下出现的异常血液标本和某些影响因素均可影响计数结果,可出现 PLT 计数假性减少或增多。

(1)PLT 计数假性减少:①血小板聚集或凝集、异常蛋白血症、巨大血小板、血小板卫星现象、EDTA 依赖性血小板聚集、高脂血症等导致 PLT 计数减少;②患者有明显出血症状,同时接受大量静脉输液或血浆置换时可能导致稀释性 PLT 计数减少。

(2)PLT 计数假性增多:①HbH 包涵体患者的红细胞碎片、CLL 患者的淋巴细胞核和细胞质碎片等可被误认为血小板,导致 PLT 计数假性增多;②输入脂肪乳的患者血液中可能含有与血小板直径相近的脂肪乳颗粒,可使 PLT 计数假性增多,故应在输入脂肪乳 6 小时后进行 PLT 检查。若情况紧急,可采用血涂片间接计数法报告结果。

(3)标本采集:①标本采集不顺利、血流不畅可激活和破坏血小板,导致 PLT 计数假性减少;②应采用符合要求的聚丙烯或聚苯乙烯注射器及容器或负压采血系统,使用 EDTA-K$_2$(浓度为 $1.5 \sim 2.2mg/mL$)抗凝剂。

(4)药物影响:在检查血小板前,嘱咐患者避免剧烈运动,检查前 7 天停止服用阿司匹林及其他抗血小板药物,注意记录患者正在接受的治疗和服用的药物。部分可导致 PLT 计数减少的药物见表 4-3-3。

3.与检查相关的临床须知

(1)不明原因的血小板减少患者中有 50% 是恶性的。当 PLT 计数小于 $100 \times 10^9/L$ 时,不可使用肝素。

表 4-3-3　导致血小板减少的药物

| 原因 | 药物 |
|---|---|
| 全血细胞减少 | 氯丙嗪、肼苯达嗪、洋地黄、乙酰唑胺、维生素 K、链霉素、氯喹、奎尼丁 |
| 血小板减少 | 苯巴比妥、可待因、甲基多巴、氢氯噻嗪、利血平、依他尼酸、肝素、己烯雌酚、甲巯咪唑、氯苯那敏、呋喃妥因、青霉素、红霉素、林可霉素、土霉素 |
| 再生障碍性贫血 | 苯妥英钠、非那西丁、氨基比林、吲哚美辛、氯磺丙脲、甲苯磺丁脲、氯霉素 |
| 免疫性血小板减少 | 硝酸甘油、螺内酯、利福平、奎宁、硫氧嘧啶 |

（2）静脉采血发生 EDTA 依赖性假性 PLT 计数减少时,应重新采集标本,并采用枸橼酸钠抗凝剂复核 PLT 计数。

（3）标本采集后观察患者的采集部位有无出血症状,如患者出血严重,应采取措施控制出血。

（4）对于无任何出血症状与体征、出血和凝血时间正常而 PLT 计数明显减少的患者,应先进行复查,而不是输注血小板,以排除假性 PLT 计数减少。

（5）PLT 计数小于 $10\times10^9$/L 时,可能发生自发性出血,如出血时间≥15 分钟并有出血现象,应立即给予输入血小板治疗。PLT 计数小于 $50\times10^9$/L 时,患者有轻度出血或将进行小手术时,应先进行输入血小板治疗。PLT 计数小于 $100\times10^9$/L 时,患者有出血症状或进行大手术时,必须输入血小板进行治疗,或治疗后再根据病情确定是否进行手术。

（6）PLT 计数大于 $600\times10^9$/L 属于病理现象,若患者无失血或切除脾脏,应进一步做有关检查,排除恶性肿瘤。PLT 计数大于 $1000\times10^9$/L 易导致血栓形成,应及时给予抗血小板药物治疗。

# 二、平均血小板体积

平均血小板体积(MPV)代表单个血小板的平均体积。

## （一）标本类型
EDTA 抗凝静脉血液或末梢血液。

## （二）参考区间
7～11fl。

## （三）临床意义
1.鉴别血小板减少的原因

①破坏增多引起的 PLT 计数减少时,MPV 正常或增大;②骨髓受损导致的 PLT 计数减少时,MPV 减小。

2.作为骨髓功能恢复的早期诊断指标

①当骨髓功能衰竭时,MPV 减小早于 PLT 计数减少,骨髓抑制越严重,MPV 越小;②当骨髓功能恢复时,MPV 增大并早于 PLT 计数的增多。

## （四）评价
MPV 是血细胞分析中的一个重要参数,也是血小板活化的一个重要指标。MPV 与 PLT

计数呈非线性负相关,与血小板功能呈正相关。MPV 与 PLT,MPV 和 PDW 等指标联合应用意义更大。

## 三、血小板体积分布宽度和血小板比容

血小板体积分布宽度(PDW)是反映血小板体积大小离散度的指标,以所检查的单个血小板体积大小的变易系数(CV％)表示。血小板比容(PCT)是指血小板占全血体积的百分比,可根据 MPV 和 PLT 计算而得到 PCT,PCT＝MPV×PLT。

### (一)标本类型
EDTA 抗凝静脉血液或末梢血液。

### (二)参考区间
PDW:15％～17％;PCT:成人 0.108％～0.282％;儿童 0.221％~0.406％。

### (三)临床意义
①AML 化疗、巨幼细胞性贫血和恶性贫血等患者 PLT 计数、MPV 均降低,而 PDW 增高;②CML 患者 PLT 计数、MPV、PCT、PDW 均增高;③脑血管病等患者 PDW 增高。

### (四)评价
PDW 是反映血小板体积大小是否均匀的参数,单独分析无临床意义,必须结合血小板的其他指标进行综合分析才具有一定价值。

## 四、血小板形态学

### (一)标本类型
血涂片(新鲜 EDTA 抗凝静脉血液或末梢血液)。

### (二)参考区间
血小板直径为 $1.5\sim3\mu m$,胞体呈圆形、椭圆形或不规则形。胞质呈淡蓝色或淡红色,中央有细小的嗜天青颗粒。新生血小板的体积大,成熟者的体积小。中型血小板约占 44.3％～49％,小型约占 33％～47％,大型约占 8％～16％,巨型约占 0.7％～2％。在血涂片上血小板散在或成簇分布。

### (三)临床意义
1.大小异常

大血小板直径为 $4\sim7\mu m$,巨型血小板直径大于 $7\mu m$,常为 $7\sim20\mu m$,也可大于 $20\mu m$,主要见于 ITP、血小板无力症、巨大血小板综合征、巨核细胞白血病、MDS 和脾切除后等。小血小板直径小于 $1.5\mu m$,主要见于缺铁性贫血、再生障碍性贫血等。

2.形态异常

血小板异常形态可有杆状、逗点状、蝌蚪状、蛇形、丝状突起等,健康人偶见形态异常的血小板(少于 2％)。影响血小板形态的因素很多,各种形态异常无特异性。因此,形态异常的血小板超过 10％时才有临床意义。

3.聚集性和分布异常

血小板聚集、分布状态可间接反映其功能,也与其数量有一定关系。

(1)片状聚集:原发性血小板增多症(ET)和慢性髓性白血病(CML)BCR-ABL1阳性(CML,BCR-ABL1$^+$),由于PLT计数增多,可引起血小板片状聚集。

PLT计数明显减少的再生障碍性贫血患者和ITP患者血涂片中血小板聚集明显减少。

(2)血小板功能异常:血小板无力症患者的血小板无聚集功能,血小板呈单个散在分布,无聚集成簇的现象。

(3)血小板卫星现象:血小板围绕着中性粒细胞的现象称为血小板卫星现象,偶见于EDTA抗凝血标本,与患者血清内存在某种能与EDTA反应的因子有关。

(4)使用抗凝剂的血小板:用抗凝静脉血液制备的血涂片,血小板不聚集,呈单个散在分布状态。因此,如果通过血涂片了解血小板聚集功能时,应采集不抗凝的血液标本,即时制备血涂片进行检查。

### (四)评价

1.诊断价值

在了解血小板数量的同时,观察血小板的形态、聚集状态和分布情况,对协助诊断出凝血相关疾病具有重要意义。

2.影响因素

标本采集不顺利或高凝状态可导致血小板聚集。

# 第四节 凝血系统检验

凝血因子是凝血系统的重要组成部分。除了FⅣ($Ca^{2+}$)外,其他凝血因子都是蛋白质。临床常用的凝血因子检查主要包括组织因子抗原和凝血因子促凝活性。还有一些反映凝血活化的分子标志物,如凝血酶原片段1+2、纤维蛋白肽A/B(FPA/B)、sFMC等,对血栓前状态和血栓性疾病的诊断均具有辅助作用。

## 一、组织因子抗原

组织因子(TF)广泛存在于人体各种组织,是凝血过程的启动因子。血管损伤后,细胞表面的TF暴露,并在局部激活凝血系统而发生凝血。

### (一)标本类型

109mmol/L枸橼酸钠抗凝静脉血液(1∶9)分离的乏血小板血浆。

### (二)参考区间

ELISA法:(0.21±0.11)ng/L。

### (三)临床意义

TF抗原浓度增高见于严重感染所致脓毒血症、糖尿病肾病及微血管病变、严重创伤、休克、急性呼吸窘迫综合征、DIC、深静脉血栓、羊水栓塞、急性早幼粒细胞白血病、移植排斥反应、恶性肿瘤等患者。

### (四)评价

血浆 TF 浓度含量可用于评价在含有 TF 组织中出现的内皮损伤及细胞坏死程度,其灵敏度和特异度均较高。

## 二、凝血因子促凝活性

当 PT 或 APTT 延长时,需要明确是哪种凝血因子异常,或疑为凝血因子缺陷的患者,可直接检查其相应凝血因子的促凝活性。结果以相当于对照血浆凝血因子的促凝活性百分率表示。FⅡ、FⅤ、FⅦ、FⅩ以 PT 法检查,FⅧ、FⅨ、FⅪ、FⅫ以 APTT 法检查。

### (一)标本类型

109mmol/L 枸橼酸钠抗凝静脉血液(1∶9)分离的乏血小板血浆。

### (二)参考区间

凝血因子促凝活性见表 4-4-1。

表 4-4-1　凝血因子促凝活性

| 因子 | 活性(%) |
| --- | --- |
| FⅡ：C | 97.75±16.7 |
| FⅤ：C | 102.4±30.9 |
| FⅦ：C | 103.0±17.3 |
| FⅩ：C | 103.0±19.0 |
| FⅧ：C | 103.0±25.7 |
| FⅨ：C | 98.1±30.4 |
| FⅪ：C | 100.0±18.4 |
| FⅫ：C | 92.4±20.7 |

### (三)临床意义

1.外源性凝血系统因子

(1)活性增高:见于血栓前状态和血栓性疾病,尤其见于静脉系统血栓,以及口服避孕药、妊娠高血压综合征和某些肿瘤等患者。

(2)活性降低:①先天性降低见于先天性 FⅡ、FⅤ、FⅦ、FⅩ 缺乏症;②获得性降低见于肝脏疾病、维生素 K 缺乏症、DIC 和口服抗凝药、新生儿出血症和吸收不良综合征等。

2.内源性凝血系统因子

(1)活性增高:见于血栓前状态和血栓性疾病,如静脉血栓、肺梗死、妊娠高血压综合征、晚期妊娠、口服避孕药、肾病综合征、恶性肿瘤患者。

(2)活性降低:①FⅧ：C 降低见于血友病 A、vWD、血液中存在 FⅧ抗体、DIC 等;②FⅨ：C 降低见于血友病 B、肝脏疾病、维生素 K 缺乏症、DIC、口服抗凝药、血中存在 FⅨ抗体等;

③F Ⅺ：C降低见于F Ⅺ缺乏症、肝脏疾病、DIC、血中存在F Ⅺ抗体等;④F Ⅻ：C降低见于F Ⅻ缺乏症、肝脏疾病、DIC、某些血栓疾病、血液中存在F Ⅻ抗体等。

### (四)评价

1.诊断价值

(1)当促凝活性降低时,必须确定是否存在凝血因子抑制物。虽然促凝活性增高是高凝状态的一个指标,但其影响因素很多,不能以单独促凝活性增高来确定高凝状态或血栓前状态,应该同时检查生理抗凝蛋白和某些分子标志物。

(2)临床需要同时检查凝血因子促凝活性(F：C)和抗原浓度(F：Ag),以鉴别其促凝活性降低或结构异常。若F：C降低而F：Ag正常多为促凝活性降低,若F：C与F：Ag均降低可能为凝血因子结构异常。

(3)临床需要进行APTT延长的纠正试验,以鉴别凝血因子缺乏或存在抗凝物质。若延长的APTT能被正常血浆纠正,提示F Ⅷ、F Ⅸ、F Ⅺ、F Ⅻ缺乏;若延长的APTT不能被正常血浆纠正,提示存在抗凝物质,如狼疮抗凝物质或凝血因子抑制物。

2.影响因素

(1)血液标本采集不当(如血液内混有组织液)和保存不当(低温保存引起冷激活)等可使凝血因子活性呈假性增高。

(2)凝血因子促凝活性受肝素、口服抗凝药、FDP、凝血因子抑制物(自身抗体)等的影响,可使其检查结果降低。

3.与检查相关的临床须知

临床上检查凝血因子促凝活性常用于监测浓缩凝血因子制品的治疗效果。常用F Ⅷ：C或F Ⅸ：C监测浓缩F Ⅷ和F Ⅸ制品治疗血友病的效果,当F Ⅷ：C或F Ⅸ：C活性大于5%可明显减少出血的风险,大于25%可进行小型手术,大于50%可进行中型手术,大于80%可进行大型手术。

## 三、凝血酶原片段1+2

凝血酶原被活化的FX激活后转化为凝血酶的同时,凝血酶原释放出大小不等的3个肽段,分别为片段1(F1)、片段2(F2)和片段1+2(F1+2),统称为F1+2,它的半衰期只有1.5小时,为凝血酶原被裂解的灵敏标志物。F1+2可以反映凝血系统在血栓形成前是否被激活。

### (一)标本类型

109mmol/L枸橼酸钠抗凝静脉血液(1：9)分离的乏血小板血浆。

### (二)参考区间

0.25~1.05nmol/L。

### (三)临床意义

1.F1+2浓度增高

(1)大约90%的DIC早期患者在临床症状出现前F1+2浓度即显著增高,因此F1+2对于DIC的早期诊断有意义。

（2）心肌梗死患者 F1＋2 浓度仅轻度增高。在溶栓治疗后，由于溶栓介导的凝血酶形成增加，F1＋2 浓度可进一步增高。若溶栓治疗有效，缺血的心肌成功实现再灌注，F1＋2 浓度可降低。

（3）深静脉血栓、肺梗死、先天性抗凝血酶Ⅲ缺乏、先天性蛋白 C 和蛋白 S 缺乏、白血病、严重肝脏疾病、急性脑梗死、老年性高血压、溃疡性结肠炎、雌激素替代治疗的患者，以及口服避孕药等 F1＋2 浓度也可增高。

2.F1＋2 浓度降低

见于口服抗凝剂患者，F1＋2 浓度可作为口服抗凝剂的监测指标之一。如果接受抗凝剂治疗时即使 PT 延长而 F1＋2 浓度未降低，也提示抗凝不充分。

### （四）评价

1.诊断价值

血浆 F1＋2 浓度是凝血酶生成的标志，可直接反映凝血酶原酶的活性，因此它是凝血活化的分子标志物之一。F1＋2 浓度检查可辅助诊断 DIC 等血栓性疾病和血栓前状态，还可用来评价口服抗凝剂的疗效。

2.影响因素

患者年龄超过 45 岁或接受抗凝血酶治疗均可使 F1＋2 浓度增高。

3.与检查相关的临床须知

①标本采集过程中避免压脉带压迫时间过长；②对检查结果进行分析后，应对 DIC 和血栓性疾病进行适当的监测。

## 四、纤维蛋白肽 A/B

在凝血酶作用下，纤维蛋白原 α（A）链的精氨酸-16 和甘氨酸-17 之间的肽键裂解，释放出纤维蛋白肽 A（FPA），B（B）链中的精氨酸-14 和甘氨酸-15 间的肽键断裂，释放出纤维蛋白肽 B（FPB）。它们是反映凝血酶已经开始作用于纤维蛋白原的可靠指标，是血液处于高凝状态的较灵敏的早期标志物。

### （一）标本类型

109mmol/L 枸橼酸钠抗凝静脉血液（1∶9）分离的乏血小板血浆。

### （二）参考区间

男性不吸烟者 FPA 为 $1.22\sim2.44\mu g/L$；女性不吸烟、未服避孕药者 FPA 为 $1.2\sim3.28\mu g/L$。FPB 为 $0.72\sim2.24nmol/L$。

### （三）临床意义

1.FPA/B 浓度增高

①DIC；②各型白血病，尤其是早幼粒细胞白血病；③AMI 和 UAP；④深静脉血栓、脑血栓、肺梗死；⑤肾小球肾炎、肾病综合征、尿毒症；⑥大面积烧伤、术后患者；⑦恶性肿瘤；⑧急性感染、蜂窝织炎、SLE、妊娠高血压综合征、妊娠晚期。

**2.FPA/B 浓度降低**

见于肝素治疗和白血病化疗后缓解患者。

### （四）评价

1.诊断价值

FPA/B 浓度增高提示凝血酶活性增高,是检查凝血酶开始发挥作用的最灵敏试验,尤其对 DIC 的诊断有较高的灵敏度,对血液高凝状态的诊断有重要意义。但由于检查方法较为繁琐且耗时较长,临床应用受到一定的限制。

2.影响因素

①创伤性穿刺可导致检查结果假性增高;②由于 FPA/B 的半衰期短(仅有 2 小时),因此检查时有可能呈阴性结果。

3.与检查相关的临床须知

①嘱咐患者检查前避免剧烈运动;②标本采集时避免压脉带压迫时间过长;③对检查结果进行分析后,应对 DIC 和血栓性疾病进行适当的监测。

## 五、可溶性纤维蛋白单体复合物

在凝血酶的作用下,纤维蛋白原释放出 FPA/B 的同时产生了较多的纤维蛋白单体(FM),FM 可自行聚合成复合物,溶解于 5mol/L 尿素溶液中,称为可溶性纤维蛋白单体复合物(sFMC)。各种因素引起凝血功能增强时,均可导致血浆 sFMC 浓度增高。

### （一）标本类型

109mmol/L 枸橼酸钠抗凝静脉血液(1∶9)分离的乏血小板血浆。

### （二）参考区间

$(48.5 \pm 15.6)$ mg/L。

### （三）临床意义

sFMC 浓度增高见于 DIC、急性早幼粒细胞白血病、肝硬化失代偿、恶性肿瘤、心肌梗死、脑血栓、糖尿病、严重感染、严重创伤、外科大手术等。sFMC 浓度降低一般无临床意义。

### （四）评价

1.诊断价值

sFMC 是反映体内凝血酶活性的灵敏指标,是间接反映凝血酶生成和活性的分子标志物,对诊断高凝状态和血栓形成有重要价值,但由于检查耗费时间较长,临床应用受到了一定的限制。

2.影响因素

创伤性穿刺可导致检查结果假性增高。

3.与检查相关的临床须知

①嘱咐患者检查前避免剧烈运动;②标本采集时避免压脉带压迫时间过长;③对检查结果进行分析后,应对 DIC 和血栓性疾病进行适当的监测。

# 第五章　生物化学检验

## 第一节　糖代谢紊乱的检验

### 一、血糖及糖代谢紊乱

血糖是指血液中的葡萄糖。正常情况下空腹血糖浓度相对恒定在 3.89～6.11mmol/L（70～110mg/dL）范围内，这是在激素、神经以及肝、肾等多种因素调节下，血糖的来源和去路保持动态平衡的结果，也是肝、肌肉、脂肪组织等各组织器官代谢协调的结果，对维持组织器官的正常生理活动具有重要意义。在各种病理因素的作用下，糖代谢紊乱，导致血糖水平异常，引起一系列临床症状。

#### （一）血糖及血糖调节

在机体的糖代谢中，葡萄糖居于主要地位，其他单糖所占比例小，且主要进入葡萄糖途径进行代谢。血糖浓度的维持取决于血糖的来源和去路的平衡。

由于机体的能量需求，血糖处于不断的变化和调节中，但在多种激素的精细调节下，血糖的来源和去路仍保持动态平衡，使血糖浓度维持在较窄的范围内。其中降低血糖的激素主要是胰岛素，另外胰岛素样生长因子（IGF）也能使血糖降低；升高血糖的激素有胰高血糖素、肾上腺素、皮质醇和生长激素等。此外，甲状腺素、生长抑素等激素也能间接地影响糖的代谢，从而影响血糖水平。除激素外，血糖的浓度也会受到其他各种生理因素（如饮食、运动、睡眠、月经周期、黎明现象、妊娠、药物），以及多种病理因素（如颅脑损伤、呕吐、腹泻、高热、麻醉、感染、毒血症、胰腺炎、胰腺癌）等的影响。

#### （二）糖尿病及其代谢紊乱

空腹血糖浓度超过 7.0mmol/L 时称为高血糖症，若超过肾糖阈值（8.9～10mmol/L）时则出现尿糖。高血糖症有生理性和病理性之分，病理性高血糖症主要表现为空腹血糖受损、糖耐量减低或糖尿病。糖尿病是糖代谢紊乱的最常见、最重要的表现形式。空腹血糖受损和糖耐量减退是正常糖代谢与糖尿病之间的中间状态，是发展为糖尿病及心血管病变的危险因子和标志。

1.糖尿病的定义与分型

糖尿病是一组由于胰岛素分泌不足或（和）胰岛素作用低下而引起的代谢性疾病，其特征是高血糖症。

糖尿病是一组复杂的代谢紊乱疾病,主要是由于葡萄糖的利用减少导致血糖水平升高而引起,其发病率呈逐年上升趋势,并随年龄而增长。

糖尿病的典型症状为多食、多饮、多尿和体重减轻,有时伴随视力下降,并容易继发感染,青少年患者可出现生长发育迟缓现象。长期的高血糖症将导致多种器官损害、功能紊乱和衰竭,尤其是眼、肾、神经、心血管系统。糖尿病可并发危及生命的糖尿病酮症酸中毒昏迷和非酮症高渗性昏迷。

根据病因糖尿病可分为四大类型,即 1 型糖尿病(T1DM)、2 型糖尿病(T2DM)、其他特殊类型糖尿病和妊娠糖尿病(GDM)。在糖尿病患者中,90%～95% 为 T2DM,5%～10% 为 T1DM,其他类型仅占较小的比例。

空腹血糖受损(IFG)反映了基础状态下糖代谢稳态的轻度异常,糖耐量减低(IGT)反映了负荷状态下机体对葡萄糖处理能力的减弱。两者作为正常糖代谢与糖尿病之间的中间状态,是发展为糖尿病及心血管病变的危险因子和标志。它们作为糖尿病的前期阶段,统称为糖调节受损(IGR),可单独或合并存在。

2.糖尿病的病因及发病机制

糖尿病的发病机制有两种:一是机体对胰岛素的作用产生免疫,最后引起胰腺功能受损;二是胰腺 β 细胞的自身免疫性损伤。多种因素共同作用共同参与,引起胰岛素分泌的绝对和(或)相对不足,导致糖尿病的发生。

(1)1 型糖尿病:T1DM 作为一种多基因遗传病,已确认的相关易感基因约有 20 多个,目前认为与 6 号染色体上的人类白细胞抗原(HLA)有很强的关联性。发病风险是由 HLA 的 DRB1、DQA1 和 DQB1 三位点间复杂的相互作用决定的,不同民族、不同地区报道的与 T1DM 易感性相关联的 HLA 单体型不尽相同。除 HLA 外,其他的易感基因还包括 INS、CTLA4、PTPN22 等。T1DM 存在着遗传异质性,遗传背景不同的亚型在病因和临床表现上也不尽相同。

T1DM 也是一种 T 细胞介导的自身免疫性疾病,涉及体液免疫与细胞免疫异常。60%～80%新确诊的 T1DM 患者体内会发现多种自身抗体。

风疹病毒、腮腺炎病毒、柯萨奇病毒、脑心肌炎病毒和巨细胞病毒、肝炎病毒等都与 T1DM 有关。病毒感染可直接破坏胰岛 β 细胞,激发自身免疫反应,诱导多种抗原及细胞因子的表达,最终引起胰岛 β 细胞的损伤,导致 T1DM 的发生。此外,动物实验还发现链佐星、四氧嘧啶、锌螯合物以及灭鼠剂 N-3-吡啶甲基 N'-P-硝基苯脲可造成胰岛 β 细胞自身(或非自身)免疫性破坏,但在人类,这类物质诱发糖尿病的重要性不是十分明显。流行病学研究发现,儿童食用亚硝基盐(亚硝基化合物)会导致 T1DM 发病率增高。

(2)2 型糖尿病:T2DM 是遗传和环境因素共同作用而形成的多基因遗传性复杂疾病。T2DM 具有明显的遗传倾向和家族聚集性。研究表明,本病与一些特异性遗传标志物有关,如印第安人、瑙鲁人的 T2DM 与 HLA 型相关,墨西哥裔美国人 T2DM 与 Rh 血型相关,但由于 98% 以上的 T2DM 具有极大的异质性,并且其遗传因素和环境因素差别极大,虽然对本病的候选基因进行了大量研究,但其遗传基因仍不明确。

环境因素是 T2DM 的另一类致病因子,可促使和(或)加速疾病的显现,主要包括年龄、营养因素、肥胖、缺乏体力活动、宫内发育不良、不良生活习惯(如吸烟和饮酒)和精神压力等。同时随年龄增加,周围组织对胰岛素的敏感性减弱,胰岛 β 细胞的功能缺陷亦加重,故 40 岁以上 T2DM 的发病率显著上升。

食物热量和结构会影响血浆脂肪酸水平,其水平升高会加重胰岛素免疫和 β 细胞功能损害。肥胖常是 T2DM 的伴随和前导因素,目前认为,肥胖患者是否发生 T2DM 取决于胰岛素免疫的程度和 β 细胞的功能。多采用体重指数(BMI)、腰/臀围比值(WHR)、内脏脂肪容积、腹内脂肪层等指标预测发病的危险性。伴有其他危险因子(如高血压、高 BMI、糖尿病家族史)的人,其体力活动不足会促进 T2DM 的发展。

目前普遍认为,胰岛素免疫(IR)和 β 细胞分泌缺陷是 T2DM 发病机制的两个主要环节。胰岛素免疫是 T2DM 和肥胖等多种疾病发生的主要诱因之一,也是 T2DM 病理生理的基本组成部分,其特征性表现是:降低胰岛素刺激肌肉和脂肪组织摄取葡萄糖的能力,同时也抑制肝脏合成糖原的能力。其发生机制为:体内一定数量的生物化学组成成分(如 α-2-HS-糖蛋白、PC-1、RAD、TNF-α 等)能降低胰岛素在靶细胞上刺激胰岛素受体的生化功能,细胞内糖原、脂肪、蛋白质合成降低,导致葡萄糖转运体(GLUT)向细胞表面的转运不足。简单而言,IR 是指单位浓度的胰岛素细胞效应减弱,即机体对正常浓度胰岛素的生物反应性降低的现象。在 IR 状态下,为维持血糖稳定,迫使胰岛 β 细胞分泌更多的胰岛素进行代偿,导致高胰岛素血症,引发一系列代谢紊乱。IR 是 T2DM 早期的缺陷,约 90% 的患者存在胰岛素免疫,患者对胰岛素生物反应性降低了大约 40%。

3.各型糖尿病的主要特点

(1)1 型糖尿病:指因胰岛 β 细胞破坏导致胰岛素绝对缺乏所引起的糖尿病,按病因和发病机制分为免疫介导性糖尿病和特发性糖尿病。

①免疫介导性 1 型糖尿病:主要是由于胰岛 β 细胞的自身免疫性损害导致胰岛素分泌绝对不足引起,大多数损害是由 T 细胞介导的,多数患者体内存在自身抗体,在高血糖症出现的数年前,患者血清中存在的自身抗体就可检出。

特点:a.任何年龄均可发病,典型病例常见于青少年;b.起病较急;c.血浆胰岛素及 C 肽含量低,糖耐量曲线呈低平状态;d.β 细胞自身免疫性损伤是重要的发病机制,多数患者可检出自身抗体;e.治疗依赖胰岛素为主;f.易发生酮症酸中毒;g.遗传因素在发病中起重要作用,与 HLA 某些基因型有很强的关联。

②特发性 1 型糖尿病:其显著特点是具有 T1DM 的表现,如易发生酮症酸中毒、依赖胰岛素生存等,但没有明显的自身免疫反应的证据,也没有 HLA 基因型的相关特点,这一类患者极少,主要见于非裔及亚裔人。

(2)2 型糖尿病:是一组以空腹及餐后高血糖为主要特征的代谢异常综合征,主要表现为胰岛素免疫和胰岛 β 细胞功能减退。胰岛素免疫干扰了胰岛 β 细胞的分泌,导致胰岛 β 细胞功能减退,不能产生足量的胰岛素,表现为早期胰岛素相对不足和后期胰岛素绝对不足。

特点:①典型病例常见于 40 岁以上肥胖的中老年成人,偶见于幼儿;②起病较慢;③血浆中胰岛素含量绝对值并不降低,但在糖刺激后呈延迟释放;④胰岛细胞胞质抗体(ICA)等自身抗体呈阴性;⑤初发患者单用口服降糖药一般可以控制血糖;⑥发生酮症酸中毒的比例不如

T1DM;⑦有遗传倾向,但与 HLA 基因型无关。

(3)特殊类型糖尿病:往往继发于其他疾病,病因众多,但患者较少,此处仅介绍几种:

①β细胞功能缺陷性糖尿病:包括成人型糖尿病和线粒体糖尿病。

成人型糖尿病的高血糖症出现较早,常在 25 岁之前发病,称为青年人成年发病型糖尿病(MODY),表现为胰岛素分泌的轻度受损和胰岛素作用缺陷。为常染色体显性遗传,目前已发现多个基因位点突变,已明确第一型(MODY3)主要是 12 号染色体上肝细胞核转录因子(HNF-1α)基因发生点突变,第二型(MODY2)主要是 7 号染色体葡萄糖激酶基因发生变异,第三型(MODY1)变异发生在 20 号染色体的转录因子 HNF-4α 上。其他几型虽然具有相同的临床表现,但尚不清楚特定的缺陷基因。

1997 年,美国糖尿病协会(ADA)将线粒体糖尿病列为特殊类型糖尿病。本病属于母系遗传,也可散发,人群中发病率为 0.5%～1.5%,发病年龄多在 30～40 岁。临床上可表现为从正常糖耐量到胰岛素依赖糖尿病的各种类型,最常见的是非胰岛素依赖型糖尿病,常伴有轻度至中度的神经性耳聋,患者无肥胖,无酮症倾向。目前已发现 20 余种线粒体的基因突变与发病有关,如线粒体 tRNA 3243A→G 突变、ND1 基因 3316G→A 突变等,这些基因的突变导致胰腺 β 细胞能量产生不足,引起胰岛素分泌障碍而致糖尿病的发生。

②胰岛素作用遗传性缺陷糖尿病:主要因胰岛素受体变异所致,较少见,一些患者可伴有黑棘皮病,女性患者可有男性化表现和卵巢囊肿。若为儿童患者,胰岛素受体基因的变异可致严重的胰岛素免疫,称为矮妖精貌综合征。

③胰腺外分泌性疾病所致糖尿病:包括胰腺炎症、肿瘤、感染、纤维钙化性病变、损伤和胰切除、囊性纤维化病、血色病等均可引起继发性糖尿病。

④内分泌疾病所致糖尿病:当拮抗胰岛素作用的激素(如生长激素、皮质醇、胰高血糖素和肾上腺素)在体内过量产生时可引发糖尿病,如肢端肥大症、库欣综合征、胰高血糖素瘤、嗜铬细胞瘤、甲状腺功能亢进症、生长抑素瘤、醛固酮瘤等。去除导致激素过度分泌的因素后,血糖可恢复正常。

(4)妊娠糖尿病:指在妊娠期间发现的糖尿病,包括任何程度的糖耐量减低或糖尿病发作,不排除妊娠前存在糖耐量异常而未被确认者,无论是否使用胰岛素或饮食治疗,也无论分娩后这一情况是否持续。但已知糖尿病伴妊娠者不属此型。分娩 6 周后,按复查的血糖水平和糖尿病的诊断标准重新确定为:①糖尿病;②空腹血糖受损(ⅢG);③糖耐量减低(IGT);④正常血糖。妊娠糖尿病的发生与很多因素有关,多数患者在分娩后血糖将恢复正常水平。

4.糖尿病的主要代谢紊乱

正常情况下,人体细胞内能量代谢主要由血糖供给,多余的血糖可转化为糖原、脂肪和蛋白质贮存起来。患糖尿病后,由于胰岛素的绝对或(和)相对不足,机体组织不能有效地摄取和利用血糖,不仅造成血糖浓度增高,而且组织细胞内三大营养物质的消耗增加,以满足机体的供能需要。

(1)糖尿病时体内的主要代谢紊乱:在糖代谢上,肝、肌肉和脂肪组织对葡萄糖的利用减少,糖原合成减少,而肝糖原分解和糖异生增多,导致血糖升高。

在脂肪代谢上,脂肪组织摄取葡萄糖及从血浆清除甘油三酯减少,脂肪合成减少;脂蛋白脂肪酶活性增加,脂肪分解加速,血浆游离脂肪酸和甘油三酯浓度升高;当胰岛素极度不足时,脂肪组织大量动员分解产生大量酮体,当超过机体对酮体的氧化利用能力时,酮体堆积形成酮症,进一步发展为酮症酸中毒。

在蛋白质代谢上,蛋白质合成减弱,分解代谢加速,可导致机体出现负氮平衡、体重减轻、生长发育迟缓等现象。

(2)糖尿病并发症时体内的主要代谢紊乱:长期的高血糖可导致多种并发症的产生,尤其是病程长、病情控制较差的糖尿病患者。按并发症的起病快慢,可分为急性并发症和慢性并发症两大类。急性并发症除常见的感染外,还有糖尿病酮症酸中毒昏迷、糖尿病非酮症高渗性昏迷、糖尿病乳酸性酸中毒昏迷等;慢性病变主要是微血管病变(如肾脏病变、眼底病变、神经病变)、大血管病变(如动脉粥样硬化)以及心、脑、肾等的病变和高血压等。

①糖尿病酮症酸中毒昏迷:是糖尿病的严重急性并发症。常见于 1 型糖尿病患者伴应激时。诱发因素为感染、手术、外伤和各种拮抗胰岛素的激素分泌增加。当机体代谢紊乱发展到脂肪分解加速、酮体生成增多、血浆中酮体积累超过 2.0mmol/L 时称为酮血症。酮体进一步积聚,发生代谢性酸中毒时称为酮症酸中毒,表现为严重失水、代谢性酸中毒、电解质紊乱和广泛的功能紊乱。除尿酮呈强阳性外,血酮体常 $>5$mmol/L、$HCO_3^-$ 降低、血 pH$<7.35$,病情严重时可致昏迷,称为糖尿病酮症酸中毒昏迷。

糖尿病酮症酸中毒的发病机制主要是由于胰岛素的绝对或相对不足,拮抗胰岛素的激素(如胰高血糖素、皮质醇、儿茶酚胺及生长激素)分泌增多,肝糖原分解加速,糖异生加强,导致血糖增加,但机体不能很好地利用血糖,各组织细胞反而处于血糖饥饿状态,于是脂肪分解加速,血浆中游离脂肪酸增加,导致酮体生成增加而利用减慢,血酮体累积引起酮症。

②糖尿病非酮症高渗性昏迷:多见于 60 岁以上 2 型糖尿病病情较轻者及少数 1 型糖尿病患者。常见的发病诱因有:口服噻嗪类利尿剂、糖皮质激素、苯妥英钠,腹膜透析或血液透析,甲亢,颅内压增高使用脱水剂治疗,降温疗法,急性胰腺炎,严重呕吐、腹泻、烧伤、尿崩症、高浓度葡萄糖治疗等各种原因引起的失水、脱水等。

发病机制复杂,未完全阐明。血浆渗透压升高程度远比糖尿病酮症酸中毒明显,加上本症患者有一定量的内源性胰岛素,故在血糖极高的情况下,一般不易发生酮症酸中毒。而且脂肪分解和胰岛素拮抗激素增高不及酮症酸中毒突出。

③糖尿病乳酸性酸中毒昏迷:乳酸是糖代谢的中间产物,由丙酮酸还原而成,正常人乳酸/丙酮酸比值为 10:1,处于平衡状态。患糖尿病后,由于胰岛素的绝对和相对不足,机体组织不能有效地利用血糖,丙酮酸大量还原为乳酸,使体内乳酸堆积增多。

④糖尿病慢性并发症:长期的高血糖会使蛋白质发生非酶促糖基化反应,糖基化蛋白质分子与未被糖基化的分子互相结合交联,使分子不断加大,进一步形成大分子的糖化产物。这种反应多发生在那些半衰期较长的蛋白质分子上,如胶原蛋白、晶状体蛋白、髓鞘蛋白和弹性硬蛋白等,引起血管基膜增厚、晶状体混浊变性和神经病变等病理变化。由此引起的大血管、微血管和神经病变,是导致眼、肾、神经、心脏和血管等多器官损害的基础。

### (三)低血糖症

低血糖指血糖浓度低于空腹血糖的参考水平下限,目前无统一的界定标准,多数学者建议空腹血糖浓度参考下限为 2.78mmol/L(50mg/dL)。

低血糖的临床症状因人而异,缺乏特异性,主要是与交感神经和中枢神经系统的功能异常相关。主要临床表现为战栗、多汗、恶心、心跳加速、轻度头昏头痛、饥饿和上腹不适等非特异性症状。除某些疾病外,血糖快速下降(即使未降至低血糖水平)也可出现上述症状,但血糖缓慢下降至低血糖水平者却不一定有上述症状。

当血糖低于 1.11mmol/L 或 1.67mmol/L(20mg/dL 或 30mg/dL)时,会引起严重的中枢神经系统功能障碍,出现头痛、意识错乱、视力模糊、眩晕以至于癫痫发作,严重者可出现意识丧失等症状甚至死亡。这些症状又称神经低血糖症。血糖恢复至正常水平可以迅速改善或纠正上述症状,但长时间的低血糖可导致脑功能不可逆的损伤。

1.新生儿与婴幼儿低血糖

新生儿血糖浓度远低于成人,平均约 1.94mmol/L(35mg/dL),并在出生后由于肝糖原耗尽而迅速下降。因此,在无任何低血糖临床表现的情况下,足月新生儿的血糖可低至 1.67mmol/L(30mg/dL),早产儿可低至 1.1mmol/L(20mg/dL)。

新生儿期低血糖往往是短暂的,较常见的原因包括早产、母体糖尿病、GDM 和妊娠子痫等。而婴幼儿早期发生的低血糖很少是短暂的,可能是遗传性代谢缺陷或酮性低血糖所致,多因禁食或发热性疾病而进一步降低。

2.成人空腹低血糖

成人低血糖可能是由于肝脏生成葡萄糖的速率下降或机体对葡萄糖的利用增加所致。低血糖相当普遍,而真性低血糖(低血糖紊乱)并不多见。真性低血糖常提示有严重的疾病并可能危及生命。通常血糖浓度<3.0mmol/L(55mg/dL)时,开始出现低血糖有关症状,血糖浓度<2.78mmol/L(50mg/dL)时,开始出现脑功能损伤。

诊断低血糖紊乱的经典诊断试验是 72 小时禁食试验。血糖浓度降低合并低血糖的体征或症状,就可诊断为低血糖紊乱,仅有血糖降低不能确诊。如果禁食期间未出现有关低血糖的体征或症状,则可以排除低血糖紊乱。

3.餐后低血糖

餐后低血糖可由多种因素引发。这些因素包括药物、胰岛素抗体、胰岛素受体抗体和先天性缺陷(如果糖-1,6-二磷酸酶缺乏)等,也包括反应性低血糖,又称功能性低血糖。

在第三届国际低血糖专题讨论会上,反应性低血糖被定义为一种临床病症,患者在日常生活中有餐后低血糖症状,并且血糖浓度低于 2.5~2.8mmol/L(45~50mg/dL)。其血糖标本的要求比较特殊,需要使用动脉化的静脉血或毛细血管血。

患者在餐后约 1~3 小时有疲乏、肌痉挛、心悸等自觉症状,通过进食可缓解 30~45 分钟。这类患者有时也可无症状但有低血糖,或血糖浓度正常却有自觉症状的情况。餐后低血糖比较少见,要确诊餐后低血糖必须要在餐后出现症状的同时出现低血糖,若怀疑本病,可进行 5 小时进餐耐量试验或 5 小时葡萄糖耐量试验。

4.糖尿病性低血糖

T1DM 和 T2DM 患者在药物治疗期间经常发生低血糖,称糖尿病性低血糖。使用胰岛素治疗的 T1DM 患者,每周大约出现 1~2 次症状性低血糖,每年大约 10% 的患者受严重低血糖的影响。而住院患者,由于胰岛素的强化治疗,其发生低血糖的概率约高 2~6 倍。由于口服降糖药或使用胰岛素,T2DM 患者亦可发生低血糖,但其发生率低于 T1DM 患者。

糖尿病患者发生低血糖的病理生理机制包括:①血糖反馈调节机制受损:T1DM 患者胰高血糖素对低血糖的反应下降,而后肾上腺素分泌不足,增加了低血糖发生的风险。其他能刺激胰高血糖素和肾上腺素分泌的因素可以纠正这类低血糖。T2DM 患者在该方面的缺陷不明显。②无症状低血糖:50%的长期糖尿病患者在低血糖时没有神经性低血糖症状的出现,由于血糖降低而无症状,因此容易发生严重的低血糖,这可能与肾上腺素对低血糖的反应降低有关,尤其是经胰岛素强化治疗的 T1DM 患者。

5.甲苯磺丁脲耐量试验

降糖药甲苯磺丁脲又称甲糖宁,静脉注射后可刺激胰腺释放胰岛素。通过测定注射甲苯磺丁脲后血糖浓度和胰岛素浓度的变化,可以用于空腹低血糖、胰岛细胞瘤的研究和鉴别糖尿病类型。

甲苯磺丁脲耐量试验:静脉注射 1mg 甲苯磺丁脲前和注射之后的 2、15、30、60、90、120 分钟分别取血,测定葡萄糖和胰岛素浓度。结果:①健康人在 30 分钟后,血糖浓度较空腹时下降50%,120 分钟时恢复到基础值(注射前)。②空腹低血糖患者的最低血糖浓度显著下降,且 2小时血糖浓度不能恢复到基础值。

该试验还可用于鉴别糖尿病:如果 20 分钟时的血糖浓度仍维持在基础水平的 80%~84%,则其患糖尿病的可能性有 50%。但该试验不能用于糖尿病的诊断。

测定胰岛素浓度能提供进一步的诊断:正常人 2 分钟时胰岛素峰值低于 $150\mu IU/mL$;胰岛细胞瘤患者其峰值增高,并且 60 分钟时胰岛素的浓度仍高,这是胰岛细胞瘤最重要的诊断依据。

### (四)糖代谢的先天异常

糖代谢的先天性障碍是由于糖代谢相关酶类发生先天性异常或缺陷,导致某些单糖或糖原在体内贮积。多数为常染色体隐性遗传,患者症状轻重不等,可伴有血糖水平降低。临床常见有半乳糖代谢异常、果糖代谢异常、戊糖代谢紊乱和糖原贮积症等。

## 二、糖代谢紊乱的主要检测项目

糖代谢紊乱相关疾病检测指标是实验诊断的重要技术措施,血糖水平和临床症状相结合能对糖尿病进行诊断。临床实验室检测血糖以及血糖调节物、糖化蛋白以及并发症相关的其他代谢产物等,有利于糖尿病及其并发症的早期诊断、鉴别诊断、指导治疗和评估预后。

### (一)空腹血糖

空腹血糖(FPG)是指至少 8 小时内不摄入含热量食物后测定的血浆葡萄糖,是糖尿病最常用的检测项目。

1.检测方法

血糖的测定方法主要分为三大类:氧化还原法、缩合法及酶法。前两类已被淘汰,国际推荐的参考方法是己糖激酶法,目前国内多采用卫生部临检中心推荐的葡萄糖氧化酶法,另外还可以采用葡萄糖脱氢酶法。利用分光光度法测定酶促反应中生成的产物,或检测酶促反应中产生的电流,产物的生成量与电流强度及葡萄糖浓度成正比。

2.参考区间

成人空腹血清葡萄糖为 3.9～6.1mmol/L(70～110mg/dL)。不同样本的葡萄糖浓度参考范围见表5-1-1。

表 5-1-1　体液空腹葡萄糖浓度参考值

| 标本 | 葡萄糖浓度(mmol/L) | 葡萄糖浓度(mg/dL) |
|---|---|---|
| 血浆/血清 | | |
| 　成人 | 3.9～6.1 | 70～110 |
| 　儿童 | 3.5～5.6 | 60～100 |
| 　早产新生儿 | 1.1～3.3 | 20～60 |
| 　足月新生儿 | 1.7～3.3 | 30～60 |
| 全血(成人) | 3.5～5.3 | 65～95 |

3.临床意义

血糖浓度受神经系统和激素的调节,保持一个相对平衡的状态,当各种因素导致这些调节失去原有的相对平衡后,会出现血糖值异常。空腹血糖水平反映了胰岛素分泌能力,其增高与葡萄糖耐量减低是相平行的:若胰岛素分泌能力不低于正常的25%,空腹血糖多是正常或只轻度升高,一般人全血血糖不超过6.1mmol/L(110mg/dL),血浆血糖不超过 6.9mmol/L(125mg/dL);当胰岛素分泌进一步降低,但不低于正常的40%,则空腹血糖在 5.8～11.1mmol/L(104～200mg/dL);空腹血糖超过 11.1mmol/L(200mg/dL)时,提示胰岛素分泌极少或缺乏。

空腹血糖水平是诊断糖尿病最主要的依据。若空腹全血血糖不止一次超过 6.7mmol/L(120mg/dL),血浆血糖等于或超过 7.8mmol/L(140mg/dL),即可确诊为糖尿病。一般应 2次重复测定,以防误差。同时还要注意精神、饮食及药物等因素的影响。凡空腹全血血糖在6.1mmol/L(110mg/dL)以上,血浆血糖在6.9mmol/L(125mg/dL)以上,而又低于上述诊断标准时,应做葡萄糖耐量试验。若有明确的糖尿病症状,应先做餐后 2 小时血糖测定。一般糖尿病患者的空腹血糖,在失去控制时可高达 10～16.7mmol/L(180～300mg/dL);在重型及长期控制不好的患者,空腹血糖也可高达 22.2mmol/L(400mg/dL)。

当血糖水平很高时,空腹血糖水平是首先要关注的,有低血糖风险者(老年人,血糖控制较好者)也应测定餐前血糖。糖尿病患者的空腹血糖也可能正常。

4.评价

(1)样本的处理:血糖测定一般可以测血浆、血清和全血葡萄糖。推荐以血浆葡萄糖浓度为诊断糖尿病的指标。由于葡萄糖溶于自由水,而红细胞中所含的自由水较少,所以全血葡萄糖浓度比血浆或血清低 12%～15%,且受血细胞比容影响。一般来说用血浆或血清测定结果更为可靠。除与标本的性质有关外,血糖测定还受饮食、取血部位和测定方法的影响。餐后血糖升高,静脉血糖＜毛细血管血糖＜动脉血糖。所以如果不是特殊试验,血糖测定必须为清晨空腹静脉取血。

取血后如全血在室温下放置,由于血细胞中的糖酵解会使血糖浓度每小时下降 5％～7％ (0.4mmol/L 或 10mg/dL),当有白细胞增多或细菌污染时,葡萄糖的损失会增加,若标本采集后立即分离血浆或血清,则可使血糖在室温下稳定 24 小时。如不能立即检测而又不能立即分离血浆或血清,就必须将血液加入含氟化钠的抗凝瓶,以抑制糖酵解途径中的酶,保证测定准确:标本中加入碘乙酸钠或氟化钠可抑制糖酵解作用,使血糖在室温下稳定 3 天。氟化钠通过抑制烯醇化酶而防止糖酵解。氟化物也是一种弱的抗凝剂,但在几个小时后可有血液凝集出现。因此建议使用氟化物-草酸盐混合物,如每毫升血液加 2mg 草酸钾和 2mg 氟化钠以阻止后期凝集现象。但高浓度氟离子会抑制脲酶和某些酶活性,因而标本不宜用脲酶法测定尿素,也不适用于某些酶的直接测定。草酸钾会使细胞水分外渗,血浆稀释,这种标本不能用于测定其他物质。

床旁检查用的是便携式血糖仪,采用毛细血管全血标本测定,由于受到血细胞比容以及其他非糖还原物质的影响,空腹全血葡萄糖浓度比血浆葡萄糖浓度低 12％～15％。而在有葡萄糖负荷时,毛细血管的葡萄糖浓度却比静脉血高 2～4mmol/L,因此,使用不同的标本应采用不同的参考值。

(2)应用的评价:FPG 是糖尿病的常用检测项目,但应注意在 2 型糖尿病中,高血糖是相对较晚才产生的,因此仅用 FPG 这个标准将延误诊断,并对糖尿患者群的流行估计过低。在临床已诊断的 2 型糖尿病患者中,有 30％已有糖尿病并发症(如视网膜病、蛋白尿和神经肌肉疾病),说明 2 型糖尿病可能至少在临床诊断前 10 年就发生了。

(3)检测方法的评价:己糖激酶(HK)法准确度和精密度高,特异性高于葡萄糖氧化酶法,适用于自动化分析,为葡萄糖测定的参考方法。

葡萄糖氧化酶-过氧化物酶(GOD-POD)法中,葡萄糖氧化酶(GOD)高特异性催化 β-D-葡萄糖,过氧化物酶(POD)的特异性远低于 GOD。尿酸、维生素 C、胆红素、血红蛋白,四环素和谷胱甘肽等可抑制呈色反应(通过与 $H_2O_2$ 竞争色素原受体),用离子交换树脂过滤可以除去大部分干扰物质。本法准确度和精密度都能达到临床要求,操作简便,适用于常规检验。本法也适用于测定脑脊液葡萄糖浓度。尿中含较高浓度可干扰过氧化反应的物质(如尿酸),使测定值出现负偏差,因而本法不能直接用于尿标本测定,可使用离子交换树脂除去尿中干扰物再测定。

采用氧电极直接测定葡萄糖氧化酶法第一步反应消耗的氧来进行定量,摒弃特异性不高的第二步反应。结合过氧化氢酶的使用,能有效防止 $H_2O_2$ 转变为 $O_2$ 而影响测定结果。该法可用于血浆、血清、脑脊液及尿标本的测定,但由于血细胞会消耗氧气,故不能用于全血标本。

葡萄糖脱氢酶(GD)法高度特异,不受各种抗凝剂和血浆中其他物质的干扰,商品试剂中含有变旋酶,以加速 β-D-葡萄糖的变旋过程。制成固相酶,可用于连续流动分析,也可用于离心沉淀物的分析。

### (二)餐后 2 小时血糖

1.检测方法

监测餐后 2 小时血糖有两种方法:一种是口服 75g 无水葡萄糖后做葡萄糖耐量试验;另一

种是吃 100g 面粉制成的馒头或方便面(含糖量相当于 75g 无水葡萄糖,也叫馒头餐试验)。从吃第一口饭的时间开始计算,然后测量 2 小时后的血糖值。

2.参考区间

餐后 2 小时血糖＜7.8mmol/L。

3.临床意义

影响餐后血糖的因素有很多,餐后胰岛素第一时相的分泌,胰高血糖素的分泌,肌肉、肝脏和脂肪组织对胰岛素的敏感性,餐前血糖水平,进食的种类和时间,胃肠道的消化和吸收功能,餐后运动,情绪等都会对餐后血糖有影响。很多 2 型糖尿病患者空腹血糖不高,而餐后血糖很高,若只查空腹血糖,很容易误诊,当餐后血糖≥11.1mmol/L(200mg/dL)时,诊断糖尿病敏感性更高、漏诊率更低。

餐后 2 小时血糖监测适用于空腹血糖已获良好控制但仍不能达到治疗目标者。对于糖尿病患者,餐后 2 小时血糖是一个非常有价值的监测指标:①反映胰岛 β 细胞的储备功能,即进食后胰岛 β 细胞分泌胰岛素的能力。若胰岛 β 细胞的储备功能良好,周围组织对胰岛素作用敏感,则餐后 2 小时血糖值应降到7.8mmol/L(140mg/dL)以下。如果胰岛 β 细胞的储备功能良好,甚至高于正常水平,但存在明显的胰岛素免疫;或胰岛素免疫不明显,但胰岛 β 细胞功能已较差,则餐后 2 小时血糖可明显升高。②若餐后 2 小时血糖＞11.1mmol/L(200mg/dL),则易发生糖尿病眼、肾、神经等慢性并发症。对于中年以下和病情不重者,要严格控制餐后 2 小时血糖值在 7.8mmol/L(140mg/dL)以下;对于老年糖尿病患者或并发症较重者,餐后 2 小时血糖可适当放宽至 7.8～11.1mmol/L(140～200mg/dL)。③餐后 2 小时血糖能较好地反映进食量及使用的降糖药是否合适,这是仅查空腹血糖所不能替代的。

餐后血糖升高是心血管疾病死亡的独立危险因素,当餐后血糖值在 7.8～11.1mmol/L(140～200mg/dL)时已经存在大血管病变,血糖值越高,大血管病变的危险性越高。餐后血糖值是 HbA$_{1c}$ 的主要决定者,两者高度相关,严格控制餐后血糖将更有利于 HbA$_{1c}$ 控制达标,使血管内皮细胞的结构和功能得到更好的保护,降低心血管并发症的死亡率。

4.评价

餐后 2 小时血糖测定是诊断糖尿病的另一种重要方法。临床上有不少患者,空腹血糖不高,但餐后 2 小时血糖明显增高。

餐后 2 小时血糖实际上是一种简化的葡萄糖耐量试验。由于这种方法较口服葡萄糖耐量试验抽血次数少,简单易行,易为患者接受,所以是临床上用于筛选和发现空腹血糖正常的糖尿病患者的最常用方法。

餐后 2 小时血糖检查的缺点是,有些糖尿病患者服糖后血糖高峰不在 2 小时,而是在 1 小时后,到 2 小时的时候血糖高峰已下降,这样的患者易被漏诊。所以,对餐后 2 小时血糖可疑升高的患者,宜在餐后 1 小时和 2 小时各抽血一次为好,或者直接做糖耐量试验。

### (三)葡萄糖耐量试验

1.检测方法

葡萄糖耐量试验包括口服葡萄糖耐量试验(OGTT)和静脉葡萄糖耐量试验(IGTT),是在口服或静脉注射一定量葡萄糖后 2 小时内做系列血糖测定,以评价个体的血糖调节能力的标准方法,对确定健康和疾病个体也有价值。常用的是 OGTT。

WHO 推荐的标准化 OGTT:试验前 3 天,受试者每日食物中含糖量不低于 150g,且维持正常活动,影响试验的药物应在 3 天前停用。试验前应空腹 10～16 小时,坐位取血后 5 分钟内饮入 250mL 含 75g 无水葡萄糖的糖水(妊娠妇女用量为 100g;儿童按 1.75g/kg 计算,总量不超过 75g)。之后,每隔 30 分钟取血 1 次,共 4 次,历时 2 小时(必要时可延长血标本的收集时间,可长达服糖后 6 小时)。采血同时,每隔 1 小时留取尿液做尿糖测定。整个试验过程中不可吸烟、喝咖啡、喝茶或进食。根据 5 次血糖水平(空腹时为 0 时间)绘制糖耐量曲线。

2.参考区间

OGTT 结合 FPG 可协助诊断糖尿病及相关状态:

(1)FPG 正常(<6.1mmol/L),并且 2 小时 PG<7.8mmol/L 为正常糖耐量。

(2)FPG 介于 6.1～7.0mmol/L 之间,2 小时 PG<7.8mmol/L 为 IFG。

(3)FPG<7.0mmol/L,2 小时 PG 介于 7.8～11.1mmol/L 为 IGT。

(4)血浆 FPG≥7.0mmol/L,2 小时 PG>11.1mmol/L 为糖尿病性糖耐量。

3.临床意义

OGTT 主要用于下列情况:①诊断 GDM。②诊断 IGT。③有无法解释的肾病、神经病变或视网膜病变,其随机血糖<7.8mmol/L,可用 OGTT 了解糖代谢状况。此时如 OGTT 异常,不代表有肯定因果关系,还应该排除其他疾病。④人群筛查,以获取流行病学数据。

4.评价

OGTT 在糖尿病的诊断中并非必需,因此不推荐临床常规应用。大多数糖尿病患者会出现 FPG 水平增加,除 GDM 外,FPG<5.6mmol/L(100mg/dL)或随机血糖<7.8mmol/L(140mg/dL)足可排除糖尿病的诊断,所以临床上首先推荐测定 FPG。

虽然 OGTT 比 FPG 更灵敏,但它受多种因素影响且重复性差。除非第一次 OGTT 结果明显异常,否则应该在不同时间做 2 次 OGTT 测定以判断是否异常。

IGTT 的适应证与 OGTT 相同,对某些不宜做 OGTT 的患者(如不能承受大剂量口服葡萄糖、胃切除后及其他可致口服葡萄糖吸收不良的患者),为排除葡萄糖吸收因素的影响,应按 WHO 的方法进行 IGTT。

### (四)糖化血红蛋白

成人血红蛋白(Hb)通常由 HbA(97％)、$HbA_2$(2.5％)和 HbF(0.5％)组成。HbA 由 4 条肽链组成,包括 2 条 α 链和 2 条 β 链。对 HbA 进行色谱分析发现了几种次要的血红蛋白,即 $HbA_{1a}$、$HbA_{1b}$ 和 $HbA_{1c}$,统称为 $HbA_1$,或快速血红蛋白(因它在电泳时迁移比 HbA 快得多)或糖化血红蛋白(GHb)。GHb 是血红蛋白与血糖进行非酶促反应结合的产物,它们的糖基化位点是血红蛋白 β 链 N 末端的缬氨酸残基,其生成是一个缓慢的、不可逆的过程,生成量与血糖的浓度和高血糖存在的时间相关。糖基化也可以发生在血红蛋白 β 链的其他位点,如赖氨酸残基或 α 链上,所生成的糖化蛋白称为 $HbA_0$,不能用根据电荷不同的方法而将其与普通血红蛋白分离。

其中,$HbA_{1c}$是由葡萄糖与 HbA 的 β 链氨基末端缬氨酸残基缩合而成,先形成一种不稳定的希夫碱(前 $HbA_{1c}$),希夫碱解离或经 Amadori 分子重排而形成 $HbA_{1c}$。$HbA_1$ 的主要成

分是 $HbA_{1c}$,约占 80%,且浓度相对稳定。为简便实用,临床上常以 $HbA_{1c}$ 代表总的糖化血红蛋白水平。

**1.检测方法**

GHb 的测定方法有多种:①根据电荷差异:可采用离子交换层析、高效液相色谱分析(HPLC)、常规电泳和等电聚焦电泳等方法;②根据结构差异:可采用亲和层析和免疫测定法;③化学分析技术:可采用比色法、分光光度法。目前临床使用的糖化血红蛋白自动分析仪多采用离子交换柱高效液相色谱法,不管什么方法,结果都表示为糖化血红蛋白占总血红蛋白的百分比。化学分析技术已经很少使用。如果操作正确,大多数方法都有很好的精密度,但不同方法在测定组分上存在差异。

**2.参考区间**

糖化血红蛋白参考范围见表 5-1-2。

表 5-1-2 糖化血红蛋白参考范围

| 糖化血红蛋白种类 | 平均值(%) | 参考范围(%) |
| --- | --- | --- |
| $HbA_1$($A_{1a+b+c}$) | 6.5 | 5.0~8.0 |
| 仅 $HbA_{1c}$ | 4.5 | 3.6~6.0 |
| 总糖化血红蛋白($A_1+A_0$) | 5.5 | 4.5~7.0 |

**3.临床意义**

GHb 的形成是不可逆的,其浓度与红细胞寿命(平均 120 天)和该时期内血糖的平均浓度有关,不受每天葡萄糖波动的影响,也不受运动或食物的影响,所以 GHb 反映的是过去 6~8 周的平均血糖浓度,这可为评估血糖的控制情况提供可靠的实验室指标。而血糖血浓度急剧变化后,在起初 2 个月 $HbA_{1c}$ 的变化速度很快,在 3 个月之后则进入一个动态的稳定状态。

2010 年,美国糖尿病协会(ADA)在最新修订的《糖尿病治疗指南》中首次将 $HbA_{1c}$ 作为新的糖尿病诊断指标,诊断标准定为 6.5%(但这个标准还未被广泛接受)。根据该指南,$HbA_{1c}$ 水平在 5% 左右表示未患糖尿病,$HbA_{1c}$ 水平在 5.7%~6.4% 预示进展至糖尿病前期阶段,$HbA_{1c} \geq 6.5\%$ 则表明已患糖尿病。但对于患有糖尿病的孕妇或有贫血等血红蛋白异常的患者,不主张做糖化血红蛋白检查,因为异常的血红蛋白可干扰糖化血红蛋白的测定。

为达到理想的糖尿病控制,ADA 推荐大多数糖尿病患者的目标为 $HbA_{1c}$ 水平 $\leq 7\%$(一些组织建议降为 $< 6.5\%$),希望这一目标可以有效预防糖尿病相关严重并发症,如肾病、神经病变、视网膜病变和牙龈病变。对经治疗后血糖控制稳定的糖尿病患者,应将糖化血红蛋白作为常规检测指标,至少每 6 个月一次。在某些临床状态下(如糖尿病妊娠、未接受治疗或调整治疗时),应增加检测次数(每 3 个月一次),及时提供有价值的信息。

一些研究提示 $HbA_{1c}$ 为糖尿病患者心血管事件的独立预测危险因素,$HbA_{1c}$ 水平每增高 1%,对 T1DM 患者而言发生冠心病的相对危险增加 32%;对 T2DM 患者而言,危险性增加 18%。

**4.评价**

离子交换柱高效液相色谱法对全血直接测定 $HbA_{1c}$,其批内和批间变异系数 CV 均可以小于 1%，结果精确，$HbA_{1c}$ 检测结果不受存在的变异型血红蛋白及其衍生物的影响。

GHb 测定标本采用静脉血，用 EDTA、草酸盐和氟化物抗凝，患者无需空腹。全血标本可于 4℃ 储存 1 周以上。高于 4℃，$HbA_{1a}$ 和 $HbA_{1b}$ 会随时间和温度而上升，而 $HbA_{1c}$ 仅轻微变化，−70℃ 则可保存 18 周以上，一般不推荐 −20℃ 保存。肝素抗凝标本需在 2 天内完成测定，且不适用于某些方法，故不推荐使用。

由于 GHb 的形成与红细胞的寿命有关，在有溶血性疾病或其他原因引起红细胞寿命缩短时，GHb 明显减少。同样，如果近期有大量失血，新生红细胞大量产生，会使 GHb 结果偏低，然而仍可用于监测上述患者，但其测定值必须与自身以前测定值作比较而不是与参考值作比较。高浓度 GHb 也可见于缺铁性贫血患者，这可能与较多的衰老红细胞有关。HbF、HbS 和 HbC 等异常血红蛋白则因血红蛋白病和测定方法的不同，可引起 GHb 的假性升高或降低。

GHb 参考范围的个体差异很小，且不受急性疾病的影响，年龄的影响目前尚无定论。对于控制不良的糖尿病患者，测定值可达参考范围上限的 2 倍或更多，但很少再超过 15%，若超过应考虑是否存在 HbF 干扰。

与 FPG 和餐后 2 小时血糖水平相比，$HbA_{1c}$ 的检测方法已标准化，与糖尿病长期并发症的相关性更强，生物变异性小，无需空腹或特定时间采血，不易受急性(如应激、疾病相关)血糖波动的影响，检测结果可以作为血糖管理或治疗的指导。

### （五）糖化血清蛋白与糖化白蛋白

除了血红蛋白，血液中的葡萄糖也可与血清蛋白的 N 末端发生非酶促的糖基化反应，形成高分子酮胺化合物，其结构类似果糖胺，总称为糖化血清蛋白。由于 90% 以上的糖化血清蛋白是糖化白蛋白(GA)，葡萄糖与血清白蛋白链内第 189 位赖氨酸结合，因此 GA 可以反映糖化血清蛋白的总体水平。

#### 1.检测方法

果糖胺的测定方法有多种，目前应用最广的方法是利用碱性条件下果糖胺的 Amadori 重排产物具有还原性而设计的，它可与硝基四氮唑蓝(NBT)起呈色反应，其颜色深浅与果糖胺含量成正比。

还可采用 ELISA 法、HPLC 法、酮胺氧化酶(KAOD)法等多种方法测定糖化白蛋白，临床多用 KAOD 法，可结合血清白蛋白含量，计算出糖化白蛋白占血清白蛋白的比例。

#### 2.参考区间

非糖尿患者群果糖胺参考范围为 $205\sim285\mu mol/L$。

健康成年人糖化血清蛋白 $(1.9\pm0.25)mmol/L$。

糖化白蛋白正常参考范围为 10.8%～17.1%。

#### 3.临床意义

由于白蛋白的半衰期比血红蛋白短，转换率快，为 17～19 天，故可通过测定血清糖基化蛋白水平来反映 2～3 周前的血糖控制情况，在反映血糖控制效果上比 GHb 更敏感、更及时。在一些特殊情况下，如透析性的贫血、急性全身性疾病期、肝病、糖尿病合并妊娠、降糖药物调整期等,糖化白蛋白更准确地反映短期内的平均血糖变化。

由于测定糖化白蛋白监测的是短期血糖的改变,因此它应与 GHb 结合应用而不是替代。当患者有血红蛋白异变体(如 HbS 或 HbC)存在时,会使红细胞寿命下降,此时糖化血红蛋白的意义不大,而 GA 则有价值。

4.评价

NBT 法快速、经济,已用于自动化仪器分析,线性可达 $1000\mu mol/L$,CV 为 $5.4\%$ 左右。红细胞寿命和血红蛋白变异体不影响糖化白蛋白的结果,但它受血浆总蛋白浓度的影响,血清白蛋白$<30g/L$ 或尿中蛋白质浓度$>1g/L$ 时,果糖胺的结果不可靠。中度溶血、胆红素和维生素 C 会干扰测定。

KAOD 法可运用于自动化生化分析仪上,精密度高、准确性好,胆红素对其干扰较小。

由于所有糖化血清蛋白都是果糖胺,而白蛋白是血清蛋白质中含量最多的组分,虽然测定果糖胺主要是测定糖化白蛋白,但果糖胺反映的是血清中总的糖化血清蛋白,在白蛋白浓度和半衰期发生明显改变时,会对糖化白蛋白产生很大影响,故对于肾病综合征(NS)、肝硬化、异常蛋白血症或急性时相反应之后的患者,果糖胺结果不可靠。此外,果糖胺容易受到血液中胆红素、乳糜和低分子物质等的影响。

### (六)胰岛素及 C 肽

胰岛素是胰岛 β 细胞所产生的多肽激素,主要作用是促进肝、骨骼肌和脂肪组织对葡萄糖的摄取,促进葡萄糖转换成糖原或脂肪储存,抑制肝脏的糖异生,刺激蛋白质合成并抑制蛋白质分解,总的效应是降低血糖。

胰岛 β 细胞粗面内质网的核糖核蛋白体首先合成前胰岛素原,很快被酶切去信号肽后,生成胰岛素原,贮存在高尔基体的分泌小泡内,最后被蛋白水解酶水解成活性胰岛素(51 个氨基酸残基)和含 31 个氨基酸残基的无活性的 C 肽。

正常人体中胰岛素呈脉冲式分泌,基础分泌量约 1U/h,每天总量约 40U。健康人在葡萄糖的刺激下,胰岛素呈二时相脉冲式分泌:静脉注射葡萄糖后的 1～2 分钟内是第一时相,10 分钟内结束,这一时相呈尖而高的分泌峰,代表贮存胰岛素的快速释放。第二时相紧接第一时相,持续 60～120 分钟,直到血糖水平回到正常,代表了胰岛素的合成和持续释放能力。

胰岛素相对分子量为 5.8kD,分泌入血后在体内的生物半衰期为 5～10 分钟,主要被肝脏摄取并降解,少量由肾小球滤过后在近曲小管重吸收和降解。

C 肽分子量为 3.6kD,没有生物活性,但对保证胰岛素的正常结构却是必须的。虽然胰岛素和 C 肽等摩尔数分泌入血,但由于 C 肽的半衰期更长(约 35 分钟),因此在禁食后血浆 C 肽的浓度比胰岛素高 5～10 倍。C 肽主要在肾脏中降解,部分以原形从尿液排出。

1.检测方法

利用胰岛素和 C 肽的抗原性,采用免疫学方法进行检测。目前有放射免疫分析法(RIA)、酶联免疫吸附法(ELISA)、化学发光免疫分析法(CLIA)、电化学发光免疫分析法(ECLIA)等。

2.参考区间

空腹胰岛素(CLIA 法):4.0～15.6U/L;空腹胰岛素(ECLIA 法):17.8～173.0pmol/L;C 肽(ECLIA 法):250.0～600.0pmol/L。

**3.临床意义**

胰岛素测定最主要的临床用途是:①对空腹低血糖患者进行评估。②确认需进行胰岛素治疗的糖尿病患者,并将他们与靠饮食控制的糖尿病患者分开。如在口服葡萄糖75g后血浆胰岛素水平超过$60\mu U/mL$时不可能发生微血管并发症,这时能够靠饮食控制;但如果胰岛素峰值$<40\mu U/mL$,则需要胰岛素治疗而且很可能发生微血管病变。③预测2型糖尿病的发展并评估患者状况,预测糖尿病易感性。④通过测定血胰岛素浓度和胰岛素抗体来评估胰岛素免疫机制。

随着胰岛β细胞功能进行性损害,它对葡萄糖刺激反应的第一时相将丧失,而其他的刺激物(如氨基酸或胰高血糖素)仍能刺激其释放,所以大多数2型糖尿病仍保留第二时相的反应。而1型糖尿病患者则基本没有任何反应。

C肽测定的主要用途:①主要用于评估空腹低血糖。某些β细胞瘤患者,尤其是存在间歇性胰岛素分泌过多时,胰岛素检测可正常,但C肽浓度却升高。当注射胰岛素导致低血糖发生时,胰岛素水平会很高而C肽降低,这是因为药用胰岛素中没有C肽存在,且外源性胰岛素会抑制β细胞的分泌功能。②评估胰岛素的分泌:基础或刺激性(通过胰高血糖素或葡萄糖)尿和空腹血清C肽水平可用于评价患者的胰岛素分泌能力和分泌速度,并以此来鉴别糖尿病类型。例如糖尿病患者在用胰高血糖素刺激后C肽>1.8ng/mL,可能是2型糖尿病,若<0.5ng/mL则可能是1型糖尿病。但C肽测定对糖尿病患者的常规监测作用不大。③监测胰腺手术效果:在全胰腺切除术后检测不到血清C肽,而在胰腺或胰岛细胞移植成功后其浓度应该增加。当需要连续评估β细胞功能或不能频繁采血时,可测定尿C肽。24小时尿C肽(非肾功能衰竭患者,因肾功能衰竭可使C肽浓度上升)与空腹血清C肽浓度相关性很好,并与葡萄糖负载后连续取血标本的C肽浓度相关性也很好。

**4.评价**

测定C肽比测定胰岛素有更多优点:①由于肝的代谢可以忽略,所以与外周血胰岛素浓度相比,C肽浓度可更好地反映β细胞功能;②C肽不受外源性胰岛素干扰,且不与胰岛素抗体反应。

用外源性胰岛素治疗的患者会产生抗胰岛素抗体,可与免疫法使用的抗体竞争。内源性抗体和它结合的胰岛素可被聚乙二醇(PEG)沉淀,再测定游离胰岛素。用盐酸洗脱抗体结合的胰岛素,PEG沉淀抗体可测定总胰岛素。

C肽主要通过肾脏排泄,肾病时,血中C肽浓度会升高,同时尿C肽浓度的个体差异大,限制了其作为评价胰岛素分泌能力的价值。

### (七)胰岛素原

胰岛素原是胰岛素的前体和主要储存形式,其生物活性仅相当于胰岛素的10%。正常情况下仅少量的胰岛素原(胰岛素的3%)进入血液循环。但肝脏清除它的能力仅为清除胰岛素能力的25%,导致前者的半衰期比后者长2~3倍,约为30分钟,因此在禁食后血浆胰岛素原浓度可达血浆胰岛素浓度的10%~15%。

**1.检测方法**

利用胰岛素原的抗原性,采用免疫学方法进行检测。目前有放射免疫分析法(RIA)、酶联免疫吸附法(ELISA)、电化学发光免疫分析法(ECLIA)等多种方法。

**2.参考区间**

正常人空腹胰岛素原参考范围是 1.11～6.9pmol/L(也有报道为 2.1～12.6pmol/L),各实验室需建立自己的参考值。

**3.临床意义**

胰岛素原浓度增加见于:①胰腺 β 细胞肿瘤,大多数 β 细胞瘤患者都有胰岛素、C 肽和胰岛素原浓度的增加。因肿瘤使胰岛素原不能转变为胰岛素,部分患者只有胰岛素原升高。尽管胰岛素原生物学活性很低,高浓度胰岛素原仍可能导致低血糖。②罕见的家族性高胰岛素原血症,其原因是胰岛素原转化为胰岛素的能力减弱。③存在可能与抗体起交叉反应的胰岛素原样物质。④1 型糖尿病由于胰岛素合成和分泌极度下降,刚合成的胰岛素原在未转变为胰岛素的情况下即释放入血,造成血浆胰岛素原升高。⑤在 2 型糖尿病患者,胰岛素原比例和胰岛素原转化中间体都会增加,并且与心血管危险因子关联。⑥妊娠糖尿病(GDM)有明显高浓度水平的胰岛素原及其裂解产物——32、33 位氨基酸断裂的胰岛素原。最近报道,胰岛素原在胰岛素样物质中所占的比例增加,可作为妊娠糖尿病筛查预测指标,比年龄、肥胖和高血糖更好。在慢性肾功能衰竭、肝硬化和甲状腺功能亢进患者中也可见胰岛素原浓度增加。

**4.评价**

作为胰岛素的前体和主要储存形式,胰岛素原的检测仍较困难,其原因是:①血浆中胰岛素原浓度低,难获得纯品,故抗体制备困难;②不易获得胰岛素原参考品;③多数抗血清与胰岛素和 C 肽有交叉反应(两者浓度都较高),同时胰岛素原转化中间体也会干扰检测结果。目前已开始生产基因重组的胰岛素原,并由此制备单克隆抗体,将提供可靠的胰岛素原标准品和检测方法。

### (八)酮体

酮体由乙酰乙酸、丙酮和 β-羟丁酸组成,主要来源于游离脂肪酸在肝脏的氧化代谢产物。正常情况下,长链脂肪酸被肝脏摄取,重新酯化为甘油三酯贮存在肝脏内,或转变为极低密度脂蛋白再进入血浆。正常人血液中酮体浓度较低,其相对组成为:乙酰乙酸占 20%,丙酮占 2%,β-羟丁酸约占 78%。当糖代谢发生障碍时,脂肪分解代谢加速,不能充分氧化,产生大量的中间产物——酮体,过多的酮体从尿中排出,称为酮尿。

**1.检测方法**

酮体含有三种成分,检测样本可来自血液和尿液。尿酮的检测多采用酮体检查片法和尿酮体试纸条法作半定量测定。β-羟丁酸的测定方法包括酸氧化比色法、气相色谱法、酶法和毛细管电泳法。临床常用的是酶法。

**2.参考区间**

以丙酮计,血浆酮体定量<0.05mmol/L(20mg/L),尿酮体定性为阴性,定量为 20～50mg/d。健康成年人血清 β-羟丁酸为 0.03～0.3mmol/L。

**3.临床意义**

在未控制的糖尿病中,由于胰岛素缺乏,导致重新酯化作用减弱而脂解作用增强,使血浆中游离脂肪酸增加;同时胰高血糖素/胰岛素比率增加使得脂肪酸在肝脏中的氧化作用增强,肝脏酮体生成增加而在外周组织中的代谢减少,导致血液中乙酰乙酸堆积。其中小部分乙酰乙酸可自发性脱羧生成丙酮,而大部分则转变为 β-羟丁酸。

酮体形成过多会导致其在血中浓度增加(酮血症)和在尿中的排泄增加(酮尿)。这个过程可发生于糖的来源减少(饥饿或频繁呕吐)或糖的利用下降(如糖尿病、糖原贮积症等)。对于糖尿病酮症酸中毒,血中酮体的半定量比检测尿中酮体更为准确。虽然尿酮体排泄并不总是与血中酮体浓度成比例,但由于尿酮体检测的方便性,已广泛用于 1 型糖尿病的病情监测。

酮体的三种成分相对比例与细胞的氧化还原状态有关。在健康人,β-羟丁酸与乙酰乙酸以等摩尔的浓度存在,两者基本构成血清中所有酮体,丙酮是次要成分。在严重糖尿病中,β-羟丁酸/丙酮的比率可增至 16:1,这是因为此时机体有大量还原型烟酰胺腺嘌呤二核苷酸(NADH)存在,促进了 β-羟丁酸的生成。目前大多数尿液酮体试验仅检测乙酰乙酸,这将导致实验检测结果与病情不相符的情况,即当患者酮症酸中毒早期时尿中的酮体主要是 β-羟丁酸,测定尿液酮体可能仅有弱阳性;当治疗症状缓解后,β-羟丁酸转变为乙酰乙酸时尿中乙酰乙酸含量增高,临床却表现为酮症加重。因此需要监测 β-羟丁酸的含量才能得到酮症的比较真实的情况。同时需要注意的是,即使临床病情已经改善,也不能放松监测。

尿酮体阳性还见于饥饿、高脂饮食、呕吐、腹泻、脱水、妊娠中毒血症、甲状腺中毒症、消化吸收障碍等。

4.评价

测定血液和尿液中酮体的常用方法中,没有一种方法能与乙酰乙酸、丙酮和 β-羟丁酸同时起反应。

糖尿病酮症酸中毒时,往往以 β-羟丁酸升高较明显,而临床上测定尿液酮体用的亚硝基铁氧化钠仅对乙酰乙酸起反应,该方法对乙酰乙酸敏感性较好,对丙酮敏感性较差,与 β-羟丁酸几乎不发生反应,故当尿中以 β-羟丁酸为主时易漏诊,患者早期尿酮体阴性率比较高。为了提高尿液酮体检验的阳性率,可将尿液中的 β-羟丁酸氧化成乙酰乙酸,再使之分解成丙酮后再检测。

丙酮和乙酰乙酸都有挥发性,且乙酰乙酸容易分解成丙酮,因此检查时要尽量用新鲜尿(至少在排尿后 2 小时内)以提高检出率。

紧张、剧烈运动、浓缩尿、低 pH、高色素尿或含有大量甲基多巴代谢物的尿液标本可以呈酮体假阳性反应。

酶法测定 β-羟丁酸灵敏度高、速度快、样品用量少、样品无需预处理、适合各种型号的自动生化分析仪。乙酰乙酸、血红蛋白、胆红素对本法干扰小。

### (九)丙酮酸及乳酸

乳酸是糖代谢的中间产物,主要来源于骨骼肌、脑、皮肤、肾髓质和红细胞。血液中乳酸浓度和这些组织产生乳酸的速率以及肝脏对乳酸的代谢速度有关,约 65% 的乳酸由肝脏利用。乳酸循环是指葡萄糖在外周组织转化为乳酸,而乳酸在肝脏中又转化为葡萄糖。肝外乳酸通过骨骼肌和肾皮质的氧化作用清除。乳酸产物增加会促进肝对乳酸的清除,但当乳酸浓度超过 2mmol/L 时,肝脏对其的摄取就会达到饱和。剧烈运动时,乳酸浓度可在短时间内明显增加。乳酸性酸中毒没有可接受的浓度标准,但一般认为乳酸浓度超过 5mmol/L 以及 pH<

7.25时提示有明显的乳酸性酸中毒。

1.检测方法

乳酸的测定方法有化学氧化法、酶催化法、电化学法和酶电极感应器法。化学氧化法使用高锰酸盐或二氧化锰将乳酸氧化成乙醛和 $CO_2$ 或 $CO$；电化学法是在乳酸脱氢酶作用下铁氰基团氧化乳酸，同时自身被还原成为亚铁氰基团，亚铁氰基团在铂电极表面被氧化，产生的电流与亚铁氰基团量成正比，也与乳酸浓度呈正相关。酶电极感应器法是在乳酸氧化酶催化下，乳酸生成丙酮酸和 $H_2O_2$，$H_2O_2$ 在铂电极表面发生氧化还原反应，释放出电子，产生电流，用安培计测定 $H_2O_2$ 生成量，计算出乳酸浓度。

丙酮酸测定方法包括2,4-二硝基苯肼法、乳酸脱氢酶法、高效液相色谱法等。

2.参考区间

不同标本的乳酸和丙酮酸参考范围见表5-1-3及表5-1-4。

表 5-1-3　不同标本的乳酸参考范围

| 标本 | 乳酸浓度（mmol/L） | 乳酸浓度（mg/dL） |
| --- | --- | --- |
| 静脉血 | | |
| 静息时 | 0.5～1.3 | 5～12 |
| 住院患者 | 0.9～1.7 | 8～15 |
| 动脉血 | | |
| 静息时 | 0.36～0.75 | 3～7 |
| 住院患者 | 0.36～1.25 | 3～11 |
| 24 小时尿液 | 5.5～22mmol | 49.5～198mg |

表 5-1-4　不同标本的丙酮酸参考范围

| 标本 | 丙酮酸浓度（mmol/L） | 丙酮酸浓度（mg/dL） |
| --- | --- | --- |
| 安静状态下 | | |
| 空腹静脉全血 | 0.03～0.10 | 0.3～0.9 |
| 动脉全血 | 0.02～0.08 | 0.2～0.7 |
| 脑脊液（CSF） | 0.06～0.19 | 0.5～1.7 |
| 24 小时尿 | ≤1mmol | ≤8.81mg |

3.临床意义

乳酸性酸中毒在下列两类临床情况下发生：①A 型（缺氧型）：常见，与组织氧合作用降低有关，如休克、低血容量和左心室衰竭；②B 型：与某些疾病（如糖尿病、肿瘤、肝病）、药物或毒物（如乙醇、甲醇、水杨酸）或先天代谢紊乱（如甲基丙二酸血症、丙酮酸血症和脂肪酸氧化缺陷）有关。机制还不清楚，但推测是线粒体功能缺陷，使氧的利用削弱。乳酸性酸中毒比较常见，住院患者发生率约为 1%，病死率超过 60%，而如果同时存在低血压，则病死率接近 100%。

乳酸性酸中毒另一个不常见且难以诊断的病因是 D-乳酸性酸中毒。D-乳酸不由人代谢产生,而是由肠道吸收后在体内积累。D-乳酸可以导致全身性酸中毒,常见于空回肠分流术后,表现为乳酸性脑病(意识模糊、共济失调、嗜睡),并有血浆 D-乳酸浓度升高。实际上所有测定乳酸的方法都使用 L-乳酸脱氢酶,而不能测定 D-乳酸。D-乳酸可用气液色谱法或用D-乳酸脱氢酶测定。

脑脊液(CSF)中乳酸浓度通常与血中乳酸相同。但是当 CSF 发生生物化学改变时,其乳酸浓度的变化与血中浓度无关。CSF 中乳酸浓度上升可见于脑血管意外、颅内出血、细菌性脑膜炎、癫痫和其他一些中枢神经系统疾病。在病毒性脑膜炎,CSF 乳酸浓度常不增加。因此,CSF 乳酸浓度可用于鉴别病毒性和细菌性脑膜炎。

测量丙酮酸浓度可用于评价有先天代谢紊乱而使血清乳酸浓度增加的患者。与乳酸/丙酮酸比例增加有关的先天代谢紊乱包括丙酮酸羧化酶缺陷和氧化磷酸化酶缺陷。乳酸/丙酮酸比率升高可作为敏感的指标,用于发现齐多夫定治疗所致的线粒体性肌肉毒性。乳酸/丙酮酸比率<25 提示糖异生缺陷,而比率增加(≥35)时则提示细胞内缺氧。

4.评价

化学氧化法测定乳酸影响因素多、样本需要立即送检,否则影响结果的准确性;酶催化法灵敏度高、线性范围宽且适用于自动化分析,是乳酸测定较理想的常规方法。

为避免分析前其他因素对乳酸检测结果的影响,患者在采血前应该保持空腹和完全静息至少 2 小时,以使血中乳酸浓度达到稳态。

2,4-二硝基苯肼法测定丙酮酸易受到其他 α-酮酸的干扰,特异性差、操作烦琐,已被淘汰;高效液相色谱法仪器要求高、操作复杂;目前测定丙酮酸的首选方法是乳酸脱氢酶法。

丙酮酸很不稳定,在采血后 2 分钟内就可出现明显的下降,应利用高氯酸等制备无蛋白滤液测定丙酮酸。在偏磷酸滤液中,丙酮酸室温下可稳定 6 天,4℃可稳定 8 天。丙酮酸标准物也需新鲜制备。

### (十)尿微量白蛋白

微量白蛋白尿是指在尿中出现微量白蛋白,因含量太少,不能用常规方法检测。生理条件下尿液中仅出现极少量白蛋白。微量白蛋白尿反映肾脏异常渗漏蛋白质。

1.检测方法

尿微量白蛋白的测定方法包括两类:一类是染料结合法,包括溴酚蓝染料结合法、凝胶过滤溴酚蓝结合法以及新开发的阴离子染料 Albumin blue 580 结合法等(目前国内无试剂供应);另一类是免疫学方法,包括放射免疫法、化学发光法、酶联免疫吸附试验、免疫荧光法、免疫乳胶凝集试验、高效液相色谱法,以及目前普遍使用的免疫比浊法(包括散射比浊法和透射比浊法,前者需要专门设备,后者在临床广泛应用,适用于手工和各种生化分析仪)。报告方式不一,有的以每升尿中白蛋白量表示,有的以 24 小时排泄量表示,常用的报告方式是以白蛋白/肌酐比值报告。

2.参考区间

健康成年人尿液白蛋白含量(免疫透射比浊法):24 小时尿液:<30mg/24h,定时尿:<30μg/min,随意尿:<30μg/mg 肌酐。

3.临床意义

尿微量白蛋白被公认为是早期肾脏损伤的检测指标。糖尿病患者有很高的肾脏损害风险。大约 1/3 的 1 型糖尿病患者最终发展为慢性肾衰；2 型糖尿病发展为糖尿病性肾病的概率不及 1 型糖尿病，但因其人数众多，占糖尿病肾病的 60%。

糖尿病、高血压及心血管疾病都可引起肾脏损伤，因此，尿液微量白蛋白对该三大高发疾病的早期诊断、治疗评价等具有重要的参考价值。

尿微量白蛋白作为一个敏感的指标，其升高早于糖尿病合并高血压、心血管病变、神经性病变等并发症出现之前。有研究显示，尿常规检查中尿蛋白阴性的糖尿病患者，其中 2/3 已发生微量白蛋白尿，虽然无任何肾脏病变的体征，但已经是糖尿病性肾病早期，在此阶段积极治疗，能缓解糖尿病性肾病的发展，并能预防心脑血管病变。因此，微量白蛋白尿的检测十分重要。

对于 1 型和 2 型糖尿病患者，尿微量白蛋白持续＞20μg/min 说明发展为明显肾脏疾病的危险将增加 20 倍；持续性尿蛋白定性阳性（相当于尿白蛋白≥200μg/min），提示已有明显的糖尿病性肾病。尿微量白蛋白增加对预报 1 型糖尿病患者发生糖尿病性肾病、终末期肾病和增生性眼病都有价值；在 2 型糖尿病患者，尿微量白蛋白增加可预报渐进性肾脏疾病、动脉粥样硬化和心血管病死亡率。

尿微量白蛋白的检出不仅是糖尿病性肾病的早期表现，也是高血压、心血管疾病的独立危险因素。原发性高血压与肾脏损伤关系密切，尿微量白蛋白作为高血压相关肾损伤的早期检测指标之一，其水平与血压水平及病程相关。微量白蛋白尿还与动脉粥样硬化相关的缺血性心血管事件的发生及发展相关，对其进展预测、疗效评价等有重要参考价值。

尿微量白蛋白病理性升高还见于系统性红斑狼疮、妊娠子痫前期等。

4.评价

尿微量白蛋白是一种灵敏、简便、快速的指标，易于在常规实验室中广泛应用，对早期肾损害的诊断远远优于常规的定性或半定量试验。

测定尿微量白蛋白最理想的方法是留取 24 小时标本，测定 24 小时尿微量白蛋白是公认的诊断糖尿病早期肾病的标准方法，但是采集 24 小时尿标本留取困难，在实际应用上受到限制。随机尿测定是目前最常用、最易行的方法，但由于受尿流量波动影响稳定性较差，无实用价值，因此需同时测定肌酐，由于每日肌酐排除量相对恒定，可避免尿量变化对结果的影响，患者间生物变异低。

尿微量白蛋白测定的影响因素众多，其分析前影响因素，包括患者健康状况、样本收集的间隔时间、尿液样本的种类（24 小时尿、过夜尿、晨尿、随机尿）、尿液样本的分析前处理和保存等。分析中影响检测的包括血红蛋白和胆红素的干扰、尿液 pH 变化、肾脏病变时尿液其他蛋白成分的干扰等。

目前尿微量白蛋白检测没有标准化，既没有参考物质也没有参考方法，这也是分析过程中遇到的最主要的问题。

# 第二节　脂质和脂蛋白代谢紊乱的检验

## 一、血浆脂质和脂蛋白代谢

### (一)血浆脂质和脂蛋白的概念

血浆脂质包括总胆固醇(TC)、磷脂(PL)、甘油三酯(TG)、糖酯、游离脂肪酸(FFA)等。血浆中最多的脂质有 TC、PL 和 TG,其中 TC 包括游离胆固醇(FC)、胆固醇酯(CE)。血浆脂质总量为 4.0～7.0g/L。由于脂类不溶或微溶于水,因此无论是外源性或内源性脂类均与蛋白质结合形成溶解度较大的脂蛋白(LP),以复合体形式在血液循环中运输。

### (二)血浆脂质和脂蛋白的结构与分类

#### 1.脂质和脂蛋白的结构特征

一般认为血浆脂蛋白都具有类似的基本结构,呈球状,不溶于水的 TG 和 CE 为核心,位于球状结构内部。表面覆盖有少量胆固醇和极性的蛋白质、PL、FFA,故具有亲水性;PL 的极性部位于脂蛋白的表层,非极性部分可与脂蛋白内的脂类结合,维持脂蛋白的结构并保持其水溶性。PL 和胆固醇对维系脂蛋白的构型均具有重要作用,而使 LP 颗粒能稳定地分散在水相血浆中。

#### 2.脂蛋白的分类

血浆 LP 的构成不均一,难以按理化性质进行分类。目前主要依据各种 LP 的水化密度及电泳迁移率的不同分别利用超速离心法和电泳法分类。

超速离心法是根据各种 LP 在一定密度的介质中进行离心时,因漂浮速率不同而进行分离的方法。通常可将血浆 LP 分为乳糜微粒(CM)、极低密度脂蛋白(VLDL)、中间密度脂蛋白(IDL)、低密度脂蛋白(LDL)和高密度脂蛋白(HDL)。

由于其表面电荷量大小及分子量大小不同,脂蛋白在电场中迁移速率也不同,以此可将血浆 LP 分为乳糜微粒、β-脂蛋白、前 β-脂蛋白和 α-脂蛋白 4 种。

### (三)载脂蛋白及其分类

LP 中的蛋白部分称为载脂蛋白(Apo)。Apo 在 LP 代谢中具有重要的生理功能,Apo 构成并稳定 LP 的结构,修饰并影响与 LP 代谢有关的酶的活性。作为脂蛋白受体的配体,参与 LP 与细胞表面脂蛋白受体的结合及其代谢过程。

### (四)载脂蛋白基因结构与染色体基因定位

#### 1.基因结构的共同特点

大部分 Apo 的基因和 cDNA 都已得到分离和确定,其核苷酸顺序也进行了测定。除 Apo AⅣ、B、LP(a)外,它们的共同特点是含有 3 个内含子和 4 个外显子,上述 Apo 基因结构的相似性提示它们可能来源于一个共同的祖先,即 Apo C I 基因。Apo AⅣ 与其他 Apo 基因结构不同,它只含有 3 个外显子。Apo 基因结构的另一个特点是几个基因位置很近,定位于同一染色体的一个位点上或附近,呈紧密连锁状态,形成基因簇。

2.基因簇的分布

基因簇是基因组中以紧密连锁方式有序地进行排列而形成的一组结构基因,或属于同一个操纵子,或不属于同一个操纵子。

人体 Apo 基因 A Ⅰ、CⅢ、AⅥ、A Ⅴ在第 11 号染色体上的位置毗邻,它们分布在 22000 个核苷酸碱基对之内,排列顺序为 A Ⅰ→CⅢ→AⅥ→A Ⅴ。Apo E,Apo C Ⅰ,Apo CⅡ基因分布在第 19 号染色体上,相互间距离仅为 4000 个核苷酸碱基对。这种 Apo 基因簇的分布,反映这些基因在进化的早期比较接近。

### (五)脂蛋白受体

脂类在血液中以 LP 形式进行运送,并可与细胞膜上存在的特异受体相结合,被摄取进入细胞内进行代谢。LDL 受体也是迄今为止报道的研究最详尽的受体,其次是清道夫受体,再就是 VLDL 受体。脂蛋白受体在决定脂类代谢途径、参与脂类代谢、调节血浆 LP 水平等方面起重要作用。

1.LDL 受体

(1)结构和分布:LDL 受体是一种多功能蛋白,由 836 个氨基酸残基组成的 36 面体结构蛋白,分子量约 115kD,由 5 种不同的区域构成。从细胞膜内到细胞膜外,其功能结构区域名称依次为:配体结合结构域、表皮生长因子(EGF)前体结构域、糖基结构域、跨膜结构域和胞液结构域。人 LDL 受体基因约 45kD,由 18 个外显子和 17 个内含子组成。LDL 受体广泛分布于肝、动脉壁平滑肌细胞、肾上腺皮质细胞、血管内皮细胞、淋巴细胞、单核细胞和巨噬细胞,各组织或细胞分布的 LDL 受体活性差别很大。

(2)功能:LDL 或 VLDL、β-VLDL 等含 Apo B100、Apo E 的 LP 均可与 LDL 受体结合,内吞入细胞使其获得脂类,主要是胆固醇,这种代谢过程称为 LDL 受体途径。当血浆中 LDL 与细胞膜上有被区域的 LDL 受体结合(第 1 步),使其出现有被小窝(第 2 步),接着从膜上分离形成有被小泡(第 3 步),随后其上的网格蛋白解聚脱落,再结合到膜上(第 4 步),其内的 pH 降低,使受体与 LDL 解离(第 5 步),LDL 受体重新回到膜上进行下一次循环(第 6,7 步)。有被小泡与溶酶体融合后,LDL 经溶酶体酶作用,胆固醇酯水解成游离胆固醇和脂肪酸,甘油三酯水解成甘油和脂肪酸,Apo B100 水解成氨基酸。LDL 被溶酶体水解形成的游离胆固醇再进入胞质的代谢库,供细胞膜等膜结构利用。

细胞内游离胆固醇在调节细胞胆固醇代谢上具有重要作用,若胞内胆固醇浓度升高,可能出现三种情况:①抑制 HMG-CoA 还原酶,以减少自身的胆固醇合成;②抑制 LDL 受体基因的表达,减少 LDL 受体的合成,从而减少 LDL 的摄取,这种 LDL 受体减少的调节过程称为下调;③激活内质网脂酰基 CoA 胆固醇酰转移酶(ACAT),使游离胆固醇在胞质内酯化成胆固醇酯贮存,以供细胞的需要。通过上述三方面的作用,控制细胞内胆固醇含量处于正常动态平衡状态。

2.VLDL 受体

在 Apo B100 存在下,LDL 受体可以结合 LDL,有 Apo E 存在时,LDL 受体既可结合 LDL,又可结合 VLDL、β-VLDL。与 LDL 受体不同,还有一种仅与含 Apo E 脂蛋白结合的特异受体。

(1)结构特点:VLDL受体结构与LDL受体类似,由与LDL受体结构相同的5部分组成,即配体结合结构域、EGF前体结构域、糖基结构域、跨膜结构域和胞液结构域。然而并非完全相同,与LDL受体相比,配体结构域有55%的相同性,EGF前体结构域有52%的相同性,糖基结构域仅有19%的相同性,跨膜结构域有32%的相同性,胞液结构域有46%的相同性。LDL受体对含Apo B100的LDL,含Apo E的VLDL、β-VLDL、VLDL残粒均有高亲和性。VLDL受体仅对含Apo E的脂蛋白VLDL、β-VLDL和VLDL残粒有高亲和性结合,对LDL则为显著的低亲和性。VLDL受体广泛分布于代谢活跃的心肌、骨骼肌、脂肪组织等细胞。

(2)生理功能:LDL受体受细胞内胆固醇负反馈抑制,VLDL受体则不受其负反馈抑制;当VLDL受体的mRNA量成倍增加时,不受LDL乃至β-VLDL的影响。这是因为VLDL的配体关系使β-VLDL的摄取不受限制。这一点对单核细胞来源的巨噬细胞,其泡沫化在早期动脉粥样硬化的斑块形成中有重要意义。

3.清道夫受体

遗传性LDL受体缺陷的杂合子是不能摄取LDL的,但动脉粥样硬化斑块的巨噬细胞,使LDL来源的胆固醇酯蓄积并泡沫化,其原因不能用LDL受体途径代谢进行解释,因为从这条途径不可能摄取过多的脂质,推测存在一种LDL受体途径以外的脂质摄取途径,使巨噬细胞摄取乙酰化LDL。Brown等提出这种设想并定名为清道夫受体(SR)。现在认为,人体内脂质过氧化反应导致的变性LDL可被巨噬细胞无限制地摄取入细胞内,这是因为变性LDL分子中带有多种分子的负电荷,可与清道夫受体结合。

(1)结构:清道夫受体有两种亚基,以三聚体形式存在,是分子量为220kD的膜糖蛋白,N末端在细胞膜内侧,C末端在膜外侧存在,是内翻外"inside-out"型的受体。SR家族至少可分为SR-A、SR-B、SR-C、SR-D、SR-E和SR-F六大类,目前研究最多的是两大类,即SR-A和SR-B。A类清道夫受体(SR-A)由6个结构功能区组成,包括胞质区、跨膜区、间隔区、α-螺旋区、胶原区、C-端侧特异域;B类清道夫受体(SR-B)包括SR-BⅠ、SR-BⅡ和CD36。SR-B和SR-A部分配体类同,可以参与修饰脂oxLDL、AcLDL,对LDL、HDL以及VLDL也有较强的亲和性,并参与脂类代谢。

(2)配体:清道夫受体配体谱广泛,包括:①乙酰化或氧化修饰的LDL;②多聚次黄嘌呤核苷酸、多聚鸟嘌呤核苷酸;③多糖如硫酸右旋糖酐;④某些磷脂,如丝氨酸磷脂,但卵磷脂不是配体;⑤细菌脂多糖,如内毒素等。这样广泛的配体谱的共同特点是均为多阴离子化合物。Ⅱ型清道夫受体无SRCR域,但仍具有与Ⅰ型相同的功能,显然配体结合域不在SRCR域,推测其结合域在胶原蛋白样域。

(3)功能:近年来大量实验研究发现LDL在巨噬细胞、血管内皮细胞和平滑肌细胞可被氧化成氧化LDL,并通过清道夫受体被巨噬细胞摄取,使其泡沫化成泡沫细胞,从而促进粥样斑块形成。在此过程中巨噬细胞通过清道夫受体清除细胞外液中的修饰LDL,尤其是氧化LDL,可能是机体的一种防御功能,巨噬细胞的清道夫受体在粥样斑块形成机制中起重要作用。

### （六）脂蛋白代谢

LP 代谢可分为外源性脂质代谢和内源性脂质代谢，均以肝脏为中心，主要关键酶有脂蛋白脂肪酶（LPL）、肝脂酶（HL 或 HTGL）、卵磷脂胆固醇酯酰转移酶（LCAT）、HMG-CoA 还原酶。参与脂类代谢的特殊蛋白质有胆固醇酯转移蛋白（CETP）、LDL 受体相关蛋白质（LRP）、微粒体甘油三酯转移蛋白（MTTP）、胆固醇调节元件结合蛋白（SREBP）。

**1.外源性脂质代谢**

从食物中摄取的脂质（主要是 TG），在肠内被胰腺分泌的脂肪酶水解成脂肪酸和甘油-酯（MG），由肠黏膜吸收进入细胞内，再重组成 TG 及磷脂。这些新产生的 TG 与少量的胆固醇、磷脂、Apo B48、Apo A I 构成巨大分子的 CM，从淋巴管经胸导管进入血液循环。血液中的 CM 从 HDL 获得 Apo C 和 Apo E 而转化为成熟型。CM 中的 TG 被血管上皮细胞分泌的 LPL 水解产生甘油及脂肪酸，被细胞摄取利用或贮存。CM 经 LPL 作用后，一部分转移给高密度脂蛋白，剩下的残留物称为 CM 残粒，随血液进入肝脏迅速代谢。

**2.内源性脂质代谢**

（1）VLDL 和 LDL 代谢：肝脏是脂质代谢的主要器官，也是合成 LP 的起始部位。由内源性 TG（体内合成）、Apo B100、Apo C、Apo E 等在肝脏合成大分子颗粒 VLDL 后，释放入血液。VLDL 是内源性脂质进入末梢组织的脂质运输载体。

血液中富含 TG 的 LP（CM、VLDL）的代谢途径基本相同。CM 经 LPL 作用，其内的 TG 水解后变成残粒，由肝细胞的 Apo E（残粒）受体结合摄取进入细胞内代谢。同 CM 一样，VLDL 中的 TG 在血液中经血管壁的 LPL 水解生成脂肪酸被末梢组织利用，同时从其他脂蛋白中得到胆固醇，当脂蛋白中的 TG 和胆固醇含量相等时，此时称为 IDL。IDL 的去向有两条代谢途径：一是直接经肝脏 Apo E 受体结合摄取进入肝细胞代谢；二是再经 HTGL 作用转变成以 Apo B100 和游离胆固醇为主要成分的 LDL，经末梢组织的 Apo B（LDL）受体（LDLR）结合进入细胞内，进行代谢。

（2）HDL 代谢：HDL 是含有 Apo A I、Apo A II、磷脂和胆固醇的小型 HDL 颗粒，在肝脏和小肠合成，属于未成形的 $HDL_n$（nascent HDL）。HDL 在 CM、VLDL 颗粒，经 LDL 作用分解其内部 TG 的过程中，获取表层含有的 PL 和 Apo A I 而产生新生 HDL，再变成圆盘状。又从末梢组织细胞膜获得游离胆固醇（FC），再经结合在 HDL 中的 LCAT 作用后，并在有 Apo A I 的存在下生成 CE 进入 HDL 内部形成成熟型 $HDL_3$，而后接受细胞膜 FC，再经 LCAT 作用后生成的 CE 进入内部，变成富含 CE 的球形 HDL，一部分经肝受体摄取；另外，$HDL_2$ 在 CETP 介导下，与 VLDL、LDL 进行 CE 交换，同时也转运 TG，以 VLDL、LDL 形式经肝脏摄取，最终使末梢组织的 FC 输送到肝脏（胆固醇逆转运）。$HDL_2$ 中的 TG 经肝脏的 HTGL 作用，再变成 $HDL_3$，这一相互转变（$HDL_2$ 与 $HDL_3$ 间），使 HDL 在逆转运中再利用，可防止肝外细胞摄取过多的 LDL，从而防止动脉粥样硬化的发生。

**3.磷脂代谢**

PL 是细胞膜的主要结构成分，其合成速率的改变对内膜形态的影响较大，神经元的增长速度也会受到影响。PL 是含有磷酸的脂类，按组分不同分为以甘油为骨架的磷酸甘油脂和以鞘氨醇为骨架的鞘脂。鞘脂又称为神经鞘脂，包括鞘磷脂和鞘糖脂，均不含甘油。

神经鞘脂是不含甘油的一类 PL,分子结构中,一分子脂肪酸以酰胺键与鞘氨醇的氨基相连。神经鞘脂主要存在于细胞膜,是其重要化学组分。以下主要介绍与遗传性溶酶体脂质贮积症有关的 PL 代谢紊乱。

(1)神经鞘磷脂的代谢:神经鞘磷脂是人体内含量最多的神经鞘脂,包括含有神经鞘氨类化合物的脂质,主要存在于脑及神经组织中的含神经鞘氨醇或异构体或其衍生物或其同系物等脂质内,构成生物膜的重要成分,其组成成分为鞘氨醇、脂肪酸和磷酸胆碱。神经鞘磷脂的合成分为三个阶段:①合成鞘氨醇;②合成神经酰胺;③神经鞘磷脂的合成。溶酶体内含有神经鞘磷脂酶等多种水解神经鞘磷脂的酶,进行分解代谢。若先天缺乏此类酶,神经鞘磷脂不能被水解而堆积在细胞内,则出现神经鞘磷脂质贮积症,主要临床症状为肝、脾肿大和智力障碍。神经鞘磷脂大量贮积在细胞内,易形成泡沫细胞,如先天缺乏神经鞘磷脂酶的尼曼-皮克患者,在骨髓细胞中均可见到体积大于红细胞5~10倍的泡沫细胞,称为尼曼-皮克细胞。

(2)神经节苷脂的代谢:神经节苷脂属于鞘糖脂,主要存在于脑灰质中,是神经鞘的重要组成成分。在脑组织内,以神经酰胺为基础,通过核苷二磷酸,逐步代入葡萄糖、半乳糖、唾液酸和乙酰半乳糖胺,即可进一步合成神经节苷脂。溶酶体内含有水解神经节苷脂的 $\beta$-N-乙酰氨基半乳糖苷酶 A,进行分解代谢,一旦此酶缺乏,神经节苷脂贮积,出现脂代谢紊乱疾病,临床称为泰氏-萨氏病。

(3)脑苷脂的代谢:脑苷脂属于鞘糖脂类,是神经酰胺的衍生物、神经髓鞘的重要组分。在肝、脑和乳腺内,特异的糖基转移酶,使尿苷二磷酸半乳糖(UDP-半乳糖)的糖基转移至神经酰胺分子上,合成脑苷脂。溶酶体内含有 $\beta$-葡萄糖脑苷脂酶,可水解脑苷脂,进行分解代谢。

# 二、脂蛋白代谢紊乱

LP 代谢紊乱的常见现象是血中 TC 或 TG 升高,或者是各种 LP 水平异常增高。高脂蛋白血症是指血浆中 CM、VLDL、LDL、HDL 等 LP 有一种或几种浓度过高的现象。一般根据血浆(血清)外观、血 TC、TG 浓度以及血清 LP 含量进行高脂蛋白血症分型。从 LP 代谢紊乱的原因分类可分为原发性和继发性两大类。原发性是遗传缺陷所致,如家族性高胆固醇血症。继发性是继发于许多疾病所致,如糖尿病、肾病等可继发引起高脂血症。除高脂蛋白血症外,临床还可以见到低脂蛋白血症。

## (一)原发性高脂蛋白血症分型

1967 年,Fredrickson 等用改进的纸上电泳法分离血浆 LP,将高脂血症分为 5 型,即Ⅰ、Ⅱ、Ⅲ、Ⅳ和Ⅴ型。1970 年,世界卫生组织(WHO)以临床表型为基础分为 6 型,将原来的Ⅱ型又分为Ⅱa 和Ⅱb 两型。这一分型方案,除要求测定血脂指标外,还需要进行血清 LP 电泳图谱分析,并将血清置于 4℃过夜后,观察血清混浊程度,再确定分型。

## (二)常见遗传性脂代谢的 Apo、受体和酶异常

1.Apo AⅠ异常症

每 500 人中有 1 例 Apo AⅠ结构基因杂合子出现,比野生型多一个或少一个正电荷或负电荷。大多数变异体无明显血脂的变化。仅有 Apo AⅠMarburg 病在 107 位上的 Lys 缺失,引起轻度的 TG 升高。Apo AⅠ和 Apo CⅢ基因重排导致的变异可引起家族性 Apo AⅠ和 Apo CⅢ缺陷者表现为高密度脂蛋白-胆固醇(HDL-C)水平降低,易出现早期动脉粥样硬化。

Apo A I 减少会导致 LCAT 活性降低,使含 Apo C I、Apo A IV 的脂蛋白如 CM 置换发生障碍,从而在体内蓄积。

2.Apo B 异常症

Apo B 缺陷将出现无 β-脂蛋白血症或低 β-脂蛋白血症。无 β-脂蛋白血症是纯合子隐性遗传病,称为 Bassen-Kornzweig 综合征,有脂肪吸收障碍(脂肪泻)、红细胞变形(棘状红细胞症)和运动失调等症状。低 β-脂蛋白血症为显性遗传病,杂合子者血中低密度脂蛋白.胆固醇(LDL-C)浓度低,与无 β-脂蛋白血症有区别。经三个家族分析,患者肠黏膜细胞的 Apo B48 合成正常而不能合成 Apo B100,即 Apo B48 外显子以外的 ApoB100 外显子区域异常,由于 LDL 受体区域附近的点突变(Arg 3500→Glu),使 LDL 受体结合能力降低。

Apo B100 在血浆 LP 中分子量最大,氨基酸链最长,因此在合成蛋白质和形成 LP 的过程中,任何部位或环节均可能发生变异,据此推测,今后发现的 Apo B100 的变异将会更多。

3.Apo C II 异常症

Apo C II 缺陷导致 LPL 活性降低。因为 Apo C II 是 LPL 发挥催化作用不可缺少的辅因子。Apo C II 异常会出现高 TG 血症,即高 CM 血症和高 VLDL 血症,发病率约为 1/10 万,现已发现 Apo C II 有多种变异体。

4.Apo E 异常症

Apo E 是 LDL 受体的配体,其表型不同,与 LDL 受体结合的能力也不同,E4 和 E3 几乎相同,E2 几乎无结合能力。E2 纯合子因为第 158 位氨基酸残基突变,CM 残粒或 β-VLDL 滞留导致高 TC、TG 血症,此型高脂蛋白血症易出现早期动脉粥样硬化。典型例子是家族性 III 型高脂血症,ε2 基因纯合子人群分布频率为 1%,家族性 II 型高脂血症发病率为 2/10000～3/10000。

5.LDL 受体异常

LDL 受体异常导致家族性高胆固醇血症(FH)发生,属显性遗传,遗传频率约为 1/500。杂合子的高 LDL 血症易导致动脉粥样硬化。FH 的 LDL 受体基因变异和 LDL 受体合成的过程中均可出现异常。LDL 受体基因突变根据对受体蛋白表型的影响可分为 5 类:①受体合成缺乏型,因为 mRNA 转录障碍导致总体蛋白性质改变,生物学活性降低;②细胞内运输缺陷型,是分子量为 120kD 的受体前躯体异常,从内质网到高尔基复合体运送障碍,富含 Cys 域阅读框缺失;③配体结合缺陷型,细胞表面的分子量为 160kD 的成熟受体数量显著减少,使 LDL 受体结合能力下降;④内吞缺陷型,为受体不能局部化使 LDL 无法结合而进入细胞内。

6.LPL 与 HTGL 异常症

LPL 与 Apo CII 异常都会出现高 CM 血症,但是血中 VLDL 并不升高,常伴有胰腺炎产生。HTGL 缺乏,有与 III 型高脂血症类似的症状,CM 残粒滞留。

7.LCAT 异常症

LCAT 缺乏者,HDL 中 CE 比例增加,使 HDL 处于新生未成熟圆盘状态;相反,LDL 的 CE 减少,TG 增多,临床上表现为角膜混浊、肾损害、溶血性贫血等症状,鱼眼病就是 LCAT 基因突变,使 Cys 替代 Arg 引起 LCAT 活性降低,致使 HDL 结构变化,并使血浆中 Apo A I、Apo A II 和 HDL 浓度仅为正常人的 20%。

**8.CETP 异常症**

CETP 缺陷者或者活性受到强烈抑制则呈现高 HDL 血症,血浆 LDL 浓度降低,同时还有可能出现动脉粥样硬化症。

**9.高脂蛋白(a)血症**

LP(a)水平≥30mg/dL 为高 LP(a)血症,是冠心病的独立危险因素。Apo(a)基因位于 6 号染色体 q26-27 区。Apo(a)含有一个疏水信号肽序列,其后为 37 个拷贝数的 kringle4(K4),相继为一个 kringle5(K5)及一个胰蛋白酶样区。由于 Apo(a)分子中的 kringle4 的数目在 15～37 之间波动,因此 Apo(a)有多种异构体。而血浆中 Lp(a)浓度与 Apo(a)分子量呈高度负相关,而 Apo(a)的分子量取决于其分子中 kringle4 的数目多少。在 Apo(a)基因中,每个 kringle4 区有 342 个核苷酸,24 个 kringle4 区的核苷酸序列完全相同,另 4 个 kringle4 区仅有 3 个核苷酸不同,其余的则有 11～71 个核苷酸不同。Apo(a)蛋白的多态性取决于基因的多态性。Apo(a)基因多态性可以用 KpnI 限制性片段作为探针,从 Apo(a)中获取的进行杂交分析。Apo(a)基因 5′末端非翻译区翻译启动点上游-1371 部位的一个 VNTR(TTTTA)的多态性及转录起始点＋93 位占 C→T 的置换均会影响 Apo(a)的翻译水平。最近的报道表明,无血缘关系的人,即使具有分子量大小一致的 Apo(a)蛋白异构体,血浆 LP(a)的水平仍有巨大差异,提示除 kringle4 拷贝数对 LP(a)血浆水平有影响外,还存在大量对 LP(a)水平有影响力的 Apo(a)基因多态性。

### (三)溶酶体神经鞘脂贮积病

溶酶体内含多种水解酶,可分解多种物质,其中酸性水解酶特别丰富。溶酶体因酶的缺陷或破裂或异常释放等均可导致疾病,如溶酶体水解酶遗传性缺陷,细胞内代谢物不能被分解而贮积于次级溶酶体内,从而引起贮积病。如先天缺乏 β-葡萄糖脑苷脂酶,则可导致戈谢病的产生,在骨髓细胞中均可见到体积大于红细胞数倍的泡沫细胞,称为戈谢细胞。

目前报道的有 60 余种溶酶体酶缺陷病。溶酶体因酶缺陷导致的疾病,主要是脂质代谢紊乱的疾病,以神经鞘脂代谢紊乱为特点的脂质贮积疾病发病率很低,约为 1/10000～1/100000。

### (四)继发性高脂蛋白血症

**1.概念**

某些原发性疾病在发病过程中导致脂质代谢紊乱,进而出现高脂蛋白血症,称为继发性高脂蛋白血症。引起继发性高脂血症或高脂蛋白血症的病因是多方面的,如糖尿病、肾病及某些内分泌紊乱等疾病。

**2.病因**

某些疾病和药物等导致继发性高脂血症,原发性疾病治疗取得一定效果后,约有 40% 的高脂血症患者血脂水平可以恢复正常。继发性高脂血症主要有以下几种原因。

(1)糖尿病:在肝脏,由于游离脂肪酸合成 VLDL 亢进,在胰岛素缺乏的状态下,LPL 活性降低,CM、VLDL 的分解量减少,出现以高 TG 血症和低 HDL 血症为特征的继发性高脂血症。另外,胰岛素依赖性糖尿病因为胰岛素的严重缺乏,导致糖利用障碍,从而引起脂肪组织分解加剧,引起显著的高 TG 血症。

（2）肥胖：游离脂肪酸增加与抗胰岛素作用促使胰岛素分泌亢进，出现 VLDL 增加。肥胖指标为体重指数（BMI）。BM 120～23.9kg/m² 为正常，24～26.9kg/m² 属超重或偏胖，27kg/m² 或以上为肥胖。

（3）甲状腺功能低下症：肝脏 LDL 受体减少，以出现高胆固醇血症为特征，LPL 和 HTGL 活性降低，使 IDL 升高。

（4）Cushing 综合征：糖皮质促进脂肪分解，使肝脏合成 VLDL 增加，血中 VLDL、LDL 浓度升高，多以Ⅱa、Ⅱb、Ⅳ型高脂血症出现。

（5）肾病及肾病综合征：因低白蛋白血症的原因，使白蛋白、Apo B 合成亢进，从而使 VLDL 合成也增加，血中 VLDL 及其代谢物 LDL 产生增加，多以Ⅱ型高脂血症出现。另外，慢性肾功能不全，因 LPL 活性降低，出现以 VLDL 升高为主的高脂血症，呈现Ⅳ型高脂血症。

（6）药物性高脂血症：多见于肾上腺皮质激素用药不当所致。

## 三、脂蛋白代谢紊乱与动脉粥样硬化

在过去的 50 年中，流行病学研究发现，动脉粥样硬化（AS）的病因非常复杂，它是遗传、环境和年龄、性别等多种因素相互作用的结果。此外，内皮炎症也是重要病因素。氧化 LDL 在血管内膜中堆积，对单核细胞的增生与泡沫细胞的形成也是非常重要的。在动脉粥样硬化形成的多种病因中，脂蛋白代谢紊乱是一个极其重要的因素。

### （一）动脉粥样硬化的危险因素

现在已确认，正常的与粥样硬化的动脉壁的胆固醇均来源于血液中的胆固醇。血浆胆固醇是以何种方式被动脉血管壁摄取并沉积在粥样硬化斑块中，1940 年就有学者注意到这些问题，并进行了研究。然而六十多年过去了，动脉粥样硬化的发病机制至今还没有一个较为公认的看法，阐明动脉粥样硬化发病机制任重而道远。

根据对来自动脉粥样硬化的缺血性心脏病、脑梗死等患者生活习惯、生活方式及身体异常状态等方面的调查，提示动脉粥样硬化主要危险因素有：①高脂血症；②高血压；③糖尿病；④吸烟；⑤年龄增长（男性≥45 岁、女性≥55 岁）；⑥遗传因素等。研究发现，上述危险因素中高脂血症、高血压、吸烟是促进动脉粥样硬化发病全过程的三大主要因素。动脉粥样硬化绝非一种因素所致，是多种因素联合作用所引起。

### （二）引起动脉粥样硬化的脂蛋白

血清脂蛋白代谢异常，通常是脂蛋白的量和质的改变。高脂血症的异常在动脉粥样硬化斑块形成中起着极其重要的作用。

#### 1.脂蛋白残粒

富含 TG 的 CM 和 VLDL 经 LPL 水解生成脂蛋白残粒（CM 残粒与 IDL），并转变成富含胆固醇酯和 apoE 的颗粒沉积于血管壁。Ⅲ型高脂血症出现异常脂蛋白残粒，即 β-VLDL，因为肝脏的残粒（apoE）受体结合率降低、apoE2/2 和 apoE 缺失等，使血中滞留的脂蛋白转变成异常脂蛋白 β-VLDL，经清道夫受体介导摄取进入巨噬细胞，产生动脉粥样硬化的增强作用。

2.变性 LDL

LDL 的蛋白组分经化学修饰,使其正常的立体构象发生改变,生物学活性也有相应的变化,这种经化学修饰的 LDL 称为变性 LDL 或修饰 LDL,目前发现的变性 LDL,包括乙酰 LDL、氧化 LDL 和糖化 LDL。其中乙酰 LDL 是 LDL 中的 apoB100 赖氨酸残基被乙酰化,产生修饰 LDL,激活巨噬细胞,并经清道夫受体介导,使巨噬细胞摄取乙酰 LDL 而转变成泡沫细胞,促进动脉粥样硬化形成。

3.B 型 LDL

大量的临床和病理研究表明,血中 LDL-C 升高、LDL 被氧化是动脉粥样硬化发生的前提条件,但有部分冠心病(CHD)患者血清 LDL-C 在正常范围,如果再分析其 LDL 亚组分,健康人和冠心病患者可能有差别,因为 LDL 亚组分组成不同和特性差异,其氧化易感性和被巨噬细胞摄取的量也不同,与冠心病的发生、发展呈高度相关性。LDL 一般分为 A 型和 B 型亚组分,其中 B 型是小而密的 LDL,是动脉粥样硬化发生的强危险因素。流行病学调查发现,含 B 型 LDL 为主的个体较含一般 LDL 者有 3 倍发生心肌梗死的危险性,对大批人群随访发现,LDL 亚组分不同,冠心病的发病率也不同。小而密的 LDL(SD-LDL)可能与遗传有关。同时 TG 含量也决定了 SD-LDL 表型。通常高甘油三酯血症的患者会有高 SD-LDL 和低 HDL 的表型,因为血浆中过高的 TG 会通过 CETP 转移到 LDL 和 HDL 中,成为 LPL 更好的底物,伴随着 LDL 中 TG 不断被水解,LDL 颗粒被转化为小而密的 LDL。富含 TG 的小而密的 LDL 不易通过 LDL 受体介导途径从循环中清除,在血浆中停留,且抗氧化性弱,更易被氧化,并被巨噬细胞摄取,促进动脉粥样硬化的发生。

4.Lp(a)

通过家系研究,目前已发现 apo(a)基因位点中至少有 26 个等位基因与多态性有关。这些等位基因至少表达 34 种 apo(a)异构体。apo(a)生理功能可能是转运脂质到末梢细胞。Lp(a)是公认的致动脉粥样硬化的独立危险因素,其发病机制还有待更深入的研究。

### (三)高密度脂蛋白的抗动脉粥样硬化功能

人们公认血 HDL 水平与动脉粥样硬化性心脑血管疾病的发病率呈负相关,主要通过参与体内胆固醇酯逆转运起到抗动脉粥样硬化作用,包括对 LDL 氧化抑制、中和修饰 LDL 配基活性以及抑制内皮细胞黏附分子的表达等功能。

HDL 的抗动脉粥样硬化功能表现为 HDL 及 apoA I 促进细胞胆固醇外流作用。在胆固醇酯逆转运中,HDL 与 apoA I 将来自外周细胞的胆固醇运出,转移给含 apoB 的脂蛋白,再运至肝脏,最后胆固醇通过转变为胆汁酸从胆道排出,维持血中胆固醇的正常水平。体外 HDL 胆固醇外流实验表明,HDL 的作用可分成两种,即脱泡沫化作用和抗泡沫化作用。前者是指形成的泡沫细胞脱去胆固醇,后者是在修饰 LDL 处理巨噬细胞的实验体系中同时加入 HDL,使泡沫细胞的形成受到抑制。脱泡沫化作用是使蓄积的 CE 在中性胆固醇酯水解酶(NCEH)催化下水解成 FC,然后移出细胞外至 HDL,该途径称为 NCEH 途径。抗泡沫化时,来自溶酶体的 FC 有两种转移途径:①在内质网首先被 ACAT 酯化,再经过 NCEH 脱酯化反应依赖途径运至细胞膜;②不通过 NCEH,在肝脏经胆固醇酯逆转运系统直接移至细胞膜,这一途径称为非依赖 NCEH 途径。由于抗泡沫化作用比脱泡沫化作用强,因此非依赖途径要比依赖途径效能高。在细胞内的实际代谢过程可能相同，也可能不尽相同。HDL 具有多种抗氧化成分，能有效防止由高价金属离子和细胞诱导的 LDL 氧化修饰，使 oxLDL 产生量减少。一旦 HDL 被氧化成 oxHDL，则失去这种抑制作用。HDL 的抗氧化作用还涉及血清中的一种酯酶，即对氧磷酶，它可以解除具有生物活性的氧化磷脂。

### （四）代谢综合征

早在 1988 年就有报道认为动脉粥样硬化与胰岛素免疫性、糖耐量异常有关。高胰岛素血症、高甘油三酯血症、低高密度脂蛋白胆固醇血症和高血压四要素同时出现称为代谢综合征，也称高脂血症并发症，或者称为综合征 X 等。Kaplan 等提出，上半身肥胖、糖耐量异常、高脂血症及高血压等为致死性四重奏。这些因素相互作用、相互促进，可加快动脉粥样硬化的形成，单独从某一个因素来考虑则无统计学意义。例如仅有胰岛素免疫，代谢综合征及致死性四重奏的危险不一定存在。代谢综合征应作为降低冠心病危险性治疗的因素处理。

单纯脂肪组织过剩堆积的代谢紊乱与高脂血症、高血压无直接关系，仅仅属于脂肪分布异常症。只有在胰岛素免疫出现的前提下，才考虑属于与动脉粥样硬化发生相关的代谢综合征及致死性四重奏。2005 年，国际糖尿病联盟（IDF）在综合了来自世界六大洲糖尿病学、心血管病学、血脂学、公共卫生、流行病学、遗传学、营养和代谢病学专家意见的基础上，颁布了新的代谢综合征工作定义，这是国际学术界第一个代谢综合征的全球统一定义，IDF 新诊断指标强调中心性肥胖为基本条件，以腰围进行判断。

2002 年美国全民胆固醇教育计划（NCEP）成人治疗计划（ATP）Ⅲ提出代谢综合征的诊断标准：符合以下 3 个或 3 个以上条件：①中心性肥胖，男性腰围＞102cm、女性腰围＞88cm；②高甘油三酯：≥1.69mmol/L（150mg/dL）；③低 HDL-C：男性＜1.04mmol/L（40mg/dL），女性＜1.29mmol/L（50mg/dL）；④空腹血糖：≥6.1mmol/L（110mg/dL）；⑤高血压，≥130/85mmHg。

2004 年中华医学会糖尿病学会提出的中国人代谢综合征诊断标准的工作定义（即 CDS）标准为以下 5 项中具备 3 项：①男性腰围≥85cm；女性腰围≥80cm（中国健康人群腰围范围尚无公认的参考数值，目前仅有上海市和香港的流行病学资料，供参考）；②血压：SBP≥130mmHg 和（或）DBP≥85mmHg；③血清甘油三酯：≥1.7mmol/L；④高密度脂蛋白胆固醇：＜1.04mmol/L；⑤空腹血糖：≥6.1mmol/L（110mg/dL）。

从通过冠状动脉造影确认的冠心病患者中观察到，其中约 25％为肥胖患者，其内脏几乎都有脂肪过量堆积，并且表现为代谢综合征。代谢综合征个体特征之一是腹部肥胖，与皮下脂肪相同厚度的正常人相比，内脏脂肪面积平均增加了 2 倍。内脏脂肪细胞中脂肪储存有 3 条途径：①以乙酰 CoA 为基质，经乙酰 CoA 合成酶（ACS）催化合成中性脂肪；②由富含中性脂肪的脂蛋白在 LPL 参与下提供脂肪酸；③血浆葡萄糖经通道蛋白的葡萄糖转运蛋白被摄取进入细胞代谢成乙酰 CoA，再合成脂肪酸。内脏脂肪组织中，脂肪、糖的摄取、储存过程以及能量代谢诸方面更易受遗传因素的影响。

## 四、高密度脂蛋白的抗动脉粥样硬化功能

血液 HDL 水平与 AS 性心脑血管疾病的发病率呈负相关，主要通过参与体内胆固醇酯逆

转运起抗动脉粥样硬化作用,包括对 LDL 氧化抑制、中和修饰 LDL 配基活性以及抑制内皮细胞黏附分子的表达等功能。

HDL 的抗动脉粥样硬化功能表现为 HDL 及 Apo A I 促进细胞胆固醇外流作用。在胆固醇酯逆转运中,HDL 与 Apo A I 将来自外周细胞的胆固醇运出,转移给 HDL,再运至肝脏,最后胆固醇通过转变为胆汁酸从胆道排出,维持血液中胆固醇的正常水平。HDL 的作用可分成两种,即脱泡沫化作用和抗泡沫化作用。前者是指形成的泡沫细胞脱去胆固醇;后者是在修饰 LDL 处理巨噬细胞的实验体系中同时加入 HDL,使泡沫细胞的形成受到抑制。脱泡沫化作用是使蓄积的 CE 在中性胆固醇酯水解酶(NCEH)催化下,水解成 FC,然后移出细胞外至 HDL,该途径称为 NCEH 途径。抗泡沫化时,来自溶酶体的 FC 有两种转移途径,第一是在内质网首先被 ACAT 酯化,再经过 NCEH 脱酯化反应依赖途径运至细胞膜,第二是不通过 NCEH,在肝脏经胆固醇酯逆转运系统直接移至细胞膜,这一途径称为非依赖 NCEH 途径。由于抗泡沫化作用比脱泡沫化作用强,因此非依赖途径要比依赖途径效能高。在细胞内的实际代谢过程可能相同也可能不尽相同。HDL 具有多种抗氧化成分,能有效防止由高价金属离子和细胞诱导的 LDL 氧化修饰,使 oxLDL 产生量减少。一旦 HDL 被氧化成 oxHDL,则失去这种抑制作用。HDL 的抗氧化作用还涉及血清中的一种酯酶即对氧磷酶,它可以解除具有生物活性的氧化磷脂。

# 第三节　骨代谢异常的检验

## 一、钙、磷、镁的代谢及调节

骨主要由无机矿物质(钙、磷和镁)和有机基质(Ⅰ型胶原)组成,骨含有体内几乎所有的钙(99%)、绝大多数的磷(85%)和大部分镁(55%)。它们在血浆中以游离、与蛋白结合或与其他阴离子形成复合物等形式存在。

### (一)钙、磷、镁的代谢

#### 1.钙的代谢

食物钙主要存在于乳制品及果蔬中。钙主要在活性维生素 D 调节下,在十二指肠主动吸收。正常成年人钙日摄入 $0.6\sim1.0g$,吸收 $0.1g\sim0.4g$。肠道 pH 明显影响钙的吸收,偏碱可促进不吸收的 $Ca_3(PO_4)_2$ 生成,减少钙吸收。乳酸、氨基酸及胃酸等酸性物质有利于可吸收的 $Ca(H_2PO_4)_2$ 的形成,促进钙吸收。草酸和植酸与钙形成不溶性盐,影响钙吸收。食物中钙磷比例对吸收也有一定影响,钙:磷为 2:1 时吸收最佳。

钙通过肠道及肾排泄。由消化道排出的钙除未吸收的食物钙,还有部分肠道分泌的钙(每天可达 600mg)。钙分泌的量可因摄入高钙膳食而增加,严重腹泻使排钙过多引起缺钙。经肾排泄的钙占总排钙量的 20%。每日由肾小球滤出约 10g 钙,其中约 65% 在近曲小管重吸收,20% 在髓襻皮质厚壁段升支重吸收,5% 在远曲小管和集合管吸收。尿排钙量只占滤过量的 1.5%。尿钙的排出量受血钙浓度直接影响,血钙低于 2.4mmol/L 时,无钙排出。

2.磷的代谢

每天磷酸盐摄入 1.2～1.4g。以有机磷酸酯和磷脂为主,在肠管内磷酸酶的作用下分解为无机磷酸盐。60%～70% 在空肠吸收,低磷膳食时甚至可达 90%。被动和主动转运系统都存在,1,25(OH)$_2$D 调节磷酸盐的主动转运。血清磷酸盐浓度调节肾 25(OH)D-1-羟化酶,低磷血症刺激 1,25(OH)$_2$D 形成。由于磷吸收不良而引起的磷缺乏较为少见,但长期口服抗酸药氢氧化铝凝胶以及食物中钙、镁、铁离子过多,均可由于形成不溶性磷酸盐而影响磷的吸收。

肾是排泄磷的主要器官,肾排出的磷占总排磷量的 70%,另有 30% 由粪便排出。每天经肾小管滤过达 5g,85%～95% 被近曲小管重吸收。

3.镁代谢

镁在肠道有效地被回肠吸收。镁存在于脂肪外的所有组织及植物性食物中,每天摄入 2～7.5mg/kg 体重,2/3 来自谷物和蔬菜,30%～40% 被吸收。也存在主动和被动转运系统,小肠对镁的吸收是主动转运过程。消化液中含大量镁,成年人每天从消化液中回收约 35mg 镁,大量丢失消化液是造成缺镁的主要原因。消化道手术或造口术后未及时补充镁,也会出现缺镁。

肾精细地调节镁的内环境平衡,每天经肾小球滤过约 1.8g,25%～30% 在近曲小管重吸收。60%～75% 的镁在髓襻皮质厚壁段升支被重吸收,2%～5% 由尿排出。镁的排泄量因摄入量不同或地区差异而有所不同。

有核细胞中的镁约 80% 存在于肌组织中,肌是维持镁平衡的重要组织。急性镁缺乏所引起的低镁血症不波及肌镁,慢性镁缺乏患者虽然血清镁在正常范围,但肌镁显著降低。急、慢性高镁血症时肌镁不增加。红细胞中镁约为血清镁的 3 倍,所以标本应防止溶血。

### (二)钙、磷、镁的生理功能

1.钙的生理功能

人体内的钙包括细胞内钙和细胞外钙,骨骼是钙的最大储备库,骨骼中钙主要以细胞外结晶羟磷灰石($Ca_{10}[PO_4]_6[OH]_2$)的形式存在。

(1)细胞内钙:细胞内钙浓度仅为细胞外液的 1/1000。90%～99% 的细胞内钙存在于线粒体、肌浆和内质网内。细胞内低浓度钙的维持有赖于胞膜、线粒体膜和内质网膜上的特殊转运系统,包括:①细胞膜对钙的通透性;②依赖 $Ca^{2+}/2H^+$-ATP 酶(钙泵)和 $Na^+$、$K^+$-ATP 酶(钠钾泵)调节细胞内外钙的交换。钙泵可利用 ATP 提供能量,逆浓度差将钙泵出细胞或泵入细胞器。另一种是依靠钙与钠的交换,当胞外钠高于胞内时,3 个钠进入胞内,可换出 1 个钙到胞外,胞内多余的钠在钠钾泵的作用下与钾交换,此过程需要能量,最终是钠进入细胞,钙排出胞外,以维持细胞内钙浓度的恒定,保证钙对细胞功能的调节作用。这些转运系统在维持胞内游离钙离子的生物活性上起重要作用。

细胞内钙的功能包括:触发肌肉兴奋-收缩耦联。当肌细胞内储存 $Ca^{2+}$ 受神经冲动而释放,胞质中 $Ca^{2+}$ 浓度增大,可迅速地与肌钙蛋白结合,引起一系列构象改变,产生肌收缩;作用于质膜,影响膜通透性及膜的转运;$Ca^{2+}$ 作为细胞内第二信使,广泛参与胞内多种信号传导;$Ca^{2+}$ 是许多酶(脂肪酶、ATP 酶、腺苷酸环化酶)的辅因子;$Ca^{2+}$ 能抑制维生素 D-1-羟化酶的活性,参与自身及磷代谢的调节;细胞内钙结合蛋白(CBP)——钙调蛋白(CaM)是重要的酶调节物质,钙与钙调蛋白结合后,使钙调蛋白的构象发生改变,从而活化或抑制酶(如磷酸化酶激酶)。

(2)细胞外钙:细胞外钙指存于血浆等细胞外液中的钙。

①血钙。血浆中的钙称为血钙,分为可扩散钙和不扩散钙2大类。不扩散钙是指与蛋白质结合的钙,约占血浆钙的40%,它们不通过毛细血管壁。血浆钙的60%是可扩散钙,其中一部分与枸橼酸、碳酸根、磷酸根等形成不解离的复合钙,另一部分是发挥生理作用的游离钙(离子钙),约占血浆钙的45%。

因为钙结合到蛋白质的负电荷位,所以它的结合要依赖于pH,碱中毒导致负电荷增加,结合也增加,游离钙减少;相反,酸中毒导致负电荷减少和结合钙减少,游离钙增加。钙的3种形式在蛋白质或阴离子浓度的变化,pH改变或血清离子钙和总钙量的变化时会重新分配。

②生理功能:a.稳定神经细胞膜影响其应激性。血浆游离钙浓度的降低会增加神经肌肉的应激性,发生手足搐搦,游离钙浓度增高将降低其应激性。b.血浆 $Ca^{2+}$ 即凝血因子Ⅳ,参与凝血过程。c.是细胞内钙的来源,它为骨的矿化、凝血以及膜电位维持提供钙离子。

**2.磷的生理功能**

体内磷也包括细胞内和细胞外磷,骨骼是细胞内、外磷的储备库。

(1)细胞内磷:参与多种细胞内代谢过程,包括:①三磷腺苷(ATP)中的高能磷酸键,作为能源维持着细胞的各种生理功能,如肌的收缩、生物膜上的各种主动转运系统等;②磷酸盐是各种腺嘌呤、鸟嘌呤核苷以及核苷酸辅酶类(如 $NAD^+$、$NADP^+$、FMN、FAD、CoA 等)和其他含磷酸根的辅酶(如 TPP、磷酸吡多醛等)的组成成分;③磷脂在构成生物膜结构、维持膜功能以及代谢调控上均发挥重要作用;④细胞内的磷酸盐参与许多酶促反应,如磷酸基转移反应、加磷酸分解反应等。细胞内磷酸盐是蛋白、脂肪、糖类代谢以及基因转录和细胞生长的调控媒介。

(2)细胞外磷:血浆中磷酸盐是以磷酸氢盐和磷酸二氢盐2种形式存在,这2种形式统称无机磷。细胞外磷酸盐主要功能是:①血中磷酸盐($HPO_4^{2-}/H_2PO_4^-$)是血液缓冲体系的重要组成;②细胞外磷酸盐是细胞内以及骨矿化所需磷酸盐的来源。

血磷不如血钙稳定,儿童时期因骨骼生长旺盛,血磷与碱性磷酸酶都会增高,随着年龄的增长,逐渐达到成人水平。成人血磷也有生理性变动,进食、摄糖、注射胰岛素和肾上腺素等情况下,因细胞内利用增加,磷酸盐进入细胞,血磷会降低。血钙与血磷之间有一定的浓度关系,正常人钙、磷浓度(mg/dL)的乘积在36～40。

**3.镁的生理功能**

人体镁的总量21～28g,为体内含量较多、功能广泛的重要阳离子之一。体内镁可分为细胞内和细胞外2部分,骨骼是镁的主要储备库。镁与钙不同,不易从骨中动员出来,但它可根据骨钙动员的状况置换骨中的钙。

(1)细胞内镁:主要功能包括①是300多种酶的辅因子,广泛参与各种生命活动。$Mg^{2+}$ 与ATP分子的β-和γ-磷酸基构成螯合物,降低ATP分子的电负性,参与一切需要ATP的生化反应。②参与酶底物形成,如MgATP和MgGTP。③是许多酶系统的变构效应激活因子,如腺苷酸环化酶、$Na^+$，$K^+$-ATP 酶、$Ca^{2+}$-ATP 酶、磷酸果糖激酶以及肌酸激酶等都需要镁的激活。鸟嘌呤核苷酸调节蛋白 Gs 和 Gi 活化亦需 $Mg^{2+}$ 参与。④$Mg^{2+}$ 在氧化磷酸化、糖酵解、细胞繁殖、核苷酸代谢以及蛋白生物合成中起着重要作用。

（2）细胞外镁：主要功能包括①为细胞内镁的维持提供来源；②$Mg^{2+}$ 在突触前的神经末梢竞争性抑制 $Ca^{2+}$ 进入神经元，血清镁浓度减少会导致神经肌肉兴奋性增加。

### （三）钙、磷、镁的激素调节

PTH、$1,25(OH)_2D$ 和降钙素是主要调节骨和矿物质代谢的激素。PTHrP 是肿瘤细胞分泌的，发挥 PTH 生物活性的主要介质。

1.甲状旁腺素(PTH)

甲状旁腺素由甲状旁腺主细胞合成、储存和分泌。合成的是 PTH 前体"前甲状旁腺素原"，在粗面内质网去掉 N 端 25 个氨基酸残基形成甲状旁腺素原，后者再在高尔基复合体内从 N 端去掉 1 个 6 肽，形成 84 个氨基酸残基的 PTH，分子量为 9425D。生物活性存在于 N 端前 34 个氨基酸残基段。

细胞外液中游离钙浓度是 PTH 分泌的主要调节剂，游离钙被甲状旁腺细胞质膜上的钙敏感受体所感受，这些受体活化细胞内物质使游离钙从细胞内储存库释放。当细胞外游离钙增加，逆反效应抑制 PTH 合成和分泌。游离钙很小的改变可引起 PTH 最大的分泌或抑制。

$1,25(OH)_2D$ 和镁也影响 PTH 分泌，甲状旁腺的维生素 D 受体与 $1,25(OH)_2D$ 相互作用将缓慢地抑制 PTH 的合成与分泌。慢性严重的低镁血症如酒精中毒将会使 PTH 分泌受损，而急性减少的血清镁会刺激分泌，高镁血症抑制 PTH 分泌，尽管没有钙有效。

（1）代谢和循环不均一性：甲状旁腺分泌有生物活性的完整激素和含有中央区/C 端的无活性片段。完整 PTH(半衰期<5 分钟)在肝和肾很快转化为无活性片段。无活性片段被肾小球滤过而清除，正常情况下半衰期少于 1 小时。在肾功能损伤的个体其半衰期和循环浓度明显增加。PTH 总免疫反应的 5%～25% 是完整激素，剩下的 75%～95% 是无活性的中央区/羧基片段。高钙血症时，完整激素分泌明显减少或缺乏，主要为无活性的片段。

（2）作用机制：PTH 直接通过它在骨和肾的作用，以及间接通过 $1,25(OH)_2D$ 在肠道的作用，影响钙和磷的调节平衡。PTH 与位于骨和肾的靶细胞膜上的 PTH 受体结合发挥它的作用，刺激 cAMP，促进线粒体 $Ca^{2+}$ 转运入胞质，增加细胞内钙，钙又刺激磷脂酶 C 和磷酸肌醇水解。焦磷酸盐则作用于细胞膜外侧，使膜外侧的 $Ca^{2+}$ 进入细胞。共同导致胞质内 $Ca^{2+}$ 浓度增加，激活细胞膜上的"钙泵"，将 $Ca^{2+}$ 主动转运至细胞外液，导致血钙升高。

（3）调节作用

①对骨的作用。PTH 总的作用是促进溶骨，可在数分钟到数小时内引起骨钙动员，使密质骨中的钙释放入血，此种作用迅速但不持久。数小时至数日内，PTH 可促进前破骨细胞和间质细胞转化为破骨细胞，使破骨细胞数目增加，导致溶骨和骨钙的大量释放。PTH 对破骨细胞的作用是通过升高细胞内 $Ca^{2+}$ 浓度，进而促使溶酶体释放各种水解酶；抑制异柠檬酸脱氢酶等酶活性，使细胞内异柠檬酸、柠檬酸、乳酸、碳酸及透明质酸等酸性物浓度增高，促进溶骨。

②对肾的作用。包括作用于肾远曲小管和髓襻上升段以促进钙的重吸收；抑制近曲小管

及远曲小管对磷的重吸收,导致磷酸盐尿;诱导产生 1-羟化酶,增加 1,25(OH)$_2$D 形成,刺激肠道对钙和磷的吸收。

PTH 的综合作用是引起血清总钙和游离钙都增加,而磷降低。尿无机磷酸盐和 cAMP 浓度增加,尿钙也是增加的,因为大量的滤过钙超过了肾小管对钙的重吸收阈值。疾病好转,血清中增加的钙通过负反馈减少 PTH 分泌,维持了内环境稳定。

2.维生素 D 及代谢物

维生素 D 及代谢物分为维生素 D$_3$(胆钙化醇)和维生素 D$_2$(麦角钙化醇)。体内维生素 D$_3$ 的来源包括食物和皮肤在阳光下暴露后由 7-脱氢胆固醇转化而来两种途径。维生素 D$_2$ 是由发酵物产生的麦角固醇经光照产生的。若维生素 D 和代谢物无下标时,就泛指 2 个家族成员。

鱼肝油、蛋黄和肝含有大量的天然维生素 D。饮食中维生素 D 也可通过摄入强化食物或维生素 D 补充品所获得。推荐每天供给量为 400U(10μg)。表现维生素 D 缺乏风险的人群包括母乳喂养的婴儿、严格的素食者(戒鸡蛋、牛奶)、中年以上。

(1)代谢、调节和转运:维生素 D 可在肝内被 25-羟化酶代谢成 25(OH)D,再在肾被 1-羟化酶代谢成 1,25(OH)$_2$D,1,25(OH)$_2$D 是有高生物活性的维生素 D 形式。25(OH)D 在肾有 2 个不同的代谢途径,另一条途径是由 24-羟化酶代谢成低活性的 24,25(OH)$_2$D,这对于防止维生素 D 中毒有重要意义。

循环中的 1,25(OH)$_2$D 被严格调控,主要受 PTH 和磷酸盐调节。PTH 增加 1,25(OH)$_2$D 的合成,磷酸盐限制合成,低磷血症时也促进 1,25(OH)$_2$D 合成,而补充磷酸盐给药和高磷血症时产生相反的效果。低钙血症间接通过刺激 PTH 分泌而使 1,25(OH)$_2$D 增加。1,25(OH)$_2$D 水平也能负反馈地抑制 25(OH)D-1-羟化酶活性,正反馈地调节 24-羟化酶。

维生素 D、25(OH)D 和 1,25(OH)$_2$D 在循环中均结合到维生素 D 结合蛋白(DBP)上进行运输。25(OH)D 是维生素 D 的主要循环形式,浓度大约是 1,25(OH)$_2$D 的 1000 倍,正常情况下 25(OH)D 仅有 0.03% 和 1,25(OH)$_2$D 仅有 0.4% 是游离在血浆中的。

(2)调节作用:1,25(OH)$_2$D 维持血清钙和磷的水平,其机制如下。

①对小肠的作用。1,25(OH)$_2$D 具有促进十二指肠对钙的吸收及空肠、回肠对磷的吸收和转运。1,25(OH)$_2$D 在小肠诱导钙结合蛋白,小肠对 1,25(OH)$_2$D 的响应使许多其他蛋白浓度或活性增高,包括碱性磷酸酶、Ca$^{2+}$-ATP 酶、刷状缘相关结合蛋白、肌动蛋白、和钙调蛋白。作用是:a.直接作用于刷状缘,改变膜的结构与组成,增加对钙的通透性;b.上调与钙转运有关的钙结合蛋白,Ca$^{2+}$-ATP 酶的表达;c.提高基底膜腺苷酸环化酶的活性,使细胞内钙和 cAMP 都增加。细胞内增高的钙一部分进入线粒体,位于基底膜侧的钙结合蛋白多,它可从线粒体接受钙,再将钙转运到基底膜的钙泵上,将钙输送至血液中。小肠黏膜还可以通过与 Na$^+$,K$^+$-ATP 酶相耦联的 Na$^+$-Ca$^{2+}$ 交换体系将 Ca$^{2+}$ 转运至血液。

②对骨的作用。1,25(OH)$_2$D 对骨的直接作用是促进溶骨,1,25(OH)$_2$D 与 PTH 协同作用,即加速破骨细胞的形成,增强破骨细胞活性,促进溶骨。对甲状旁腺的作用是抑制 PTH 合成与分泌。同时亦通过促进肠管钙、磷的吸收,使血钙、血磷水平增高以利于骨的钙化。

③对肾的作用。1,25(OH)$_2$D 促性肾小管上皮细胞对钙、磷的重吸收,其机制也是上调细

胞内钙结合蛋白的表达。

以上作用使血钙、血磷增高。增高的钙、磷有利于骨的矿化。维生素 D 能维持骨盐的溶解和沉积的对立统一,有利于骨的更新与再造。

3.降钙素(CT)

降钙素是由甲状腺滤泡旁细胞或 C 细胞合成、分泌的一种单链多肽激素,由 32 个氨基酸残基组成,分子量 3418D。CT 在初合成时是含 136 个氨基酸残基、分子量 15000D 的前体物。此前体物中还含有 1 个称为降钙蛋白的 21 肽片段。当血钙增高时,CT 与降钙蛋白等分子分泌,降钙蛋白能增强 CT 降低血钙的作用。降钙素的分泌主要被血浆游离钙水平所调节,增加的血清钙水平刺激降钙素分泌,低钙血症减少分泌。CT 作用的靶器官主要是骨和肾。

(1)对骨的作用:抑制破骨细胞生成及活性,从而抑制骨基质的分解和骨吸收。还可使间质细胞转变为成骨细胞,促进骨盐沉积。

(2)对肾的作用:抑制肾小管对钙、磷、镁和其他离子的重吸收,以增加尿钙、尿磷,降低血钙、血磷。

4.甲状旁腺激素相关蛋白

甲状旁腺激素相关蛋白(PTHrP)是 1987 年某些癌症发生恶性肿瘤体液性高钙血症(HHM)机制研究时发现的。PTHrP 由肿瘤细胞分泌,作为内分泌激素作用于靶组织(骨骼和肾)引起高钙血症。

PTHrP 基因位于染色体 12 上,与染色体 11 的 PTH 基因明显不同。PTHrP mRNA 编码 3 种同功型的 PTHrP,分别含 139、141 和 173 个氨基酸。139 个氨基酸的 PTHrP 的 N-端前 13 个氨基酸中有 8 个与 PTH 同源。可以解释 PTHrP 具有模拟 PTH 生物活性的能力。PTHrP 亦可诱发高钙血症和低磷血症。

## 二、钙、磷、镁的代谢紊乱

### (一)钙代谢紊乱

表现为血清总钙和(或)游离钙水平异常升高或降低。正常成年人血清总钙参考区间为 $2.25 \sim 2.75 \text{mmol/L}$,游离钙为 $0.94 \sim 1.26 \text{mmol/L}$。

1.低钙血症

低钙血症可因与清蛋白结合部分或游离部分的减少而引起,游离钙的减少通常是由于维持血清钙各种形式间分配的生理机制破坏所致。常见病因如下。

(1)低清蛋白血症:慢性肝病、肾病综合征、充血性心衰以及营养不良均可造成低清蛋白血症。虽然血清总钙降低,但游离钙多正常。

(2)慢性肾衰竭:低清蛋白血症、高磷血症、低 $1,25(\text{OH})_2\text{D}$ 或骨骼的 PTH 对抗,导致低钙血症。并可持续增加 PTH 的分泌,影响骨代谢而发生骨病。

(3)甲状旁腺功能减退:PTH 分泌不足,如颈部手术破坏了甲状旁腺。假性甲状旁腺功能减退的 PTH 分泌是正常的,而 PTH 靶组织受体异常。

(4)维生素 D 缺乏:吸收不良或不适当饮食,加上暴露阳光不足。对于成年人,可发生软骨病,儿童可患佝偻病。

临床上,低钙血症易出现神经肌肉高兴奋性,如手足搐搦、感觉异常和癫痫发作。血清钙很快降低也可导致低血压。实验室应鉴别肾功能和血清清蛋白以及镁浓度,血清完整 PTH 水平用于诊断甲状旁腺功能减退或假性甲状旁腺功能减退。

2.高钙血症高钙

血症见于:钙溢出进入细胞外液(如癌症时骨骼过度吸收);肾对钙的重吸收增加(如应用噻嗪类药物);肠道对钙吸收增加(维生素 D 中毒);骨骼的重吸收增加(固定不能活动或失重);原发性甲状旁腺功能亢进,PTH 过度分泌。

癌症中有 10%～20%发生高钙血症,多由 PTHrP 所引起;肿瘤转移到骨也是刺激骨吸收的因素;有些淋巴瘤可以产生 $1,25(OH)_2D$ 引起高钙血症。

### (二)磷代谢紊乱

1.低磷血症

血清无机磷酸盐浓度低于 2.5mg/dL(0.81mmol/L)为低磷血症,0.48～0.77mmol/L 为中等偏低,除慢性骨软化症或佝偻病外,通常没有临床症状。血磷低于 0.48mmol/L,才会出现临床症状。常见的低磷血症病因如下。

(1)无机磷转移至细胞内,原因是糖类刺激胰岛素分泌,无机磷进入细胞参与代谢。因此,食入的、血管内的或注射溶液中的糖类都会使血清磷酸盐降低。呼吸性碱中毒和反复喂食的营养不良个体也可加速磷酸盐的细胞内转移,导致低磷血症。

(2)肾磷酸盐消耗也可引起血清磷酸盐降低,如原发性或继发性甲状旁腺功能亢进症、范科尼综合征、X 连锁低磷血症。

(3)肠道磷酸盐的丢失,可发生在吸收不良综合征和吸收了含铝和镁制酸剂的个体,它们结合到肠道的磷酸盐上使其不能被吸收。

(4)酸中毒,如糖尿病酮症、细胞内有机磷酸盐分解为无机磷酸盐进入血浆,然后排泌到尿液,导致细胞内磷酸盐缺失。

临床磷酸盐缺失的表现根据缺乏的长短和程度而定,由于磷酸盐是 ATP 的重要组成,低磷血症者细胞功能会受损,发生肌无力、呼吸衰竭、心排血量减少。非常低的血清磷酸盐水平(<0.5mg/dL 或 0.16mmol/L),可以发生横纹肌溶解。磷酸盐缺乏也可引起红细胞中 2,3-二磷酸甘油酸减少,增加血红蛋白对氧的亲和力而使组织缺氧。有些低磷血症可以引起红细胞溶解。精神错乱和昏迷也可继发于低 ATP 和组织缺氧。如果低磷血症是慢性的可能发展为佝偻病(儿童)和骨软化症(成年人)。

2.高磷血症

高磷血症指血清无机磷浓度高于 1.45mmol/L。儿童因为生长激素分泌较多,比成年人血磷浓度更高。常见引起高磷血症的原因如下。

(1)肾排泄磷酸盐能力下降:①肾小球滤过率降低;②肾小管重吸收增加,如甲状旁腺功能低下,PTH 缺少;③假性甲状旁腺功能减退,PTH 耐受;④肢端肥大,生长激素可增强肾小管对磷酸盐的重吸收。

(2)磷酸盐摄入过多:磷酸盐缺失的患者用磷酸盐治疗可引起高血清磷酸盐。

（3）细胞内磷酸盐大量外移：横纹肌溶解或恶性肿瘤化疗，细胞破坏而释放。

升高的血清磷酸盐可引起血钙浓度降低。可能出现手足搐搦和癫痫发作。

### （三）镁代谢紊乱

#### 1.低镁血症

低镁血症指血清镁浓度<0.70mmol/L。引起原因包括：肠道丢失，如腹泻、吸收不良、肠道手术；肾脏丢失，如乙醇中毒、糖尿病或用药，包括利尿药、氨基糖苷类抗生素，以及在肾纳和钙排泌增多时。

临床表现为神经肌肉应激性过高，伴手足搐搦和癫痫发作。镁缺乏诱发PTH分泌受损，和PTH终末器官免疫，结果导致低钙血症和促成神经症状。心律失常也是镁缺乏的并发症。

#### 2.高镁血症

高镁血症几乎总是由过量摄入所引起，如使用抗酸药或羟嗪药物治疗或给镁盐于肾衰竭患者。

神经肌肉系统的衰弱是最普遍的镁中毒表现，镁浓度为2.06～3.70mmol/L，深部肌腱反射消失，而呼吸抑制可发生在4.11～4.94mmol/L浓度，心搏停止发生在更高的浓度。

## 三、骨代谢异常的临床生物化学

骨的主要功能是机械运动、保护器官和代谢及矿物质储备。

### （一）骨的组成、代谢与调节

#### 1.骨的组成

骨骼由骨皮质和小梁骨组成。皮质（致密）骨80%～90%的体积被矿化，构成了80%的骨骼，它的功能主要是机械运动和保护。小梁（网状或多孔）骨15%～25%被矿化，占骨骼的20%。

骨骼由骨细胞和有机基质所组成。破骨细胞和成骨细胞负责骨的吸收和形成。有机基质是骨骼中特别丰富的矿化有机基质，这种有机基质主要是Ⅰ型胶原（90%）。骨中也含大量的非胶原蛋白，包括骨钙素。有机基质是被磷酸钙和少量的碳酸盐、镁、钠、钾和其他几种离子结晶沉淀所矿化，主要以羟磷灰石结晶形式构成骨盐。

#### 2.骨的代谢

骨骼在不断发生重建和再造，启动骨骼的损伤修复和强度调节。骨的再造是在个别称为"骨再造单元"的部位发生。骨的再造可以分为激活与吸收、逆转、形成和休眠4个循环阶段。

（1）激活与吸收：因激素等因素的激活，循环中的破骨前体细胞被添补、增殖和融合形成破骨细胞，这些巨大的多核细胞通过产生氢离子动员矿物质和产生溶酶体酶来消化有机基质，从而吸收骨骼。它们的质膜有很深的折叠（皱折缘），用来与骨表面接触，形成了一个破骨细胞骨吸收室。

（2）逆转、形成与休眠：吸收结束后，被单核细胞将一层黏合层放置在吸收腔内。在那里，间质衬细胞被分化为成骨细胞，成骨细胞合成包括Ⅰ型胶原的有机基质，并参与新合成基质的矿化过程，从而形成骨骼。再造后接着是休眠期，估计每年有10%～30%的骨骼要再造。

### 3.骨代谢的调节

骨的生长和再造被钙、磷和镁的代谢所影响和调节,许多激素参与调节,其中主要是 PTH 和 $1,25(OH)_2D$。此外,在骨的形成和吸收调节中还有大量其他的激素或因子参与,包括甲状腺激素、雌激素、雄激素、皮质醇、胰岛素、生长激素、胰岛素样生长因子 Ⅰ(IGF-Ⅰ)和 IGF-Ⅱ、转化生长因子 β(TGF-β、血小板衍生生长因子(PDGF),还有大量的细胞因子包括白细胞介素(IL)IL-1、IL-4、IL-6 和 IL-11,巨噬细胞和粒细胞/巨噬细胞集落刺激因子(GMCSF),以及肿瘤坏死因子(TNFα)参与骨代谢调节。

## (二)骨代谢标志物

骨吸收和骨形成标志物的许多检测方法已开展,骨吸收标志物由破骨细胞在骨吸收期间产生,骨形成标志物由成骨细胞在骨形成期间产生(表 5-3-1)。骨吸收标志物在尿中测定,而骨形成标志物在血清中测定。

表 5-3-1　骨代谢标志物

| 骨吸收标志物 | 骨形成标志物 |
| --- | --- |
| 脱氧吡啶酚和(或)吡啶酚 | 骨钙素 |
| N-端肽　C-端肽 | 骨性碱性磷酸酶 |
| 羟脯氨酸 | 胶原前肽 |
| 半乳糖羟赖氨酸 | |
| 耐酒石酸酸性磷酸酶 | |

### 1.骨吸收标志物

骨吸收标志物中吡啶酚(PYD)、脱氧吡啶酚和Ⅰ型胶原的 N-和 C-端肽最常应用。尿羟脯氨酸、半乳糖羟赖氨酸和血清耐酒石酸酸性磷酸酶较少测定。

(1)胶原交联:Ⅰ型胶原,由 2 个相同的 $α_1$(Ⅰ)链和 1 个 $α_2$(Ⅰ)链组成的三股螺旋,为前胶原。前胶原含 N-和 C-端两个延伸,分泌后,被酶去掉 N-和 C-端肽后改建成胶原。

Ⅰ型胶原分子聚集成为未成熟的具有有限弹力强度的原纤维,然后分子内和分子间共价键或交联形成,发育成熟。一种赖氨酸氧化酶,使侧链脱氨,特别是赖氨酸或羟赖氨酸产生有活性的醛。3 个氨基酸侧链反应形成 1 个三价氨基酸包围的 3-羟基吡啶环。2 种不可还原的交联为:①由 2 个羟赖氨酸和 1 个赖氨酸侧链反应形成的脱氧吡啶酚;②由 3 个羟赖氨酸链反应形成吡啶酚。

吡啶酚形成的四分子交联位点已经定位,2 个 N-端肽位点被连接到螺旋位的 930 氨基酸上形成 N-端肽,或 2 个 C-端肽被连接在螺旋位 87 氨基酸上形成 C-端肽。

吡啶酚和脱氧吡啶酚已经用于骨吸收的评价。脱氧吡啶酚在骨、牙质、韧带、大动脉中发现,而吡啶酚分布更广,软骨中含量高。因为骨骼系统量大,骨是吡啶酚和脱氧吡啶酚的主要来源。脱氧吡啶酚是一个敏感和特异的骨吸收标志物,原因在于:它是胶原纤维的交联物,为其结构成分,仅能由成熟骨基质降价产生;从尿排泄前不会被代谢;骨是脱氧吡啶酚的主要来源;它不会从饮食中吸收。

(2)N-端肽和 C-端肽:工型胶原交联区的 N-和 C-端肽也是一种骨吸收的标志物,与吡啶酚和脱氧吡啶酚一样具有较好特异性,不受饮食等干扰。

骨吸收标志物在骨质疏松骨再造的评价中比骨形成标志物更敏感。而且,大多数的治疗是抗骨吸收,骨吸收标志物对这些治疗能更快的响应,骨吸收标志物已受到高度重视。

(3)骨吸收的其他标志物:骨吸收的其他标志物包括尿羟脯氨酸、半乳糖羟赖氨酸和血清中的耐酒石酸酸性磷酸酶。羟脯氨酸和半乳糖羟赖氨酸是在胶原处理加工期间产生。羟脯氨酸不是1个灵敏和特异的骨吸收标志物,原因在于:胶原分布很广,包括皮肤和肌肉;羟脯氨酸可从食物中吸收,受饮食干扰;多数羟脯氨酸在排泄前被代谢;它在骨形成期间也产生。

**2.骨形成标志物**

骨形成标志物包括骨性碱性磷酸酶、骨钙素和前胶原肽,其中骨性碱性磷酸酶和骨钙素是最常测定的标志物。

(1)骨性碱性磷酸酶:碱性磷酸酶在许多组织可以找到,包括骨骼、肝、肠道、肾和胎盘。4种不同的基因码产生组织非特异性同工酶,包括肠、胎盘和生殖细胞碱性磷酸酶。来自肝、骨骼和肾的同工酶是相同基因产生的组织非特异性同工酶。成骨细胞是碱性磷酸酶的来源地之一。

骨性碱性磷酸酶在代谢性骨病骨形成增加时升高,其测定优于骨钙素,因为它有相对长的半衰期(1~2天),不受昼夜变化的影响。骨性碱性磷酸酶是测定血清,不需要特殊的处理。其生物学变异和总分析变异,都低于其他标志物。

(2)骨钙素:骨钙素或骨谷氨酰基蛋白(BGP)是由49个氨基酸组成的小蛋白,分子量为5669D。是人骨中主要的和最具特性的非胶原蛋白。

骨钙素是 $1,25(OH)_2D$ 刺激成骨细胞合成的。但骨钙素,特别是骨钙素片段,可能在骨吸收期间被释放。骨钙素的生理作用不清楚。能迅速地被肾清除,半衰期约5分钟。

(3)胶原前肽:胶原前肽在胶原成熟期间从Ⅰ型胶原上断下来的,它也作为骨形成标志物。免疫方法已用于C-端和N-端前肽的测定,由于Ⅰ型胶原分布很广,这些胶原前肽不是灵敏和特异的标志物。

### (三)代谢性骨病

代谢性骨疾病在骨吸收和骨形成之间的平衡紊乱而引起,骨质疏松是最常见的代谢性骨疾病。

**1.骨质疏松症**

骨质疏松症是最常见的代谢性骨病,也是引起骨折的主要原因。原发性骨质疏松可分为绝经后骨质疏松(绝经后妇女骨发生迅速丢失)和老年性骨质疏松,缓慢的与年龄相关的丢失在男人和女人均可发生。衰老是一个主要危险因子,因为在35~40岁以后每年丢失大约1%的骨量。性激素的减少,如绝经期后的近10年,每年加速丢失到2%。其他危险因子包括有明确家族史、酗酒、吸烟和慢性疾病。骨质疏松最普遍的临床表现是脊柱体的压缩性骨折或髋骨、前臂骨骨折。

**2.骨质软化症**

骨质软化症通常是由于维生素D缺乏或磷酸盐缺乏所致,发生于儿童骨骼生长发育期则称佝偻病。最常见病因如下。

(1)低磷血症佝偻病或维生素 D 免疫性佝偻病,是一种 X 连锁显性基因遗传性疾病,以肾过度排泄磷酸盐为特征。

(2)某些抗癫痫药因改变了肝维生素 D 的代谢而致骨质软化症。

(3)可与磷酸盐结合的抗酸药也可引起骨质软化症。

临床表现包括肌无力和肌张力减退。在儿童,身材矮小症和骨端弓形突出(佝偻病);在成年人,最常见骨痛,可能发生应力性骨折。

骨质软化症因骨再造增加,其主要生化特征是高血清碱性磷酸酶活性。维生素 D 缺乏可引起低钙血症,因而刺激 PTH 分泌增加,PTH 增加又引起低磷血症。维生素 D 可用血清 25(OH)D 浓度测定来评估,而肾性磷酸盐缺乏最好用肾磷酸盐阈值检测来估计。

3.Paget's 病

Paget's 病是以破骨细胞吸收为特征的局部性疾病,吸收后以混乱结构的组织所替代。可累及一个或多个骨,症状根据受累骨位置而定,颅骨、股骨和椎骨是最常见的受累部位。疾病的诊断主要依靠 X 线或血清碱性磷酸酶来评价。骨痛发生在受累骨,如病情发展,相关骨可能发生变形,变形骨的并发症包括关节炎综合征、神经压迫和耳聋,有罕见病例可发展为骨肉瘤。

实验室发现血清碱性磷酸酶升高(可高出 10 倍),骨的重建增加也可发现高水平的尿胶原交联。X 线的特征可确诊。

4.肾性骨营养不良

肾性骨营养不良由不同的骨骼异常所组成的一组病症。

(1)肾衰竭常引起高磷血症和低血清 1,25(OH)$_2$D,和继发低钙血症。这些情况诱发甲状旁腺功能亢进,随后引起纤维性骨炎。

(2)因肾合成 1,25(OH)$_2$D 减少,也可并发骨质软化症。

(3)金属铝沉积在骨也会导致骨质软化症。

(4)其他包括发育不全的骨疾病和淀粉样蛋白沉积。

肾衰竭的生化特征包括血清尿素、肌酐、胱抑素 C 升高,钙降低,PTH 升高,以及 1,25(OH)$_2$D 降低。由于镁是由肾清除,往往可观察到血清镁轻度增高。

## 四、骨代谢异常的生物化学检测指标

### (一)血清钙、磷、镁检测

1.钙测定

(1)血清总钙(TCa$^{2+}$)测定:血清总钙的测定方法有滴定法(氧化还原滴定法、络合滴定法)、比色法(最常用的是邻甲酚酞络合酮法、甲基麝香草酚蓝法、偶氮胂Ⅲ法等)、火焰光度法、原子吸收分光光度法、同位素稀释质谱法等。IFCC 推荐钙测定的决定性方法为同位素稀释质谱法,参考方法为原子吸收分光光度法。WHO 和我国卫生部临床检验中心推荐的常规方法为邻甲酚酞络合酮法。

①检测方法

a.邻甲酚酞络合酮法(O-CPC)法:邻甲酚酞络合酮是金属复合染料,与钙在 pH 约 12 的碱性溶液中形成紫红色螯合物,在 $570\sim580nm$ 处测定吸光度可以定量钙浓度。用 8-羟基喹啉消除 $Mg^{2+}$ 的干扰。加入氰化钾可稳定反应以及避免其他重金属的干扰。钙与 O-CPC 按 $1:1$ 和 $2:1$ 结合,$1:1$ 复合物在低浓度时占优势,校正曲线在低浓度时是非线性范围的。因此,O-CPC 法推荐用多点校正。反应对温度很敏感,应严格控制反应温度。

b.原子吸收分光光度法:血清用浓盐酸溶液稀释,送入乙炔火焰,基态钙原子吸收来自空心阴极灯的 $422.7mn$ 光,用检测器测定这种吸收,吸光值与火焰里的钙浓度成比例,根据吸光值可以求出样品中待测元素的含量。

②参考区间。成人:$2.03\sim2.54mmol/L$;儿童:$2.25\sim2.67mmol/L$。

③临床意义:血清钙升高见于原发性甲状旁腺功能亢进、结节病引起肠道钙的过量吸收、维生素 D 过多症、多发性骨髓瘤、恶性肿瘤骨转移等。血清钙降低见于成人佝偻病、骨软化症、软骨病、甲状旁腺功能减退或不全、维生素 D 缺乏症、肝硬化、肾病综合征等,血浆白蛋白降低可导致血总钙量降低,但游离钙正常。反之,血浆蛋白增高时血总钙量也增高,可见于多发性骨髓瘤、结节病等引起球蛋白增高者。

④方法评价:O-CPC 法简便、快速、稳定,同时适用于手工和自动化分析仪。但反应体系受 pH 影响较大。精密度:批内 CV 为 $1.08\%\sim2.13\%$,批间 CV 为 $3.05\%\sim4.12\%$,线性范围为 $1.25\sim3.75mmol/L$,回收率为 $98\%\sim102\%$。原子吸收分光光度法精密度高,但仪器设备成本较高。

(2)离子钙测定:血清离子钙($Ca^{2+}$,即游离钙)的测定方法目前主要有生物学法、透析法、超滤法、金属指示剂法、离子选择性电极法(ISE)。参考方法是离子选择电极法。

①检测方法:离子选择电极法的原理是钙离子选择电极膜与钙离子结合,如果钙离子在膜内外两面分布不匀,将产生一个跨膜电位,因为电极内溶液离子钙浓度是恒定的,所以膜电位的变化与样品中离子钙浓度成正比。

②参考区间:健康成年人血清离子钙浓度为 $1.10\sim1.34mmol/L$,新生儿为 $1.07\sim1.27mmol/L$。

③临床意义:见血清总钙的测定。

④方法评价:此方法简便、快速、重复性好,正确度和敏感性高。线性范围为 $0\sim3.95mmol/L$,精密度:批内 CV 为 $1.08\%\sim2.00\%$,批间 CV 为 $3.05\%\sim5.00\%$,干扰试验血红蛋白 $<10g/L$,胆红素 $<300mg/L$,维生素 C $<5g/L$ 不受影响。

2.血清磷测定

所用方法有磷钼酸还原法、非还原法、染料结合法、紫外分光光度法、黄嘌呤氧化酶法、CV-多元络合超微量测定法、同位素稀释质谱法、原子吸收分光光度法等。决定性方法是同位素稀释质谱法。目前我国卫生部临床检验中心推荐的常规方法是以硫酸亚铁或米吐尔(对甲氨基酚硫酸盐)作还原剂的还原钼蓝法。

(1)检测方法

①磷钼酸还原法:无机磷在酸性环境中与钼酸铵作用生成磷钼酸复合物,米吐尔将该复合

物还原生成钼蓝,在 650nm 波长处有最大吸收,其吸光度与溶液中磷的浓度成正比,与同样处理的标准比较可得出标本中磷的含量。

②黄嘌呤氧化酶法:血清无机磷与次黄嘌呤核苷在嘌呤核苷磷酸化酶(PNP)的催化下,生成次黄嘌呤和核糖-1-磷酸,黄嘌呤氧化酶氧化次黄嘌呤生成尿酸和过氧化氢,过氧化氢与4-氨基安替比林和 2,4,6-三溴-3-羟基苯甲酸在过氧化物酶的作用下,生成红色产物,在 505nm 波长处有最大吸收。

(2)参考区间

①磷钼酸还原法:成人为 0.96～1.62mmol/L,儿童为 1.45～2.10mmol/L,脑脊液为 0.29～0.65mmol/L。

②黄嘌呤氧化酶法:成人为(1.21±0.24)mmol/L。

(3)临床意义:血清无机磷升高见于甲状旁腺功能减退、过量维生素 D 治疗、过量紫外线照射、多发性骨髓瘤及某些骨病、骨折愈合期、巨人症、肢端肥大症等。血清无机磷降低见于甲状旁腺功能亢进、骨软化症、胰岛素过多症、佝偻病等。

(4)方法评价

①磷钼酸还原法:简便、快速,不需除蛋白,采血后应尽快分离血清并不得溶血,以免因红细胞内磷酸酯释出被水解而使无机磷升高。检测高限可达 3.88mmol/L,精密度:批内 CV 为 1.27%～3.71%,批间 CV 为 4.67%,回收率为 97.5%～99.7%。缺点是米吐尔试剂不稳定,不宜久置。

②黄嘌呤氧化酶法:显色稳定,线性范围宽,干扰因素少,可用于自动生化分析系统。线性范围为0.25～5.0mmol/L,精密度:批内 CV 为 1.17%,批间 CV 为 2.79%,平均回收率为 103.4%。但所用试剂较昂贵。

3.镁测定

血清镁测定方法概括起来有比色法、荧光法、离子层析法、离子选择电极法、酶法、原子吸收分光光度法、同位素稀释质谱法等。其中决定性方法是同位素稀释质谱法,参考方法是原子吸收分光光度法。我国卫生部临床检验中心推荐甲基麝香草酚蓝(MTB)比色法、钙镁试剂法作为常规方法。

(1)检测方法

①甲基麝香草酚蓝比色法:血清中镁在碱性溶液中与甲基百里酚染料结合形成蓝紫色化合物,加入乙二醇双-四乙酸(EGTA)可掩盖钙离子的干扰。根据颜色深浅比色定量。EGTA 为一种金属络合剂,在碱性条件下能络合钙而不络合镁。

②原子吸收分光光度法:用酸性氯化镧作稀释剂将血清稀释 50 倍,直接用原子吸收分光光度计检测 285.2nm 波长处的吸光度,并与相同方法测定的标准曲线比较,求出待测血镁浓度。

(2)参考区间

①甲基麝香草酚蓝比色法:成人 0.67～1.04mmol/L。

②原子吸收分光光度法:成人 0.6～1.1mmol/L,儿童 0.5～0.9mmol/L。

(3)临床意义:血清镁增高见于肾脏疾病,如慢性肾炎少尿期、尿毒症、急性或慢性肾功能衰竭等;内分泌疾病,如甲状腺功能减退症(黏液性水肿),甲状旁腺功能减退症,AddIson病,未治疗的糖尿病昏迷。血清镁减低见于消化道丢失,如长期禁食、吸收不良、慢性腹泻、严重呕吐等;尿路丢失,如慢性肾炎多尿期或利尿后、肝硬化腹水利尿后;内分泌疾病,如甲状腺功能亢进症、甲状旁腺功能亢进症、原发性醛固酮增多症以及长期使用皮质激素治疗后,均使尿镁排泄增加。

(4)方法评价

①甲基麝香草酚蓝比色法:应用最广泛,操作简便,费用低,可用于自动生化分析系统。但存在试剂空白吸光度高、胆红素和其他阳离子的干扰、试剂稳定性差及试剂中含有腐蚀性或毒性成分等缺点。采血后应尽快分离,避免溶血。当血清钙浓度达 4.69mmol/L 时,镁的测定值增高 2.7%;血红蛋白在 3.3g/L 以上时有很大的干扰,线性范围为 0~5mmol/L,精密度:批内 CV 为 2.43%,批间 CV 为 4.12%,平均回收率为 98.9%。

②原子吸收分光光度法:比较准确可靠,可用作镁的参考方法。回收率为 98.3%~100.7%,总精密度 CV 为 1.1%,分析灵敏度为 0.038mmol/L。

### (二)骨代谢相关激素检测

1.甲状旁腺激素测定

PTH 在血液中的存在形式为完整 PTH、PTH-C 端、PTH-中段(PTH-M)和 PTH-N 端,目前应用最广的是测定 C 端、中段和完整 PTH。由于血清 PTH 片段组成不均一,采用哪种方法,需要根据不同疾病状态以及 PTH 片段的性质、分布和水平而定。目前 PTH 测定方法主要有放射免疫法(RIA 法,基于竞争性结合反应原理)、免疫放射分析法(IRMA 法,基于非竞争性结合反应原理)、酶联免疫法(ELISA 法)、化学发光免疫分析(CLIA)法等,国外应用最普遍的是 IRMA 法和 CLIA 法测定完整的 PTH 分子。国内应用最普遍的是 RIA 法和 CLIA 法。化学发光免疫分析法是新近发展起来的方法,具有快速、灵敏、无同位素污染的优点。

(1)检测方法

①放射免疫法:采用竞争性放射免疫法,[125]I 标记 PTH-M 和 PTH-C 与患者样本中的 PTH-M 和 PTH-C 竞争抗体结合位点。当反应达到动态平衡后进行结合物与游离物分离,测定结合部分的放射活度,最后从标准曲线中查得样本中的 PTH-M 和 PTH-C 的浓度。

②化学发光免疫分析法:是将发光物质(或触发产生发光的物质)直接标记在 PTH 抗体上,与标本中的 PTH 进行免疫结合反应,经过孵育后形成抗原-抗体复合物,经洗涤分离复合物与游离物,复合物在激发发光剂的作用下分解发光,测定复合物发光的强度,得到 PTH 的浓度。

(2)参考区间

①放射免疫法:成人 PTH-M 为 50~330ng/L,PTH-C 为(286±93)ng/L,PTH-N 为 8~24ng/L。实验室应建立自己的正常参考区间。

②化学发光免疫分析法:成人为 15~65ng/L(1.6~6.9pmol/L)。

(3)临床意义:PTH 增高见于原发性和继发性甲状旁腺功能亢进、甲状旁腺瘤、佝偻病、骨软化症、骨质疏松症等。PTH 降低见于甲状旁腺功能减退、先天性甲状旁腺和胸腺发育不全等。

（4）方法评价

①放射免疫法：方法简便，核素有污染，分析灵敏度为 $10\sim12ng/L$，精密度：批内 $CV<6\%$，批间 $CV<11.7\%$，回收率为 $97\%\sim104\%$，平均回收率为 $96.5\%$。线性范围为 $7.4\sim973ng/L$。

②化学发光免疫分析法：灵敏度高，稳定性好，方便、简单、快速，无放射性，无毒性。溶血血红蛋白 $1.5g/L$ 有干扰。该法分析灵敏度为 $1.20ng/L(0.127pmol/L)$，精密度：批内 $CV$ 为 $1.1\sim2.8\%$，批间 $CV$ 为 $1.8\sim3.4\%$，线性范围为 $1.20\sim5000ng/L$ 或 $0.127\sim530pmol/L$。

2.活性维生素 D 测定

维生素 D 在体内的活性形式有 $25\text{-}(OH)D_3$、$1,25\text{-}(OH)_2D_3$、$24,25\text{-}(OH)_2D_3$ 等。其中 $25\text{-}(OH)D_3$ 为主要形式，浓度比 $1,25\text{-}(OH)_2D_3$ 高 $500\sim1000$ 倍，并且半衰期最长（$15\sim45$ 天），是反映皮肤合成和食物摄取维生素 D 营养状态的理想指标，是指导维生素 D 用量的最适指标。

目前 $25\text{-}(OH)D_3$ 或 $1,25\text{-}(OH)_2D_3$ 的测定还没有合适的参考方法，主要有放射竞争性蛋白结合法（CPB）、高效液相色谱法（HPLC）、放射免疫法、放射受体法（RRA）。目前以放射受体法和放射免疫法最为普遍。

（1）$25\text{-}(OH)D_3$ 的测定

①检测方法

a.放射免疫法：采用佝偻病大鼠血清中维生素 D 结合蛋白作为特异性的结合剂。血清经有机溶剂提取和纯化，样品中的 $25\text{-}(OH)D_3$ 和 $^3H$ 或 $^{125}I$ 标记物共同竞争性地与结合蛋白结合，反应平衡后加炭末分离游离型和结合型标记物，在液体闪烁测量仪上测放射性。从标准曲线上查出血清中 $25\text{-}(OH)D_3$ 浓度。

b.酶联免疫法：应用双抗体夹心法测定标本中人 $25\text{-}(OH)D_3$ 水平。

②参考区间

a.放射免疫法：成人：$11\sim70\mu g/L(1\mu g/L=2.5nmol/L)$。

b.酶联免疫法：成人：$47.7\sim144nmol/L(n=36)$。

③临床意义：$25\text{-}(OH)D_3$ 升高见于维生素 D 中毒症（$>100ng/mL$）。$25\text{-}(OH)D_3$ 降低见于维生素 D 缺乏性佝偻病、骨软化症、手足搐搦症、肾脏疾病、乳儿肝炎、骨肿瘤患者等。血清 $25\text{-}(OH)D_3$ 有随季节变化的特点，夏秋季高于冬春季；有随年龄增高而后下降的趋势。

④方法评价

a.放射免疫法：该方法简便，结合蛋白较稳定。测定前需要对 $25\text{-}(OH)D_3$ 进行提取纯化。线性范围为 $0\sim100\mu g/L$，分析灵敏度为 $3\mu g/L$，精密度：批内 $CV$ 为 $6.1\%\sim7.9\%$，批间 $CV$ 为 $7.1\%\sim8.2\%$，回收率为 $97.8\%\sim114\%$。

b.酶联免疫法：分析灵敏度为 $5nmol/L$，精密度：批内 $CV$ 为 $6.7\%$，批间 $CV$ 为 $8.7\%$，回收率为 $101\%$，检测范围为 $7\sim400nmol/L$。干扰试验，血红蛋白小于 $147g/L$，胆红素小于 $513\mu mol/L$ 不产生干扰。

（2）$1,25\text{-}(OH)_2D_3$ 的测定

①检测方法：酶联免疫法，采用人类血清或血浆中的 $1,25\text{-}(OH)_2D_3$ 阳离子从高度特异固

相单克隆抗-1,25-$(OH)_2D_3$的电势交叉反应孵育中萃取,然后用酶联免疫分析方法进行定量。

②参考区间:成人39～193pmol/L。

③临床意义:1,25-$(OH)_2D_3$升高:妊娠期、原发性甲状旁腺功能亢进 VDDRⅡ型及高钙血症性类肉瘤;1,25-$(OH)_2D_3$降低见于尿毒症、骨质疏松症、甲状旁腺功能减退、维生素 D 缺乏性佝偻病及 VODRⅠ型等。测定 1,25-$(OH)_2D_3$ 的重要价值在于鉴别诊断。在正常的内环境稳定机制失调时导致 1,25-$(OH)_2D_3$ 生成过量或生成不足,会引起高钙血症或低钙血症。甲状旁腺功能减退和假性甲状旁腺功能减退、甲状旁腺功能损害或衰竭都与 1,25-$(OH)_2D_3$ 减少及低钙血症有关。而在原发性甲状旁腺功能亢进时甲状旁腺素分泌过剩,使 1,25-$(OH)_2D_3$ 生成增加,并引起高钙血症。

④方法评价:该法分析灵敏度为 6pmol/L,精密度:批内 CV 为 10.5%,批间 CV 为17.1%,回收率为 96%,线性范围为 6～333pmol/L。

3.降钙素测定

降钙素在血中的含量甚微,到目前为止,降钙素的测定方法主要是放射免疫测定法。

(1)检测方法:放射免疫测定法是利用液相竞争抑制原理。先将待测样品或标准与限量的抗血清加在一起反应一段时间后,再加入$^{125}$I标记的降钙素抗原进行竞争性结合反应,反应完全后,加入免疫分离剂,分离出抗原-抗体复合物,测定复合物的放射性(B),计算各标准管的结合率。作出标准曲线,查出样品浓度。

(2)参考区间:成人(95.9±26.0)ng/L。

(3)临床意义:升高见于孕妇、儿童、甲状旁腺功能亢进、血胃泌素过多、肾功能衰竭、慢性炎症、泌尿系统感染、急性肺损伤、甲状腺降钙素分泌细胞癌、白血病、骨髓增殖症、肺癌、食管癌、乳腺癌。降低见于甲状腺先天发育不全、甲状腺全切患者、妇女停经以后、低血钙、老年性骨质疏松等。

(4)方法评价:本方法灵敏度高,是目前临床上最常用的测定方法,准确且能较快速地分析大量的样品。灵敏度为 30ng/L,线性范围为 30～2400ng/L,批内 CV＜7.0%,批间CV＜15%。

### (三)骨转换相关标志物检测

反映骨形成的生化指标有总碱性磷酸酶、骨源性碱性磷酸酶、骨钙素和Ⅰ型前胶原羧基端/氨基端前肽(PICP/PINP)等。

1.骨形成标志物的检测

(1)骨钙素(BGP)测定:测定 BGP 的方法主要为免疫标记法,如放射免疫法、双位免疫放射法、酶联免疫法、亲和素、生物素酶免疫测定法(BAEIA)、化学发光免疫分析法、免疫荧光分析法等。目前应用最多的是放射免疫法和化学发光免疫分析法。

①检测方法

a.放射免疫法:用碘,251 标记骨钙素和未标记的骨钙素对限量的特异性抗体竞争结合反应。具体同降钙素放射免疫法原理。

b.化学发光免疫分析法:采用双抗体夹心法原理,将标本、生物素化的抗 N-MID 骨钙素单克隆抗体和发光物质标记的抗 N-MID 骨钙素单克隆抗体混匀,形成夹心复合物。加入链霉素亲和素包被的微粒,使形成的复合物结合到微粒上。经过孵育后形成抗原-抗体复合物,经洗涤分离复合物与游离物,复合物在激发发光剂的作用下分解发光,测定复合物的发光强度,得到 BGP 的浓度。

②参考区间。放射免疫法:成人$(4.75\pm1.33)\mu g/L$。化学发光免疫分析法:成年男性:$14.0\sim70\mu g/L$;绝经前妇女:$11.0\sim43\mu g/L$;绝经后妇女:$15.0\sim46\mu g/L$。每个实验室均应制订自己的正常参考值。

③临床意义:骨钙素升高见于儿童生长期、肾性骨营养不良、畸形性骨炎、甲状旁腺功能亢进、甲状腺功能亢进、骨折、骨转移癌、低磷血症、肾功能不全等。老年性骨质疏松症可有轻度升高。高转换率的骨质疏松患者,绝经后骨质疏松 BGP 升高明显,雌激素治疗 $2\sim8$ 周后 BGP 下降 $50\%$ 以上。骨钙素降低见于甲状旁腺功能减退、甲状腺功能减退、肝病、长期应用肾上腺皮质激素治疗等。

④方法评价

a.放射免疫法:分析灵敏度小于 $1\mu g/L$,线性范围为 $1\sim16\mu g/L$,其不足之处在于不能鉴别所测定的降钙素是否具有生物学活性。该方法精密度:批内 CV 为 $2.6\%\sim4.7\%$,批间 CV 为 $5.7\%\sim7.4\%$,回收率为$(96.8\pm5.5)\%$。$^{125}$I 物理半衰期为 60 天。

b.化学发光免疫分析法:受溶血干扰,血细胞含有的蛋白酶可分解骨钙素,不受黄疸(胆红素$<112\mu mol/L$)干扰。线性范围为 $0.50\sim300\mu g/L$,分析灵敏度为 $0.50\mu g/L$,本法精密度:批内 CV 为 $1.2\%\sim4.0\%$,批间 CV 为 $1.7\%\sim6.5\%$。

(2)骨性碱性磷酸酶(B-ALP)测定:测定 B-ALP 的主要设计原理是采用物理、化学或生物学方法先识别或分离出 B-ALP,再测定其碱性磷酸酶的活性。热失活法、化学抑制法、电泳法、等电聚焦法、麦胚凝集素法(WGA)以及高效液相色谱法(HPLC)都可用于检测 B-ALP。近来建立了对 B-ALP 特异性很强的单克隆抗体的免疫分析法,具有高度的特异性和敏感性,而且操作简便,是目前鉴别和定量分析 B-ALP 的最佳方法。

①检测方法

a.免疫活性测定法:将抗-B-ALP 包被在固相载体上,加入被检标本,抗原 ALP 与抗体特异性结合,洗涤其他 ALP 同工酶,与抗体结合的 B-ALP 催化对硝基酚磷酸二钠,用酶标仪 405nm 比色检测对硝基酚的生成量,查标准曲线得 B-ALP 的活性。

b.酶联免疫法:血清中的 B-ALP 与结合物(含有生物素标记的特异性骨性碱性磷酸酶单克隆抗体)结合,此结合物同时又与包被在孔壁上的链霉素亲和素反应,形成链霉素亲和素-生物素标记的特异性骨性碱性磷酸酶单克隆抗体-B-ALP 复合物。经洗涤除去未能形成复合物的其他物质,再加入酶作用的底物。底物的消耗量与 B-ALP 的含量成正比,通过与同样处理的标准品进行比较即可求出血清中 B-ALP 的含量。

②参考区间

a.免疫活性测定法:成年男性为$(24.9\pm7.0)$U/L;成年女性为$(19.7\pm5.6)$U/L。

b.酶联免疫法:成年男性为$(12.3\pm4.3)\mu g/L$,绝经前妇女为$(8.7\pm2.9)\mu g/L$,绝经后妇女为$(13.2\pm4.7)\mu g/L$,各实验室应建立起自己的参考区间。

③临床意义:碱性磷酸酶活性降低极少见,多数均为骨性碱性磷酸酶增高。血清碱性磷酸酶和骨性碱性磷酸酶增高见于甲状腺功能亢进、甲状旁腺功能亢进、骨转移癌、佝偻病、软骨病、骨折、畸形性骨炎、氟骨症、高骨转换型的骨质疏松患者[如绝经后的骨质疏松症(老年骨质疏松症形成缓慢,ALP 变化不显著)]。发生肝胆疾病时,血清总碱性磷酸酶升高,骨性碱性磷酸酶正常。绝经期后碱性磷酸酶增高,但不超过正常值的 1 倍。骨性碱性磷酸酶也可用于骨转移癌患者的病程和治疗效果的监测。

④方法评价:免疫分析法具有较好的灵敏度、重复性,易于在临床实验室推广,是目前定量分析 B-ALP 最常用的方法。但目前免疫法存在的主要不足是抗 B-ALP 抗体特异性不高,与肝性 ALP 存在 5%~20% 的交叉反应。本法精密度:批内 CV 为 3.9%~9.5%,批间 CV 为 4.4%~10.0%。检测灵敏度 $<1.0\mu g/L$。线性范围为 $7\sim90\mu g/L$。

(3)Ⅰ型前胶原羧基端前肽和Ⅰ型前胶原氨基端前肽的测定:目前 PINP 和 PICP 测定方法主要采用放射免疫法、酶联免疫法和化学发光法。血清中的 PINP 以高分子量和低分子量两种形式存在,制备抗 PINPα₁链的抗体建立的免疫标记法是测定 PrNP 的主要方法。

①检测方法

a.RIA 法:目前市售的放射免疫试剂盒,均是针对 PINPai 链的特异抗体,只能检测 PINP 的高分子量型。基本原理同骨钙素放射免疫法测定。

b.化学发光免疫分析法:同骨钙素测定。

②参考区间

a.放射免疫法:男性为 $38\sim202\mu g/L$;女性为 $50\sim170\mu g/L$。

b.化学发光法:成人男性为 $20\sim40\mu g/L$;绝经前女性为 $20\sim40\mu g/L$;绝经后女性为 $20\sim70\mu g/L$。

③临床意义,PINP 增高见于:a.儿童发育期,正常儿童血清 PINP 含量平均为正常成人的 2 倍;b.妊娠最后 3 个月;c.骨肿瘤和肿瘤的骨转移,特别是前列腺癌骨转移、乳腺癌骨转移;d.其他:畸形性骨炎、酒精性肝炎、肺纤维化等。PINP 降低见于绝经期后骨质疏松患者经雌激素治疗 6 个月后 PINP 可降低 30%(雌激素对骨代谢的影响可通过测定 PINP 的浓度进行评价,但其降低的机制尚不清楚)。

④方法评价

a.放射免疫法:精密度:批内 CV 为 3.1%,批间 CV 为 3.9%,平均回收率为 106.1%,最低检测限为 $2\mu g/L$。

b.化学发光法:检测结果不受黄疸(胆红素 $<1112\mu mol/L$)、溶血(血红蛋白 $<1.1mmol/L$)、脂血(甘油三酯 $<17mol/L$)的影响。回收率在 $(100\pm10)\%$ 之内。分析灵敏度 $<5\mu g/L$,精密度:批内 CV 为 1.8%~2.2%,批间 CV 为 2.3%~3.7%,检测线性范围为 $5\sim1200\mu g/L$。

2.骨吸收标志物测定

反映骨吸收的生化指标主要有血抗酒石酸酸性磷酸酶、尿羟脯氨酸、尿羟赖氨酸糖苷、尿中胶原吡啶交联、Ⅰ型胶原羧基端/氨基末端肽等。

(1)吡啶酚和脱氧吡啶酚测定:吡啶酚和脱氧吡啶酚的测定方法有纸层析法、高效液相色谱法、酶联免疫法和放射免疫法。

①检测方法。酶联免疫法:用纯化的多克隆抗体包被微孔板,制成固相载体,加入标本、HRP 标记的亲和素,经过彻底洗涤后用底物 TMB 显色。用酶标仪在 450nm 波长处测定吸光度,计算样品浓度。采用测定尿中游离吡啶交联(Pyr/D-Pyr),同时测定尿中肌酐,求两者的比值。

②参考区间。Pyr/Cr:男性 13.6~25.8nmol/mmol;女性(绝经前)16.3~31.9nmol/mmol。D-Pyr/Cr:男性 22.0~38.5nmol/mmol;女性 3.0~7.4nmol/mmol。

③临床意义:吡啶酚水平评价已用于骨质疏松、Paget 病、其他代谢性骨病、原发性甲状旁腺功能亢进和甲状腺功能亢进,以及其他伴有骨吸收增加的疾病的诊断或病情评价。绝经后妇女与绝经前比较,Pyr 和 D-Pyr 通常比其他吸收和形成标志物增高明显,如果绝经后妇女或骨质疏松症用二磷酸盐或雌激素治疗,Pyr 和 D-Pyr 会降低。

④方法评价。Pyr 精密度:批内 CV 为 4.4%~7%,批间 CV 为 4.6%~10.8%,回收率为 94.8%~99.6%。D-Pyr 时,精密度:批内 CV 为 4.4%~7%,批间 CV 为 4.6%~10.8%,回收率为 96%~100%。

(2)Ⅰ型胶原 C 端肽和 N 端肽测定:Ⅰ型胶原 C 端肽和 N 端肽测定方法有纸层析法、高效液相色谱法、酶联免疫法和放射免疫法。

①CTX

a.检测方法:Ⅰ型胶原 C 端肽(CTX)采用酶联免疫法,用纯化的 CTX 抗体包被微孔板,制成固相载体,向微孔中依次加入标本或标准品、生物素化的 CTX 抗体、HRP 标记的亲和素,经过彻底洗涤后用底物(TMB)显色。通过标准曲线计算样品中人 CTX 的浓度。

b.参考区间:实验室应建立自己的参考区间。

c.临床意义:交联 C 端肽水平的评价可用于骨质疏松、Paget 病、其他代谢性骨病、原发性甲状旁腺功能亢进和甲状腺功能亢进以及其他伴有骨吸收增加性疾病的诊断或病情评价。

d.方法评价。精密度:批内平均 CV 为 4.4%,批间平均 CV 为 5.3%。线性范围为 25~800μg/L。

②尿液中的 NTX

a.检测方法:采用竞争抑制酶联免疫法(ELISA 法),用 Nrx 包被微孔板,标本中的 NTX 和微孔板的 NTX 竞争与 HRP 标记的Ⅰ型胶原 N 端肽(NTX)抗体结合,标本中的 NTX 的含量与微孔板上结合的抗体量成反比,微孔板经过彻底洗涤后加底物 TMB 显色,颜色的深浅和样品中的 NTX 呈负相关。可同时测定尿中肌酐,求两者的比值。

b.参考区间。NTX/Cr:男性为 3.0~63nmol/mmol;女性(绝经前)为 5.0~65nmol/mmol;女性(绝经后)为 6.0~74nmol/mmol。

c.临床意义:同 CTX。

d.方法评价。精密度:批内 CV 为 5%~8%,批间 CV 为 7%~10%。回收率平均为 105%,线性范围为 3.0~500nmol/mmol。

(3)抗酒石酸酸性磷酸酶测定:抗酒石酸酸性磷酸酶(TRAP)测定方法有酶动力学法、电泳法、放射免疫法和酶联免疫法等。

①检测方法

a.酶动力学法:以 L-酒石酸钠作为抑制剂,以 4-硝基苯磷酸盐为底物测定酶活性。

b.酶联免疫法:用纯化的 TRAP 抗体包被微孔板,制成固相载体,向微孔中依次加入标本或标准品和质控品,TRAP 与孔内包被的抗 TRAP 单克隆抗体结合。加入底物 pNPP 温育,颜色的深浅和样品中的 TRAP 呈正相关。用酶标仪在 405nm 处测定吸光度,计算样品浓度。

②参考区间

a.酶动力学法:成人血浆 3.1～5.4U/L。

b.酶联免疫法:男性血清为 22～54U/L,健康绝经前妇女为 22～54U/L,健康老人为55～79U/L。

③临床意义:增高见于原发性甲状旁腺功能亢进、慢性肾功能不全、畸形性骨炎、骨转移癌、卵巢切除术后、高转换率的骨质疏松患者。降低见于骨吸收降低的疾病,如甲状旁腺功能降低。老年性骨质疏松症患者 TRAP 增高不显著。

④方法评价

a.酶动力学法:灵敏度为 0.1U/L,精密度:批内变异 CV<6.5%,批间变异 CV<8%。

b.酶联免疫法:纯化的 TRAP 抗体不能完全识别骨性 TRAP,因此敏感性受影响。结果在参考值范围之内,不能完全排除骨代谢没有异常,因此,所有结果应该结合临床数据和其他诊断指标来解释。检测灵敏度为 0.5～10U/L,精密度:批内 CV 为 6.0%,批间 CV 为 9.2%,回收率为 100.9%,高浓度脂血有可能降低吸光度,干扰检测结果。

(4)尿 HOP:常用的有氯胺 T 化学法、离子交换色谱法和反相高效液相色谱法等。一般采用氯胺 T 化学法。

①检测方法。氯胺 T 化学法:尿中与肽结合的羟脯氨酸,经酸水解后释出。用氯胺 T (N-氯-对甲基苯磺酰胺钠)将羟脯氨酸氧化,使其形成含吡咯环的氧化物。再用过氯酸破坏多余的氯胺 T,终止氧化过程。同时,使氧化物与对二甲氨基苯甲醛反应,生成红色化合物进行比色定量。一般检测空腹晨尿、空腹 2 小时尿 HOP 及与 Cr 的比值、24 小时尿 HOP 等。

②参考区间:清晨第二次空腹尿,尿羟脯氨酸与肌酐的比值(HOP/Cr)的参考区间为 0.06～0.016。24 小时尿 HOP 测定的参考区间为 114～300$\mu$mol/24h。

③临床意义:增加见于各种骨代谢性疾病,如 Paget 病、骨软化症,骨肿瘤等。严重骨折患者尿中也可增加。儿童生长期、甲状旁腺功能亢进、甲状腺功能亢进、骨转移癌、慢性肾功能不全、畸形性骨炎、高转换的骨质疏松症患者、佝偻病和软骨病,绝经后骨质疏松症等 HOP 升高。降低见于甲状腺功能低下、侏儒症等。老年性骨质疏松症 HOP 的变化不显著。

④方法评价:此法不特异,受饮食影响较大,收集 24 小时尿之前,应素食 2～3 天。

# 第六章 免疫学检验

## 第一节 免疫学概述

免疫系统是执行机体免疫功能的组织系统,通过对"自己"和"非己"物质的识别及应答,主要发挥免疫防御、免疫自稳和免疫监视的功能,维持机体内环境的稳定及动态平衡。免疫系统由免疫组织与器官、免疫细胞和免疫分子三部分组成。

### 一、免疫器官

免疫器官是指实现免疫功能的器官或组织。根据其发生的时间顺序和功能差异分为中枢免疫器官和外周免疫器官两部分。

#### (一)中枢免疫器官

亦称为初级免疫器官,是免疫细胞产生、发育、分化、成熟的场所,并对外周免疫器官的发育和全身免疫功能起调控作用,包括胸腺和骨髓。

1.胸腺

T细胞分化成熟的场所。胸腺可以产生细胞因子和胸腺激素,促进T细胞生成表达抗原受体和其他受体(如丝裂原受体、绵羊红细胞受体、细胞因子受体)、组织相容性复合体以及一些簇分化抗原,促进T细胞生长、分化、发育,最终成熟为T细胞亚群,自胸腺输出定位于外周淋巴器官和组织,发挥细胞免疫功能,辅助调节体液免疫,建立与维持自身耐受。

2.骨髓

人和其他哺乳动物胚胎后期以及成年期重要的造血器官,也是各种免疫细胞的发源地。骨髓基质细胞、多种免疫分子(细胞分子和黏附分子)、骨髓微血管系统及末梢神经构成骨髓微环境。多能造血干细胞在骨髓中增殖、分化、发育、成熟为各种血细胞、B淋巴细胞、淋巴样干细胞和淋巴样主细胞,后两种细胞进入胸腺,发育成功能性T细胞。此外,骨髓是再次免疫应答和产生抗体的场所。

#### (二)外周免疫器官

亦称为次级免疫器官,是成熟淋巴细胞定居的场所,免疫应答的主要部位,包括淋巴结、脾脏及黏膜相关淋巴组织等。

1.淋巴结

分为皮质区和髓质区。皮质区浅层为B淋巴细胞区,又称非胸腺依赖区;皮质区深层为副皮质区,为 T 淋巴细胞区。髓质区淋巴索即致密聚集的淋巴细胞,如 B 细胞、浆细胞、T 细胞、巨噬细胞。淋巴结主要功能包括:免疫细胞栖息和增殖的场所,发生初次免疫应答的场所,参与淋巴细胞再循环,监视、清除病原体异物的过滤监控站。

2.脾脏

是人体最大的外周淋巴器官,也是血液循环的滤器,不含输入淋巴管,无淋巴窦,但有大量血窦,富含 B 细胞、T 细胞、巨噬细胞和树突状细胞。侵入血液的病原体等异物在髓索内被巨噬细胞和树突状细胞捕捉、加工、递呈外来抗原信息,刺激 B 细胞、T 细胞活化并产生免疫应答效应,这些 B 细胞、T 细胞又随血液运出脾脏分布全身进行再循环。脾脏亦是血液通路中的滤过器官,血流进入脾脏,脾窦内外巨噬细胞负责清除血液中的外来抗原以及突变和衰老的自身细胞。此外,脾脏还能合成吞噬细胞增强激素、干扰素、补体、细胞因子等免疫效应物质。

3.黏膜相关的淋巴组织

如扁桃体、小肠派氏集合淋巴小结、阑尾等淋巴组织。这些淋巴组织内有 B 细胞、T 细胞、浆细胞、巨噬细胞,对局部侵入的病原体执行固有免疫应答,使 B 细胞分化为浆细胞,产生多种免疫球蛋白,其中主要是 IgA 及分泌型 IgA,执行特异性局部免疫效应。

## 二、免疫细胞

凡参与免疫应答或与免疫应答有关的细胞皆为免疫细胞。依其作用不同分为三类:淋巴细胞、单核/巨噬细胞系统及参与免疫应答的其他细胞,如中性粒细胞、嗜酸性粒细胞、嗜碱性粒细胞、肥大细胞等。

### (一)淋巴细胞

1.T 淋巴细胞

T 淋巴细胞简称 T 细胞,是在胸腺中成熟的淋巴细胞,故称胸腺依赖性淋巴细胞。外周血 T 细胞占淋巴细胞总数的 70%～75%。其主要功能有:抗原识别、细胞免疫和免疫调节。

T 细胞表面标志分为表面受体及表面抗原两类:

(1)表面受体

T 细胞受体(TCR):表达于所有成熟 T 细胞表面,是 T 细胞识别外来抗原并与之结合的特异受体。参与免疫应答的多数 T 细胞表达 TCRαβ,与 CD3 分子以非共价键结合,构成 TCR-CD3 复合物,共同执行对 APC 表面抗原肽-MHC 分子复合物的识别和活化信号传递。

其他受体:如 E 受体、病毒受体、致有丝分裂原受体等,其中淋巴细胞表面的病毒受体,使某些病毒能选择性感染某个 T 细胞亚群引起免疫功能低下或导致疾病。如人类免疫缺陷病毒(HIV)选择性感染 $CD4^+$ T 细胞,使 $CD4^+$ T 细胞减少,细胞免疫功能受损。实验室常用植物凝聚素(PHA)和刀豆蛋白 A(ConA)进行原淋巴细胞转化率的试验以了解细胞免疫功能状态。

(2)表面抗原:簇分化抗原(CD)是有核细胞在分化成熟过程中,不同的发育阶段和不同亚类的淋巴细胞所表达的不同分化抗原,是区别淋巴细胞的重要标志。T 细胞主要的 CD 分子有 CD2、CD3、CD4、CD8 等。CD2 表达于全部人 T 细胞和 NK 细胞表面,可与绵羊红细胞结合,故又称绵羊红细胞受体,据此利用 E 花环试验,可测定外周血 T 细胞总数。CD3 表达于全部 T 细胞表面,是 T 细胞共同的表面标志,是 TCR-CD3 复合物的重要组成部分。CD4/CD8 表达于外周血不同 T 细胞亚群表面,是区别 T 细胞亚群的重要标志,表达 CD4 主要是辅助性 T 细胞,表达 CD8 主要是细胞毒性 T 细胞。此外,T 细胞还表达 CT-LA4(CD152)、CD28、CD40L(CD154)等 CD 抗原。

2.B 淋巴细胞

B 淋巴细胞简称 B 细胞,是由哺乳动物骨髓或鸟类法氏囊中淋巴样前体细胞发育成熟的细胞。成熟 B 细胞主要定居于淋巴结皮质浅层的淋巴小结和脾脏红髓及白髓的淋巴小结内。外周血 B 细胞占淋巴细胞总数的 10%～20%。B 细胞受抗原刺激后,可分化为浆细胞,产生抗体。B 细胞的主要功能有:产生抗体、递呈抗原、分泌细胞因子参与免疫调节。

B 细胞表面标志包括表面受体和表面抗原,参与抗原识别、免疫细胞间以及免疫细胞与免疫分子间的相互作用,也是分离和鉴别 B 细胞的重要依据。

(1)表面受体

B 细胞受体(BCR):即膜免疫球蛋白(mIg),表达于所有成熟 B 细胞和大多数 B 细胞瘤的细胞表面,是 B 细胞最具特异性的表面标志,主要作用是结合特异性抗原。成熟 B 细胞的 mIg 主要为 mIgM 和 mIgD。

细胞因子受体(CKR):多种细胞因子通过与 B 细胞表面相应受体结合参与调节 B 细胞活化、增殖和分化。

补体受体:B 细胞表达补体受体 CR1 和 CR2,与相应配体结合后,可促进 B 细胞活化。CR2 亦是 EB 病毒受体,在体外可用 EB 病毒感染 B 细胞,使之转化为 B 淋巴母细胞系,从而达到永生化。

Fc 受体:B 细胞表面表达 IgGFc 受体Ⅱb1,活化的 B 细胞表面此受体密度明显增高,分化晚期下降。

丝裂原受体:B 细胞表达 PWM、LPS、SPA 等丝裂原受体。

(2)表面抗原:B 细胞表达多种 CD 分子,参与 B 细胞的活化、增殖和分化。

CD19/CD5:成熟 B 细胞均表达 CD19,根据有无 CD5 的表达,可将 B 细胞区分为 B1(有 CD5 表达)和 B2(无 CD5 表达)细胞。

CD20:B 细胞激活后逐渐丢失,不同条件下,抗 CD20 抗体可分别发挥促进或抑制 B 细胞活化的作用。

CD21:有两种不同的受体功能,即 C3d 受体(CR2)和 EB 病毒受体。

CD35:此分子与相应补体或分子结合后,可促使 B 细胞活化。

CD32:旧称 Fc 受体,此受体可与抗体包被的红细胞结合形成 EAC 玫瑰花环,可以鉴别 B 细胞。此外,尚有 CD40、CD80/CD86 等分子。

成熟 B 细胞表面还富含 MHC Ⅰ和Ⅱ类抗原。B 细胞发育未成熟时已表达 MHC Ⅱ类分子,活化 B 细胞表面 MHC Ⅱ类分子表达明显增多。

3.自然杀伤细胞

自然杀伤细胞(NK)属于一类大颗粒淋巴细胞,无需刺激即可直接杀伤靶细胞。NK 细胞的活化是非抗原特异性的,丝裂原、干扰素等物质均可以活化NK细胞。NK细胞表面表达两种受体,即NKR-P1和KIR。前者是一种凝聚素型受体,识别靶细胞表面的糖类配体,引起杀伤效应。后者是一种抑制性受体,识别靶细胞表面的MHCI类分子,抑制杀伤作用。NK细胞在机体早期抗病毒反应和肿瘤的免疫监视中起重要作用,NK细胞功能缺陷的个体发生肿瘤和病毒感染的概率明显增高。

### (二)单核-巨噬细胞

巨噬细胞是组织中的单核细胞,属于单核吞噬系统。单核细胞来源于骨髓干细胞,在血液中只存在几小时即进入组织,分化为成熟的巨噬细胞,可存活几周甚至几个月。正常巨噬细胞分布广泛,不同组织中表现形式不同,包括肺泡巨噬细胞、腹膜巨噬细胞,肝脏枯否氏细胞等。单核吞噬系统的主要功能是吞噬异物。巨噬细胞含有大量的溶酶体颗粒,内含酸性水解酶和其他降解酶,用以消化吞噬物,包括各种微生物、死细胞、组织碎片等。巨噬细胞活化后具有更强的吞噬和杀伤活性,细胞因子、细胞表面受体或可溶性炎症介质等都能刺激巨噬细胞活化,释放细胞因子,进一步引起组织损伤。

### (三)其他免疫细胞

1.抗原递呈细胞

抗原递呈细胞(APC)是指能表达被特异性T细胞识别的多肽-MHC复合体的任何细胞。通常所认识的抗原递呈细胞指巨噬细胞、树突状细胞(DC)、B淋巴细胞等表达MHCⅡ类分子的抗原递呈细胞,即所谓专职性APC,其他抗原递呈细胞如内皮细胞、各种上皮及间皮细胞、纤维母细胞等为非专职性APC。T细胞不能直接识别可溶性的游离蛋白抗原,只能识别与MHC产物结合表达于细胞表面的多肽片段。$CD4^+$T细胞主要识别APC上与MHCⅡ类分子结合的多肽,而$CD8^+$T细胞主要识别靶细胞表面MHCⅠ类分子结合的多肽。

APC与T细胞的相互作用受表面共刺激分子对CD80/CD28和CD86/CTLA-4等的影响,功能性共刺激途径是T细胞活化所必需的,缺乏共刺激信号将导致T细胞无反应性。

各类APC如巨噬细胞、B细胞、DC等具有相似的加工处理内化抗原的能力,但也各有特点。巨噬细胞含有的蛋白酶比B细胞多,具有较强的主动吞噬功能,能更有效地内化、处理和递呈颗粒性抗原;DC能刺激初始T细胞出现应答,但其加工处理及递呈抗原的确切机制尚不完全清楚;成纤维细胞、内皮细胞等既能通过MHCⅠ类分子呈递抗原,也能通过MHCⅡ类分子呈递抗原。

2.中性粒细胞

中性粒细胞也属于一类吞噬细胞,在机体免疫急性感染中发挥重要作用,通过表达黏附分子受体而黏附和移出血管,进入组织。中性粒细胞杀伤和降解吞噬物的作用需要短时间内耗氧量显著增加,即"呼吸爆发",增加磷酸己糖旁路活性,产生超氧化物。

3.其他细胞

红细胞、嗜酸性粒细胞、嗜碱性粒细胞、肥大细胞及血小板,均参与机体免疫反应和免疫调控,是机体免疫系统重要组成部分。

## 三、免疫分子

免疫分子是指一些免疫活性细胞或相关细胞分泌的参与机体免疫反应或免疫调节的蛋白质及多肽物质。通常包括免疫球蛋白、补体、细胞因子、细胞黏附分子和人类白细胞分化抗原等。

### (一)抗原

抗原是能诱导机体产生抗体和致敏淋巴细胞,并能在体内外与抗体或致敏淋巴细胞发生特异性反应的物质,通过结合 T 细胞受体或直接与抗体发生反应,其作用主要通过抗原决定簇(表位)完成。一个抗原分子有多个表位,每个表位结合一种抗体,因此一个抗原分子可与许多抗体发生反应。一些低分子量物质能与抗体结合,但本身却无法激活免疫反应,这类物质称为半抗原。半抗原需结合载体分子获得足够的表位,才能激活免疫反应。一些化学物质如药物即为半抗原,其载体可能是机体自身蛋白。抗原的氨基酸序列和空间结构决定抗原性质。

抗原分为胸腺依赖性和非胸腺依赖性两种。胸腺依赖性抗原需要 T 细胞参与才能诱导抗体产生。大多数蛋白质和外源性红细胞即为胸腺依赖性抗原。胸腺非依赖性抗原不需要 T 细胞介导即可诱导产生抗体。此类抗原可以通过交联 B 细胞表面受体而直接激活特异性 B 细胞产生抗体,主要是 IgM 和 IgG 两抗体,但诱导免疫记忆性较弱,如细菌细胞壁成分脂多糖。而另一种胸腺非依赖性抗原内毒素不仅可以引起特异性 B 细胞活化和抗体产生,亦可激活多克隆 B 细胞。

### (二)抗体

免疫球蛋白(Ig)是 B 细胞经抗原刺激,增殖分化为浆细胞后产生的、存在于血液和体液中能与相应抗原特异性结合,执行体液免疫功能的一组球蛋白,可分为分泌型(sIg)和膜型(mIg),前者主要存在于体液中,具有抗体的各种功能,后者作为抗原识别受体表达于 B 细胞膜表面,称为膜表面免疫球蛋白。抗体是机体在抗原刺激下,由浆细胞合成分泌产生的具有免疫功能的球蛋白。所有抗体均是免疫球蛋白,但并非所有免疫球蛋白都是抗体。

抗体分子由 4 条肽链,即两条相同的重链(H)和两条相同的轻链(L)通过二硫键连接而成。每条链均由含约 110 个氨基酸的结构域组成,链中半胱氨酸残基间靠二硫键形成环祥结构。

重链和轻链的 N 末端包含抗原结合位点,其氨基酸组成和排列顺序不同,可结合不同的抗体分子,称为可变区,尤其含 6~10 个氨基酸残基的高变区。每个抗体分子的该区结构都是独特的,因此称作个体独特型决定簇。$10^3$ 个不同的重链可变区与 $10^3$ 个不同的轻链可变区可产生 $10^6$~$10^7$ 个抗体分子。

抗体恒定区由 1 个轻链结构域($C_L$)和 3 或 4 个重链结构域($C_H$)组成。轻链恒定区($C_L$)分为 κ 和 λ 两种型,每个抗体分子含两条 κ 轻链或两条 λ 轻链。在每个个体所含有的抗体分子中,κ 轻链约占 60%,λ 轻链约占 40%。另一方面,重链($C_H$)决定抗体的类别和功能,按重链抗原性将免疫球蛋白分为 IgG、IgA、IgM、IgD、IgE 五类。同一类免疫球蛋白分子按绞链区氨基酸组成和重链二硫键数目和位置差异又可分为不同亚类。IgG 可分为 IgG1、IgG2、IgG3、

IgG4;IgM 可分为 IgM1、IgM2;IgA 可分为 IgA1、IgA2。

IgG 是血清中含量最高的免疫球蛋白,是再次免疫应答的主要抗体,也是唯一能通过胎盘的抗体。大多数抗菌抗体、抗病毒抗体都是 IgG,某些自身抗体及 Ⅱ 型超敏反应抗体也是 IgG。IgG 有 4 种亚型,其中 IgG1 和 IgG3 能活化补体,清除大多数蛋白抗原,包括巨噬细胞吞噬的病原微生物;IgG2 和 IgG4 主要和糖类抗原反应,属于作用较弱的调理素。

IgA 分血清型及分泌型,大部分血清 IgA 为单体,其他为双聚体或多聚体。分泌型 IgA(SIgA)为二聚体,每一 SIgA 分子含一个 J 链和一个分泌片。SIgA 性能稳定,主要存在于胃肠道、支气管分泌物、初乳、唾液和泪液中,是参与黏膜局部免疫的主要抗体。IgA1 是血清 IgA 的主要亚型,对细菌蛋白酶敏感,具体作用尚不明确;IgA2 是分泌型 IgA 的主要亚型,中和通过黏膜途径进入的抗原。

IgM 为五聚体,是分子量最大的免疫球蛋白,主要存在于血液中,分子结构呈环形,是个体发育中最早合成的抗体,也是抗原刺激后体液免疫应答中最先产生的抗体。IgM 主要功能是中和血管内病原,尤其病毒,因此感染过程中血清 IgM 水平升高;IgM 含 5 个补体结合位点,活化补体,通过吞噬细胞表面的补体受体和补体介导的溶解效应清除抗原-抗体-补体复合物。

IgE 为单体结构,正常人血清中 IgE 水平在五类 Ig 中最低,仅为 0.1~0.9mg/L。IgE 由浆细胞产生,被肥大细胞和嗜碱性粒细胞上特异的 IgE 受体摄取,通过增加血管通透性,诱导肥大细胞脱颗粒产生趋化因子等方式清除寄生虫感染。因此 IgE 介导 Ⅰ 型超敏反应,在特异性过敏和寄生虫早期感染患者血液中可升高。

IgD 在血清中含量很低,其作用尚不清楚,IgD 由抗原敏感的 B 淋巴细胞合成,B 细胞膜上的 IgD 可作为 B 细胞分化成熟的标志。

### (三)补体

补体是存在于人和脊椎动物正常新鲜血清及组织液中的一组具有酶样活性的球蛋白,包括 30 余种可溶性蛋白和膜结合蛋白,故称补体系统。补体的主要功能是对微生物和免疫复合物的调理作用。正常情况下,补体以非活性的前体形式存在,一旦活化,出现各补体成分的级联反应。每种补体前体均被裂解为两种以上的片段,其中主要片段有两个生物学活性位点,一是结合细胞膜或复合物,二是具有裂解下级补体成分的酶活性。补体激活途径有三种,即经典途径、替代途径和 MBL 途径,其主要作用是清除无论是否结合抗体的抗原。

1.经典途径

经典途径是以结合抗原后的 IgG 或 IgM 抗体为主要激活剂,由补体 C1~C9 共 11 种成分全部参与的激活途径。除了抗原抗体复合物外,还有许多因子可激活此途径,如非特异性凝聚的 Ig、细菌脂多糖、一些 RNA 肿瘤病毒、双链 DNA 等。

2.替代途径

替代途径又称旁路途径。由病原微生物等细胞壁成分提供接触面直接激活补体 C3,然后完成 C5~C9 的激活过程。替代途径的激活物主要是细胞壁成分,如脂多糖、肽糖苷及酵母多糖等。

### 3.MBL 途径

由急性炎症期产生的甘露糖结合凝集素(MBL)与病原体结合启动激活。

三种激活途径形成的 C5 转化酶均可裂解 C5,完成补体级联反应最后的酶促反应步骤。补体不论以何种途径激活,均会通过共同的末端通路,形成有嗜细胞作用的攻膜复合物,参与机体的特异性和非特异性免疫效应。补体系统对机体的作用是多方面的,既可参与机体的防御效应和自身稳定,也可引起免疫损伤。级联反应中产生的 C3a 片段能增加血管通透性,而 C5a 能趋化中性粒细胞至炎症部位,增加其黏附性,上调中性粒细胞及巨噬细胞补体受体 CR1 和 CR3 的表达,增强吞噬效应。补体级联反应主要受三种机制调控,以防止炎症介质的损伤。一是许多活化的补体是不稳定的,若下游蛋白缺失或活性低,则活化的补体减少或消失;二是存在许多特异的抑制剂,如 I 和 H 因子;三是细胞膜上的蛋白增加了活化补体的降解。这些机制使得补体活化产生的不利效应不致于损伤自身细胞。补体途径与凝血、纤溶和激肽等途径还存在交叉作用。

正常血清中含量最高的补体成分为 C3 和 C4。C3 缺陷的个体不能调理病原或免疫复合物,从而易患细菌感染和免疫复合物性疾病。补体性质不稳定,易受各种理化因素影响,如:加热、机械振荡、酸碱、乙醇等均可使其失活;在 0~10℃ 下活性可保存 3~4 天,冷冻干燥可较长时间保持其活性;加热 56℃ 30 分钟可使血清中绝大部分补体组分丧失活性。补体属于急性时相蛋白,损伤或感染几天内即可增加。实验室常进行单个补体血浆浓度或补体溶血活性的检测,以了解机体的补体系统功能。

### (四)T 细胞受体

TCR 是 T 细胞表面识别自身 MHC-抗原肽复合物的受体,在同种异体移植中,TCR 也识别单独的非己 MHC 抗原。T 细胞有 TcR1 和 TcR2 两种受体,TcR1 由 γ 和 δ 链组成,TcR2 由 α 和 β 链组成。β 和 γ 基因位于 7 号染色体,而 α 和 δ 基因位于 14 号染色体,每条链均可变和恒定区组成,形成类似于免疫球蛋白的反应多样性,但 TCR 是非分泌的,不能作为单独的效应分子。TCR 在细胞表面与 CD3 组成 TCR-CD3 复合物,其识别抗原后的信号通过 CD3 分子传递。TCR 复合物识别 MHC I 或 II 类抗原肽,辅助性 T 细胞识别 MHC II 类抗原,抑制性/细胞毒性 T 细胞识别 MHC I 类抗原。

### (五)细胞因子

细胞因子是由单核巨噬细胞、淋巴细胞等多种细胞合成并分泌的一大类具有多种生物活性的小分子蛋白质的总称,介导多种免疫细胞间的相互作用。细胞因子大都为低分子量的活性糖蛋白,半衰期短,以旁分泌、自分泌或内分泌的方式发挥作用;一种细胞可产生多种细胞因子,作用于多个组织器官,不同类型的细胞可产生一种或几种相同的细胞因子,通过作用靶细胞的特异性受体而表现其生物学活性,常表现为多效性、重叠性、拮抗效应和协同效应。

细胞因子按其生物学功能可分为白细胞介素、干扰素、生长因子、趋化因子家族、肿瘤坏死因子、集落刺激因子等六大类;细胞因子受体分为免疫球蛋白基因超家族、I 型细胞因子受体、II 型细胞因子受体、III 型细胞因子受体家族、趋化性细胞因子受体家族等五大家族。细胞因子和细胞因子受体的检测目前主要用于了解机体的免疫状态及免疫细胞功能。

### （六）主要组织相容性复合体

人类主要组织相容性复合体（MHC）基因位于第 6 条染色体的短臂上，是目前已知最复杂的人类基因系统，包括Ⅰ、Ⅱ、Ⅲ三类基因。人类 MHC 抗原亦被称为人类白细胞抗原（HLA），在递呈抗原肽给 T 细胞的免疫反应中发挥重要作用。T 细胞抗原的识别受 MHC 分子的限制，MHC 抗原具有广泛的基因多态性，以清除各种病原。

MHCⅠ类抗原是一组由非共价键连接的异二聚体分子，包括经典的 HLA-A、B、C，非经典的 HLA-E、F、G、H、X 等；MHCⅠ类抗原由 4skDa 的重链 α 和 12kDa 的 $\beta_2$-微球链组成，不同的 α 链形成不同的 MHCⅠ类抗原。MHCⅠ类分子递呈经内质网处理的内源性抗原（包括病毒抗原）给 CD8$^+$T 细胞。MHCⅠ类分子广泛表达于各种有核细胞表面，以白细胞表面的表达最高，成熟的红细胞、神经细胞及滋养层细胞不表达，血清及其他体液中少量存在，其表达受多种因素的调节，如 IFN-α、β、γ 等细胞因子可促进其表达；肿瘤细胞表面 MHCⅠ类分子表达减少或缺失，即为肿瘤细胞逃避机体免疫监视的重要机制。

MHCⅡ类分子主要表达于 B 细胞、活化 T 细胞、单核巨噬细胞、树突状细胞和炎性血管内皮细胞等，血清、精液及乳汁等体液中也可检测到，胰岛 β 细胞和甲状腺细胞在病理情况下亦能表达。MHCⅡ类分子递呈经溶酶体处理的外源性抗原给 CD4＋T 细胞。胰岛素、甲状腺素、雄激素、TNF-α、IFN-γ、IL-1、IL-2 等，可促进 MHCⅡ类分子表达，而前列腺素、糖皮质激素等则抑制其表达。MHCⅡ类分子包括经典的 HLA-DP、DQ、DR，非经典的 HLA-DN、DO、DM 等抗原。

MHCⅢ类分子不是表达于细胞表面的膜分子，而是分布于血清及其他体液的可溶性分子，由一些与补体和某些炎症因子相关的基因编码。至少有 36 个基因定位于 MHCⅢ类分子区内，表达产物主要包括两类，一类是与免疫应答相关的 C4、C2、Bf、TNF、HSP70 等蛋白分子，可参与炎症和应激反应，与内源性抗原的加工递呈相关。另一类是与免疫无明显关联的缬氨酰 tRNA 合成酶、类固醇 21-羟化酶及一些富含脯氨酸的蛋白质分子。

# 第二节　酶免疫技术

酶免疫技术（EIA）是将能够催化底物呈色的酶蛋白与抗原或抗体标记，再与待测抗体或抗原进行结合反应，通过观察颜色有无来判断待检物是否存在，或者通过测定反应产物颜色的吸光度值对待检物进行定量分析。酶免疫技术将酶高效催化反应的专一性和抗原抗体反应的特异性结合起来，与放射性同位素标记和荧光素标记一道成为免疫学分析的三大经典标记技术之一。自 20 世纪 70 年代初建立以来，EIA 因具有灵敏度高、特异性强、试剂性质稳定、操作简便快速、无放射性污染等优点，广泛应用于临床医学诊断、基础医学研究、生物制药、食品科学以及环境科学等多个领域。

## 一、酶免疫技术的基本原理

酶免疫技术将抗原抗体反应的特异性和酶高效催化反应的专一性相结合，利用酶催化底物反应的生物放大作用,提高抗原抗体反应的敏感性。该技术将酶与抗体或抗原结合成酶标记抗体或抗原,此结合物既保留了抗体或抗原的免疫学活性,同时又保留了酶对底物的催化活性。在酶标抗体(抗原)与抗原(抗体)的特异性反应完成后,加入酶的相应底物,通过酶对底物的显色反应,可对抗原或抗体进行定位、定性或定量的测定分析。测定酶催化底物产生显色产物的量反映酶总活性,从而确定待检抗原或抗体的含量。

1. 标记酶的要求

酶的活性与纯度要高,且具有可与抗原、抗体相耦联的基团,标记后酶活性保持稳定,且不影响标记抗原与抗体的免疫反应性。对催化反应的转化率要高,酶催化底物后产生的信号易于测定,且测定方法应简单、敏感和重复性好。在反应过程中,酶作用专一性强,酶活性不受样品中其他成分的影响,受检组织或体液中不存在与标记酶相同的内源性酶或抑制物。用于均相酶免疫测定的酶还要求当抗体与酶标抗原结合后,酶活性可出现抑制或激活。酶、辅助因子及其底物均对人体无危害,理化性质稳定,且价廉易得。

2. 常用酶及其底物

(1)辣根过氧化物酶(HRP):HRP 来源于蔬菜植物辣根中,分子量 40kDa,由无色的糖蛋白(主酶)和亚铁血红素(辅基)结合而成的复合物。主酶则与酶活性无关,最大吸收峰为 275nm,辅基是酶活性基团,最大吸收峰为波长 403nm。HRP 的纯度用纯度数(RZ)表示,它是以 HRP 分别在 403nm 和 275nm 处的吸光度比值来表示的。用于酶免疫技术的 HRP,其 RZ 值应大于 3.0。RZ 值代表血红素基团在 HRP 中的含量,与酶活性无关。酶活性以单位 U 表示:即 1 分钟将 $1\mu mol$ 底物转化为产物所需的酶量。酶变性后,RZ 值不变但活性降低,因此使用酶制剂时,酶活性单位比 RZ 值更为重要。HRP 是目前在 ELISA 中应用最为广泛的标记用酶,其易于提取、性质稳定、耐热,与抗原或抗体耦联后活性很少受损失。HRP 的底物较多,常用的有:邻苯二胺(OPD)、四甲基联苯胺(3,3′,5,TMB)、5-氨基水杨酸(5-ASA)、2,2′氨基-二(3-乙基-苯并噻唑啉磺酸-6)铵盐(ABTS)。

(2)碱性磷酸酶(AP):AP 是一种磷酸酯水解酶,可从大肠埃希菌或小牛肠黏膜提取。但两种来源的 AP 理化性质有所不同:菌源性 AP 分子量 80kDa,酶作用最适 pH 为 8.0;肠黏膜 AP 分子量为 100kDa,最适 pH 为 9.6;肠黏膜 AP 的活性高于前者。应用 AP 系统的 ELISA 测定敏感性高于 HRP,但由于 AP 不易获得高纯制品,稳定性及酶标记物的得率低于 HRP,且价格较高,故应用不如 HRP 普及。AP 用于 ELISA 必须注意的是含磷酸盐的缓冲液对其酶活性的抑制作用,因为在 ELISA 中所使用的温育和洗涤缓冲液一般均为磷酸盐缓冲液(PBS),含有相对高浓度的磷离子(15mmol/L),对碱性磷酸酶有很强的抑制作用,尽管最后显色反应的底物在另一种缓冲液中,但 PBS 洗板所残留的 PBS 也足以抑制约一半的酶活性,AP 常用底物是对硝基苯磷酸酯(β-NPP),β-NPP 经 AP 作用后的产物为黄色对硝基酚,用 NaOH 终止反应后,最大吸收峰波长 405nm。

(3)β-半乳糖苷酶(β-Gal):β-Gal 源于大肠埃希菌,因人血中缺乏此酶,以其制备的酶标记物在测定时不易受到内源性酶的干扰,因此也常用于均相酶免疫测定。其常用底物为 4-甲伞酮基-3-D-半乳糖苷(4MUG),酶作用后,生成高强度荧光物,其敏感性较 HRP 高 30～50 倍,高强度荧光物的测量需用专业的荧光计。

3.固相载体的要求

固相载体是游离抗体或抗原固相化的基础,对固相材料和固相化方法的选择是酶免疫测定的基础。理想的固相载体应与抗体(抗原)有较高、稳定的结合容量,抗体或抗原固定在其表面时经过长期保存和多次洗涤不易脱落,不影响所固定的抗体或抗原的免疫反应性。为有利于免疫反应充分进行,其活性基团最好朝向反应溶液。最常用的固相载体有以下几种:

(1)塑料制品:抗体或蛋白质抗原可通过非共价键或物理吸附机制结合到固相载体表面。因材料经济、方法简便、操作及测定易于自动化,用聚苯乙烯制成的微量反应板和小珠仍是异相酶免疫测定方法最常用的固相载体。其主要缺点是抗体(抗原)结合容量不高,测定反应过程中固相抗体(抗原)脱吸附率较高,且不均一,从而影响测定的灵敏度、精确性及检测范围等。目前,常采用预处理使塑料固相载体带有不同结合蛋白质的功能基团(如肼基或烷胺基),抗体(抗原)通过化学耦联方法与其结合,可明显改进这些不足。

(2)微颗粒:由高分子单体聚合成的微球或颗粒,其直径多为微米,带有能与蛋白质结合的功能团,易与抗体(抗原)形成化学耦联,且结合容量大,从而提高检测灵敏度。固相微颗粒在反应时,可以均匀地分散到整个反应溶液中,可加快反应速度。磁化的微颗粒可使分离步骤得以简单地用一般磁板或自动化磁板完成,这类固相载体普遍应用于自动化荧光酶免疫测定、化学发光酶免疫测定等新技术中。

(3)膜载体:主要有硝酸纤维素膜(NC)、玻璃纤维素膜及尼龙膜等微孔滤膜。它们通过非共价键吸附抗体(抗原),其吸附能力强,广泛用于定性或半定量斑点 ELISA 的固相载体。

(4)玻璃载体:其应用原理与聚苯乙烯等塑料类似,目前主要用于含特异蛋白的细胞、组织的原位形态学检验。

4.免疫吸附剂的特点

免疫吸附剂是指将抗原或抗体固相化的过程中使用的稀释剂。将抗原或抗体结合在固相载体上的过程称为包被。包被的方法可以是非共价键吸附于固相载体表面,也可是共价键与固相载体表面化学耦联。目前普遍使用的聚苯乙烯固相载体(如 ELISA 板)即多采用吸附方式包被抗原或抗体。一般多采用偏碱性(pH 9.6)的碳酸盐溶液作抗原或抗体包被时的稀释液,包被反应温度和时间多选用 4℃ 过夜或 37℃ 2~6 小时。另外,使抗体预先在 pH 2.5、50mmol/L 的甘氨酸-盐酸缓冲液中室温反应 10 分钟,加入等体积 6mol/L 的尿素、室温过夜或 70~80℃ 反应 10 分钟等方法可使抗体的部分结构发生变性而增加其疏水性,从而提高抗体在固相载体上的吸附能力。用于包被抗原或抗体的最适应用浓度,最好经预实验筛选确定。抗原或抗体包被后,固相载体表面常余少量未吸附位点,是导致实验本底升高的重要原因。用 1%~5% 牛血清白蛋白或 5%~20% 小牛血清等包被一次,此过程称为封闭,可以减少本底误差对实验的干扰。

# 二、酶免疫技术分类

酶免疫技术分为酶免疫测定(EIA)和酶免疫组化两大类。

EIA 是用酶标记抗原或抗体作标记物,用于检测液体样品中可溶性抗原或抗体含量的微量分析技术。EIA 反应系统中,酶标抗体(抗原)经反应后,可与相应的抗原(抗体)形成免疫复合物,通过测量复合物中标记酶催化底物水解呈色的颜色深浅,可以推算待测抗原或抗体含量。根据抗原抗体反应后是否需将结合和游离的酶标物分离,EIA 一般可分为均相和异相两大类。

均相酶免疫测定属于竞争结合分析方法。其基本原理是利用 $Ab^{-E}$ 结合 $Ag$ 形成 $AgAb^{-E}$ 复合物后,标记酶(E)的活性将会被减弱或增强,通过直接测定系统中总的标记酶活性改变,确定 $AgAb^{-E}$ 的形成量,从而推算出样品中待测 $Ag$ 浓度。主要有酶增强免疫测定技术和克隆酶供体免疫分析。

异相酶免疫测定为抗原抗体反应后,需先将 $AgAb^{-E}$ 与 $Ab^{-E}$ 分离,然后再测定 $AgAb^{-E}$ 或 $Ab^{-E}$ 催化底物显色的活性,最后推算样品中待测 $Ag$ 的含量,是目前应用最广泛的一类标记免疫测定技术。依据测定方法是否采用固相材料吸附抗原或抗体,又分为异相液相和异相固相酶免疫测定两类。

1.酶增强免疫测定技术

酶增强免疫测定技术(EMIT)其检测原理是具有抗原及酶活性的 $Ag^{-E}$ 与 $Ab$ 结合形成 $AbAg^{-E}$ 后,标记的酶(E)与 $Ab$ 接触紧密,空间位阻影响了酶的活性中心,使酶活性受到抑制。加入未标记抗原(Ag)后,$Ag$ 即与 $Ag^{-E}$ 竞争结合反应系统中限量的 $Ab$ 形成 $AbAg$,从而使 $AbAg^{-E}$(酶活性被抑制)的比例减少,具酶活性的游离 $Ag^{-E}$ 增多。最终测得的酶活性随着反应体系中未标记抗原(Ag)浓度的升高而增强。

2.克隆酶供体免疫分析

克隆酶供体免疫分析(CEDIA)的检测原理是克隆合成某种功能性酶分子的两个无酶活性片段:酶受体(EA)和酶供体(ED);用 ED 标记抗原($Ag^{-ED}$),反应系统中加入相应的 EA、Ab 及样品抗原 Ag。由于抗原抗体间的亲和力大于 ED 与 EA,因此反应时 $Ag^{-ED}$ 和 $Ag$ 易与 Ab 结合形成复合物 $AbAg^{-ED}$,其中的 $Ag^{-ED}$ 由于空间位阻干扰不能与 EA 结合,而游离的 $Ag^{-ED}$ 则可与 EA 结合成有酶活性的全酶。故反应液中游离的 $Ag^{-ED}$ 随着未标记 Ag 量的增多而增加,使最终加入底物后测得的酶活性与样品 Ag 含量成正比。

3.异相液相酶免疫测定

异相液相酶免疫测定根据样品抗原加样顺序及温育反应时相不同而有平衡法和非平衡法两种。

(1)平衡法:是将待测样品(或标准品)抗原、酶标抗原及特异性抗体相继加入后,进行一次性温育,待反应达到平衡后,再加分离剂。经离心沉淀后,吸弃上清(含未与抗体结合的游离酶标抗原),测定沉淀物(酶标抗原抗体复合物)中加入酶底物液后的呈色光密度值(OD)值,绘制标准曲线,即可测得样品中待检抗原含量。

(2)非平衡法:是先将样品(或标准品)与抗体混合反应达平衡,然后加入酶标记抗原继续温育一段时间,最后同平衡法进行分离游离、结合的酶标记物并测定底物显色等步骤。一般而言,非平衡法可提高分析测定的灵敏度。

4.异相固相酶免疫测定

固相酶免疫测定(SPEIA),是利用固相支持物作载体预先吸附抗原或抗体,通过测定固相载体上的酶标记物催化底物生成的有色产物,确定样品中抗原或抗体的含量。目前应用最广泛的是酶联免疫吸附试验(ELISA)。

(1)双抗体夹心法:属非竞争结合测定。它是检测抗原最常用的 ELISA,适用于检测分子中具有至少两个抗原决定簇的大分子多价抗原。其基本原理是利用固相抗体和酶标抗体,分别与样品中被检测抗原分子上两个不同抗原决定簇结合,形成固相抗体-抗原-酶标抗体免疫复合物。复合物的形成量与待检抗原的含量成正比,测定复合物中酶促底物反应生成的有包产物量(OD 值),即可确定待检抗原含量。若标本中待测抗原浓度过高,抗原易分别与酶标抗体和固相抗体结合而不形成上述夹心复合物,使测定结果低于实际含量(钩状效应),因此对此类标本应适当稀释后再测定。

(2)间接法:此法是测定抗体最常用的方法,属非竞争结合试验。其原理是将抗原连接到固相载体上,样品中待检抗体与之结合成固相抗原-受检抗体复合物,再用酶标二抗(针对受检抗体的抗体)与固相免疫复合物中的抗体结合,形成固相抗原-受检抗体-酶标二抗复合物,根据加底物后的显色程度,确定待检抗体含量。该法的突出优点是只需变换固相抗原,即可使用一种酶标二抗检测各种特定的抗体,具有试剂通用性。

(3)竞争法:竞争法 ELISA 可用于抗原或抗体测定。其方法学特点是:①酶标抗原、样品中非标记抗原具有相同的与固相抗体结合的能力;②反应体系中,固相抗体和酶标抗原为限量,且结合位点少于酶标记和非标记抗原的分子数量的总和;③免疫反应后,结合于固相载体上复合物中酶标抗原的量(酶总活性)与样品抗原的浓度成反比。

(4)捕获法:捕获法(亦称反向间接法),主要用于血清中某种 IgM 抗体成分的测定。其基本原理是:先将针对 IgM 的第二抗体(如羊抗人 $IgM\mu$ 链抗体)连接于固相载体,用以结合("捕获")样品中所有 IgM(特异或非特异),洗涤除去 IgG 等未结合物质,然后加入特异抗原与待检特异性 IgM 结合,再加入针对抗原特异的酶标抗体,最后形成固相二抗-IgM-抗原-酶标抗体复合物,加酶底物作用显色后,即可测定样品中待检 IgM 含量。

5.亲和层析介导的免疫测定法

其只要求待测抗原有一个抗原结合位点即可被测定,所以可用于半抗原的检测。主要步骤是将过量的酶标记单价抗体与样品中的被测抗原反应,反应混合液通过含固相包被抗原的亲和层析柱,混合液中多余的酶标记抗体即滞留在柱子上,而酶标记抗体-待测抗原的复合物则可通过柱子并被收集和测定酶的活性,酶活性的大小与样本中抗体的浓度成正比。

6.斑点酶免疫吸附试验

斑点-ELISA 实验原理与常规 ELISA 相同,其特点是以微孔膜作为固相载体,检测反应在膜上完成。斑点-ELISA 所用固相载体为对蛋白质具有极强吸附力的硝酸纤维素(NC)膜,酶作用底物后形成有色的沉淀物,使 NC 膜染色(HRP 标记物,常用二氨基联苯胺)。斑点-ELISA的优点:NC 膜对微量抗原吸附完全,故检出灵敏度可较普通 ELISA 高 6~8 倍;试剂用量较 ELISA 节约近 10 倍;操作简便,试验及结果判断不需特殊设备条件;吸附抗原(抗体)的 NC膜可长期保存(-20℃可保存半年)。

7.免疫印迹法

免疫印迹法(IBT)亦称酶联免疫电转移印斑法(EITB),亦称为 Western blot。免疫印迹法是由十二烷基磺酸钠-聚苯烯酰胺凝胶电泳(SDS-PAGE)、蛋白质转运和酶免疫测定三项技术结合而成。基本原理是抗原等蛋白样品经 SDS 处理后带阴电荷,经聚丙烯酰胺凝胶(具分子筛作用)电泳分离不同分子量成分;然后分离的蛋白质条带在电场作用下转移至 NC 膜上(低电压和大电流);最后将印有蛋白质条带的 NC 膜(相当于包被了抗原的固相载体)依次与特异性抗体和酶标第二抗体作用后,加入酶反应底物使区带染色。阳性反应的条带染色清晰,并可根据电泳时加入的分子量标准,确定各组分的分子量。本法综合了 SDS-PAGE 的高分辨力和 ELISA 法的高特异性和敏感性,广泛用于分析抗原组分及其免疫活性,也可用于疾病的诊断。

# 第三节　放射免疫技术

## 一、放射免疫技术概述

放射免疫技术运用放射示踪原理,基于抗原抗体结合反应,利用现代放射性测量技术的高敏感性和精确性,通过检测放射性计数分析待测物浓度,是一种超微量分析技术。

**1.放射免疫分析(RIA)**

是放射免疫技术最经典的模式,以放射核素标记的抗原与反应系统中未标记抗原竞争性结合特异性抗体为基本原理来测定待检样品中抗原量的分析法。

**2.免疫放射分析(IRMA)**

是用放射性核素标记过量抗体与待测抗原直接结合,采用固相免疫吸附载体分离结合部分(B)与游离部分(F)的非竞争性放射免疫分析。

放射免疫技术的基本分析试剂主要包括了放射性核素标记的示踪剂、标准品、特异性结合物质(抗体)及分离剂,其与放射免疫技术的准确性、精确性、特异性和灵敏度等质量控制指标的优劣密切相关。

### (一)常用的放射性核素

放射免疫技术中,常用的放射性核素有$^{125}$I、$^{131}$I、$^{3}$H 和$^{14}$C 等。使用最广泛的是$^{125}$I,其具有以下特点:①$^{125}$I 的化学性质较活泼,容易用较简便的方法制备标记物;②其衰变过程不产生电离辐射强的 β 射线,对标记多肽、蛋白抗原分子的免疫活性影响小;③$^{125}$I 释放的 γ 射线测量方法简便,易于推广应用;④$^{125}$I 的半衰期(60 天)、核素丰度(>95%)及计数率较$^{131}$I(半衰期 8 天,核素丰度仅 20%)更为适用。

### (二)放射性核素标记物制备及鉴定

放射性核素标记物是通过直接或间接的化学反应将放射性核素连接到被标记分子上所形成的化合物。

制备高纯度和具有完整免疫活性的标记物是进行高质量放射免疫分析法的重要条件。被标记的化合物纯度一般要求大于 90%,且具完整的免疫活性,以避免影响标记物应用时的特异性和测定灵敏度;标记过程中,引入的分子结构不能掩盖抗原-抗体决定簇。

1.$^{125}$I标记化合物的制备

①直接标记法:采用化学或酶促氧化反应直接将$^{125}$I结合于被标记物分子中酪氨酸残基或组胺残基上。该标记方法操作简便,容易将较多的$^{125}$I结合到被标记分子上,得到比放射性较高的标记物。但该法不适用于分子中不含前述可用碘标记残基的化合物或可碘化残基位于被标记物的生物/免疫活性功能域等情况。该标记方法最常用于肽类、蛋白质和酶的碘化标记。主要包括氯胺T(ch-T)法和乳过氧化物酶标记法。②间接标记法:将用氯胺T法预先标记的$^{125}$I化酯(市售bolton-Hunter试剂)与待标记物混合反应后,$^{125}$I化酯的功能基团即与蛋白分子上的氨基酸残基反应,从而使待标记物被碘化。联接标记(Bolton-Hunter法)是最常用的间接碘标记方法,该法避免了标记反应中的氧化/还原剂对待标记物免疫活性的损伤,尤适用于对氧化敏感的肽类化合物,以及某些不含酪氨酸残基的蛋白质(如半抗原)和酪氨酸残基未暴露在分子表面化合物的碘标记。但标记物的添加基团可能影响被标记物的免疫活性。该法主要用于甾体类化合物等缺乏可供碘标记部位的小分子化合物。

标记物的化学损伤和自身辐射损伤是放射性核素标记中的重要问题。化学损伤是由标记过程中所使用的试剂对被标记物造成的损伤,因此,标记时应采取比较温和的反应条件。自身辐射损伤是标记物贮存过程中,由于标记放射性核素原子所发出的射线对标记物造成的损伤,因此,试剂一旦溶解不宜长期保存。

2.放射性核素标记物的纯化

常采用凝胶过滤法、离子交换层析法、聚丙烯酰胺凝胶电泳法(PAGE)及高效液相色谱法(HPLC)进行标记物的纯化。纯化标记物在储存中可因脱碘和自身辐射造成蛋白质破坏,故需对标记物重新纯化。

3.放射性核素标记物的鉴定

①放射化学纯度指单位标记物中,结合于被标记物上的放射性占总放射性的百分率,一般要求大于95%。该项参数是观察在贮存期内标记物脱碘程度的重要指标。②免疫活性反映标记过程中被标记物免疫活性受损情况。方法是用少量的标记物与过量的抗体反应,然后测定与抗体结合部分(B)的放射性,并计算与加入标记物总放射性(T)的百分比(B/T%),此值应大于80%,该值越大,表示抗原损伤越少。③比放射性是单位化学量标记物中所含的放射性强度,也可理解为每分子被标记物平均所挂放射性原子数目,常用Ci/g、mCi/mg或Ci/mmol等单位表示。标记物比放射性越高,所需标记物含量越少,检测灵敏度越高;但比放射性过高时,辐射自损伤大,标记物免疫活性易受影响,且贮存稳定性差。

### (三)抗血清鉴定

抗血清的质量直接影响分析方法的特异性和灵敏度,其质量的鉴定评价主要利用亲和力、特异性和滴度等参数。

1.亲和力

在特定的抗原-抗体反应系统中,亲和力常数Ka是正/逆向反应速度常数的比值,单位为mol/L,表示需将1mol抗体稀释至多少升,才能使抗原-抗体结合率达到50%。抗血清的Ka值越大,RIA的灵敏度越高,当Ka值为$10^9 \sim 10^{12}$ mol/L才适于RIA分析。

**2.特异性**

是一种抗体识别相应抗原决定簇的能力。常用交叉反应率来鉴定抗体的特异性。交叉反应率是将反应最大结合率抑制并下降50%时特异性抗原与类似物的剂量($ED_{50}$)之比。交叉反应率越低,特异性越强。

**3.滴度**

抗血清能与抗原发生有效反应的最大稀释度。通常采用将一株抗血清作系列稀释后与标记抗原反应,计算不同稀释度时抗体与标记抗原的结合率,绘制抗体稀释度曲线。放射免疫技术中的滴度一般指结合50%标记抗原时的抗血清稀释度。

## 二、放射免疫分析方法

放射免疫分析(RIA)是用放射性核素标记小分子抗原与待检抗原竞争性结合限量特异性抗体,通过测定与抗体结合的标记抗原的放射性强度反映待检抗原的含量。放射免疫分析方法特别适用于测定小分子的抗原、半抗原,而被广泛应用于激素、药物、多肽等微量物质的定量分析。

### (一)分析原理

放射免疫分析的基本原理是标记抗原($^*Ag$)和待测抗原(Ag)对同一抗体(Ab)具有相同亲合力,在抗体限量的情况下,两种抗原与抗体发生竞争性结合反应。竞争性结合反应式:

$$^*Ag+Ag+Ab \Longleftrightarrow\ ^*Ag\text{-}Ab+Ag\text{-}Ab$$

其中抗体分子的总结合位点数量需大于待检抗原或标记抗原各自所需的结合位点数量,但小于待检抗原和标记抗原所需结合位点数量的总和。当标本中无待检抗原时,抗体全部与标记抗原结合,并存在游离标记抗原;当标本中含有待检抗原时,待检抗原与抗体结合,致使标记抗原与抗体结合受到抑制,抑制程度与待测抗原含量呈正比关系;换言之,待测抗原含量与最终测量的结合标记物($^*Ag\text{-}Ab$)的放射性强度呈反比关系。用已知的不同浓度抗原标准品,分别与定量标记抗原和限量抗体反应,即可获得一条剂量反应曲线,也可称为"标准曲线";将未知抗原含量的待测标本进行同样操作,测定结合标记物($^*Ag\text{-}Ab$)的放射性强度,再通过上述标准曲线(或数学函数)可获得标本中待测抗原的浓度。

放射免疫分析的主要试剂包括:标记抗原溶液、特异性抗体溶液、系列标准品抗原和分离剂溶液;标准品用于绘制标准曲线或获得数学函数;分离剂用于分离结合标记物和游离标记物。

### (二)测定方法

放射免疫分析的操作流程包括:准备试剂和标本;待检标本与试剂混合温育,即抗原抗体反应;分离结合标记物;测定结合标记物的放射性强度;数据处理,绘制标准曲线并计算待检标本抗原含量。

**1.抗原抗体反应**

抗原抗体反应是放射免疫分析的重要环节。标准品抗原或待测标本、标记抗原和特异性抗体在一定条件(温度、时间及酸碱度)下进行竞争性结合反应。

根据加样的顺序不同,RIA 可分为 2 个类型:

(1)平衡法:将标记抗原、待测抗原同时加入含有特异性抗体的检测体系中,标记抗原和待测抗原同时与特异性抗体发生特异性结合反应。

(2)非平衡法:也称顺序饱和法,将待测抗原与特异性抗体充分反应,达到平衡后再加入标记抗原,标记抗原与剩余的特异性抗体结合并至平衡。

抗原抗体反应的温度和时间可依据待检抗原的理化性质和所用抗体的亲合力等因素进行选择。若待检抗原性质稳定且含量高,抗体的亲合力较高,温育时间可较短(数小时),温度可选择 25℃或 37℃;若待检抗原的性质不稳定(如小分子肽)或含量甚微,或抗体的亲合力较低,则应选择低温(4～8℃)、长时间(20～24 小时)反应条件。

此外,欲获得理想的标准曲线,检测体系中特异性抗体和标记抗原的用量非常重要,两者的最佳浓度需根据临床所需待检抗原的检测范围,经过浓度滴定试验来确定。

2.分离技术

放射免疫分析是在液相环境中进行的竞争性反应,达到平衡后结合标记物($^*$Ag-Ab)和游离标记物($^*$Ag)均带有放射活性,同时存在于液相中。只有将结合标记物部分和游离标记物部分分离,并测定其中一个组分(一般测量结合标记物),才能获得标准曲线。因此,分离结合标记物和游离标记物是放射免疫分析的重要环节之一,分离效果将直接影响测定结果的准确性和重复性。

理想的分离技术应具有以下优点:分离彻底、迅速;分离过程不影响反应平衡,且分离效果不受反应介质干扰;操作简便、适合批量操作等。常用的分离技术包括沉淀分离法(吸附去除游离抗原、聚乙二醇法、双抗体法)和固相分离法等。沉淀分离法通常需要离心,小心弃掉上清溶液,沉淀部分用于测定放射性强度。

(1)聚乙二醇法:聚乙二醇(PEG)可以破坏蛋白质水化膜、非特异性沉淀大分子蛋白质(抗原-抗体复合物),而小分子蛋白(游离标记抗原)则不会发生沉淀。抗原抗体反应后,加入聚乙二醇溶液经离心后弃上清,所得沉淀为免疫复合物($^*$Ag-Ab 和 Ag-Ab);测定沉淀物放射性强度即代表结合标记物($^*$Ag-Ab)的含量。一般选择相对分子质量 6000 的聚乙二醇,终浓度为 7%～9%,pH 6～9,可取得较好的分离效果。

聚乙二醇沉淀法是经典的分离方法,被广泛应用于放射免疫分析中,具有分离完全且经济方便的优点;缺点是非特异结合率较高,受温度、酸碱度、离子强度等影响较大。

(2)双抗体法:双抗体法是以第二抗体作为沉淀剂。第二抗体是一种抗抗体,即以第一抗体(针对待检抗原的特异性抗体)动物源性免疫球蛋白(IgG)作为免疫原,免疫动物获得免疫血清(多克隆抗体)。如第一抗体为单克隆抗体(鼠源性),则第二抗体可以是用鼠 IgG 免疫山羊后制备的羊抗鼠 IgG(Ab2);如第一抗体是用家兔制备的多克隆抗体(兔源性),则第二抗体可以使用家兔 IgG 免疫驴后获得的驴抗兔 IgG(Ab2)。

双抗体法的分离原理是第二抗体特异性结合标记物中的第一抗体并形成共沉淀,但不能结合游离的标记抗原,离心后的沉淀为结合标记物。但因体系中第一抗体量很少,不易形成沉淀,还需加入一定量的与第一抗体同源动物的 IgG,以提高分离效果。此外,因第二抗体是通用溶液,用量较大,一般采用较大动物作为宿主来制备抗体,如驴和山羊为常用动物;

双抗体法的优点是特异性强、重复性好、非特异结合少、分离较完全(可达 80%～90%);缺点是第二抗体与第一抗体反应需要较长时间,第二抗体的用量较大会增加检测成本等。

(3)双抗体-PEG 法:双抗体-PEG 法是广泛应用的方法,指分离剂中同时包含聚乙二醇和第二抗体。此方法融合了双抗体法和 PEG 法的优点,既保持了第二抗体法的特异沉淀作用,又保持了 PEG 法快速沉淀的优点,同时减少第二抗体的用量可节省成本,减少 PEG 的用量(2%～4%)则可减少非特异性沉淀。

(4)吸附去除游离抗原:最常用的吸附剂是药用炭。药用炭具有吸附小分子游离抗原或半抗原的能力,而大分子蛋白(如抗体和免疫复合物)则留在溶液中。如用葡聚糖包被药用炭颗粒使其表面具有一定孔径的网眼,仅允许小分子游离抗原或半抗原逸入而被吸附,大分子复合物被排斥在外,测定效果较好。在抗原抗体反应后,加入葡聚糖-活性炭颗粒,使游离的标记抗原(F)吸附到颗粒上,离心使颗粒沉淀,上清液含有标记抗原抗体复合物(B)。该方法简便、分离迅速,尤其适用于小分子抗原或药物的测定。但此法的分离效果和重复性常受吸附剂、相对表面积、被吸附抗原分子大小、电荷分布及其作用时间、温度、离子强度、pH 值等因素影响。药用炭在使用前过筛,选择一定大小的颗粒,活化后使用效果更佳。

(5)固相分离法:将抗体结合于固相载体(如磁颗粒、聚苯烯管或磁珠等)表面,形成不溶解但仍保持抗体活性的特异性结合能力。当被测抗原、标记抗原加至固相载体时,与抗体特异性结合(B 相),洗去未结合的标记物(F 相)即可将 B 相与 F 相分离。此法具有简便、沉淀时间短、易于分离并适合于自动化分析等特点,已逐步取代传统的液相分离方法。

3.放射性测量和数据处理

一般情况下,放射免疫分析如采用放射性核素$^{125}$I 作为示踪物,$^{125}$I 释放 γ 射线,使用液体闪烁计数仪进行测量,探测器输出的计数单位是每分钟脉冲数(CPM)。

放射免疫分析可测到的数据有:标记物的总放射强度(T)、标准品(含零标准管)和待测标本的沉淀部分(结合标记物)的放射强度(B)或上清部分(游离标记物)的放射强度(F)。为观察系统非特异性结合情况,需单设非特异性结合(NSB)管,操作与零标准管相同,但不加入特异性抗体(用零标准品溶液补足体积)。采用标准管抗原浓度和对应的放射性强度绘制标准曲线或建立数学函数关系。以标准品抗原的浓度值为横坐标,各标准管测量的 $B/B_0$(%)为纵坐标,绘制标准曲线,其中 $B_0$ 为不含抗原(零)标准管的测定值。同样,利用测定数据经数据拟合模型软件的数据处理也获得一个"数学函数",并通过此函数自动计算待测标本中抗原的含量。拟合方式多选择四参数 Logistic 曲线拟合模型。

(三)方法评价

放射免疫分析方法进行体外检测微量物质具有以下优点:灵敏度高,特异性强,重复性好,误差小,用量少;缺点是放射性核素对环境造成污染,易衰变,标记物不稳定,导致试剂有效期短。

## 三、免疫放射分析方法

免疫放射分析(IRMA)是在 RIA 的基础上发展起来的放射性核素标记免疫分析,此分析方法的特征是用放射性核素标记抗体。待测抗原和过量标记抗体发生非竞争性免疫结合反应,用固相免疫吸附法分离结合标记物(B)和游离标记物(F)。由于采用过量抗体缩短了反应达到平衡所需的时间,分离 B 和 F 采用固相吸附分离法,操作简便、无离心步骤、节省检测时间。

### (一)分析原理

免疫放射分析有单位点法和双位点法,单位点法一般用于测定小分子抗原,双位点法用于测定大分子抗原,实际工作中以双位点法最为常用。

双位点法也称为双抗体夹心法,采用双位点法的首要条件是选择一对单克隆抗体,它们分别针对同一抗原的不同抗原表位,其中一种单克隆抗体作为固相抗体,与固相载体连接,并保留抗体活性,另一种单克隆抗体标记放射性核素,制备成标记抗体。测定时先将标准品抗原(或待测抗原)与固相载体表面的固相抗体(过量)结合,并于固相载体表面形成固相抗体-抗原复合物,而未参与反应的组分则分布于液相中,洗涤除去未结合物;加入过量标记抗体,温育后形成固相抗体-抗原-标记抗体的复合物,而剩余的标记抗体分布于液相中,弃掉液体并洗涤即可去除游离标记抗体。免疫放射分析属于非竞争性免疫分析,固相抗体和标记抗体均为过量,采用系列已知浓度标准品溶液进行反应,可以获得一条正向标准曲线或数学函数关系,将待测标本进行同样操作,测定其放射性强度经标准曲线或数学函数则可获得未知标本中的抗原浓度。

免疫放射分析的主要试剂包括:标记抗体溶液、预包被抗体的试管(或小球)、系列标准品抗原和洗液等;标准品用于绘制标准曲线或建立数学函数关系;洗液用于分离过程中去除未结合的游离标记抗体。

### (二)测定方法

免疫放射分析的操作流程包括:试剂和标本准备;待检抗原与固相抗体结合;标记抗体与待检抗原结合;洗涤分离和放射性测定;数据处理;绘制标准曲线和待检抗原浓度计算等。

1.固相吸附分离技术

免疫放射分析采用固相吸附分离法。固相吸附分离法采用聚苯乙烯试管作为反应容器和固相吸附材料,利用聚苯乙烯能够吸附抗体并保留抗体结合抗原的特性,此种抗体能捕获液相中的抗原并于固相材料表面形成固相抗体-抗原复合物,而未结合物质存在于液相中,将液体弃掉并洗涤即可达到分离结合标记物的目的,再加入标记抗体,标记抗体与复合物中的抗原结合,形成固相抗体-抗原-标记抗体的复合物,未结合的标记抗体分布于液相中,将液体弃掉并洗涤同样可去除体系中的游离标记抗体。

固相吸附分离法的重点是固相吸附(也称包被)过程。固相吸附一般采用物理吸附法:用 pH 9.6 碳酸盐缓冲液将预包被抗体稀释到一定浓度($3\sim10\mu g/mL$),加入试管中 $22\sim25\text{℃}$ 过夜;弃包被缓冲液并洗涤去掉结合不牢固抗体,再加入 1% 牛血清白蛋白溶液,以高浓度蛋白封闭未结合抗体的空白位点,防止在以后反应中发生非特异性吸附,此过程称为封闭。经上述处理的塑料试管经真空干燥后保存备用。

2.测量和数据处理

免疫放射分析需分别测定标准品反应管(结合标记物部分)的放射性强度,以放射性计数为纵坐标（Y 轴），标准品抗原浓度为横坐标（X 轴）获得剂量-反应曲线为正向曲线。实际工作中，通过不同的数学模型经计算机处理，可获得不同的剂量-反应曲线。由于实验系统不同，各种数据处理方法的拟合程度不同。但不论何种方式，均应以获得较好的相关系数（绝对值接近1）为标准。

### （三）方法评价

免疫放射分析方法具有以下优点：敏感性高；特异性高；标记容易；标记物稳定；结果稳定。缺点是抗体用量偏多、抗体的特异性纯化较难，如用单克隆抗体可克服此缺点。

### （四）放射免疫分析与免疫放射分析比较

放射免疫分析与免疫放射分析是放射免疫技术中的两种重要类型，分别是竞争性分析和非竞争性分析的典型。

## 四、放射免疫技术的临床应用

放射免疫技术是三大经典标记免疫技术之一。自创立以来，由于其测定的灵敏度高、特异性强，对仪器设备条件要求不高，可以对抗原和半抗原进行测定，在二十世纪七八十年代，临床上曾广泛用于各种激素（如促甲状腺激素、甲状腺激素等）、病毒抗原或抗体（如乙型肝炎抗原、抗体）、肿瘤标志物（如甲胎蛋白、癌胚抗原、CA125、CA153 等）、药物（如地高辛、吗啡、巴比妥类）等微量物质的临床检测。但放射免疫技术存在试剂半衰期短、放射性废物难以处理等缺点，在世界范围内已被酶免疫技术和化学发光免疫技术逐步取代。

放射免疫技术在测定小分子半抗原（甾体激素）方面有优势。临床实验室在测定一些特殊激素方面，如反三碘甲状腺原氨酸（相对分子质量 651）、胃泌素（相对分子质量 2098）、醛固酮（相对分子质量 364）、血管紧张素-Ⅰ（相对分子质量 1200）和血管紧张素-Ⅱ（相对分子质量 1046）等项目仍然需要放射免疫分析技术。上述待测物质因相对分子质量较小，抗原表位很少，只能通过竞争性免疫分析模式测定，放射免疫分析是比较理想的方法之一。放射性核素（$^{125}$I）相对分子质量很小，标记小分子半抗原后对半抗原免疫活性影响小，能确保标记抗原和待测抗原具有同样结合抗体的活性，从而确保实现较理想的竞争性免疫分析。

# 第七章 微生物检验

## 第一节 细菌学检验

### 一、革兰阳性球菌

#### (一)葡萄球菌属

(1)葡萄球菌属是从临床标本检出的革兰阳性球菌中最为常见的一群细菌,分为凝固酶阴性和凝固酶阳性两类。凝固酶阳性葡萄球菌有金黄色葡萄球菌、中间型葡萄球菌 t 和猪葡萄球菌、施氏葡萄球菌,等,其中金黄色葡萄球菌(SA)是致病菌,常引起毛囊炎、脓肿、蜂窝织炎、肺炎、服毒血症、败血症、食物中毒、假膜性肠炎、剥脱性皮炎和中毒性休克等。凝固酶阴性葡萄球菌(ENS)有表皮葡萄球菌、腐生葡萄球菌、人葡萄球菌、溶血葡萄球菌、模仿葡萄球菌、头状葡萄球菌、孔氏葡萄球菌、木糖葡萄球菌、沃氏葡萄球菌、耳葡萄球菌等。表皮葡萄球菌(SE)和腐生葡萄球菌可引起尿路感染、败血症和心内膜炎等各种机会感染,属条件致病菌。临床使用的各种导管、人工瓣膜及其他侵袭性检查治疗用品受表皮葡萄球菌污染的频率很高。另外,即使在理想的消毒条件下,仍有 3%～5% 脓血培养中混有污染菌,主要来源就是皮肤寄生的凝固酶阴性葡萄球菌。近年来凝固酶阴性葡萄球菌引起的感染逐渐上升,且耐药菌株不断增加,临床需密切注意。

(2)根据美国临床实验室标准化研究所(CLSI)推荐的抗菌药物选择方法,临床实验室葡萄球菌属药敏试验一般选择下列抗生素:A 组:苯唑西林、青霉素、阿奇霉素(或红霉素或克拉霉素)、克林霉素、复方新诺明;B 组:达托霉素、利奈唑胺、万古霉素、泰利霉素、多西环素、四环素、利福平;C 组:环丙沙星(或左氧氟沙星或氧氟沙星)、莫西沙星、庆大霉素、氯霉素、奎奴普汀/达福普汀;U 组:洛美沙星、诺氟沙星、呋喃妥因。一般不必选择青霉素、苯唑西林以外的 β-内酰胺类抗生素。这是因为:青霉素敏感的葡萄球菌对其他青霉素类、头孢菌素类和碳青霉烯类也是敏感的;青霉素耐药而苯唑西林敏感的菌株对青霉素酶不稳定的青霉素类耐药,但对其他青霉素酶稳定的青霉素类、β-内酰胺类和 β-内酰胺酶抑制剂复合物、第一代头孢菌素类和碳青霉烯类是敏感的;苯唑西林耐药的葡萄球菌对所有当前可用的 β-内酰胺类抗生素均耐药,通常还对氨基糖苷类、大环内酯类、克林霉素、四环素等多重耐药。因此,仅测试青霉素和苯唑两林就可以推知一大批 β-内酰胺类抗生素的敏感性与耐药性,不必常规测试其他青霉素类、β-内酰胺酶抑制剂复合物、头孢菌素类和亚胺培南。对 MRS 轻度感染可用利福平、复方磺胺甲恶唑和环丙沙星,而严重的全身感染只能用万古霉素。

### (二)链球菌属

(1)链球菌是革兰阳性球菌中另一类常见细菌。根据其溶血性状分为 α、β、γ 三种。α 溶血性链球菌(草绿色链球菌)为口腔、消化道、及女性生殖道正常菌群。

30%～40%亚急性心内膜炎由草绿色链球菌引起。变异链球菌可致龋齿;血液链球菌、温和链球菌、格氏链球菌、口腔链球菌和中间型链球菌常分离自深部脓肿,特别是肝和脑的脓肿。β 溶血性链球菌分为多种血清群,致病者主要是 A 群和 B 群,C、D、G 群也有致病性。A 群链球菌(化脓性链球菌)可引起化脓性感染如皮肤软组织感染、疖肿、脓肿、丹毒、淋巴管炎、淋巴结炎、伤口感染、扁桃体炎、蜂窝织炎、中耳炎、肺炎、心内膜炎、脑膜炎等;产生红疹毒素的菌株可致猩红热;某些 A 群化脓性链球菌还可引起变态反应性疾病,包括风湿热、急性肾小球肾炎等。B 群链球菌(无乳链球菌),寄居于女性生殖道和人体肠道,可引起产妇的感染及新生儿的败血症、脑膜炎和肺炎。C 群链球菌可引起脑膜炎、肾炎、心内膜炎、蜂窝织炎和持续性败血症等。γ 链球菌不溶血,一般无致病力,偶尔引起细菌性心内膜炎及尿路感染等。

(2)肺炎链球菌是大叶性肺炎、支气管肺炎的病原菌,还可引起化脓性脑膜炎、心内膜炎、中耳炎、菌血症等。一直以来,肺炎链球菌对青霉素具有高度的敏感性,临床上把青霉素用作治疗肺炎链球菌感染的首选药物。目前这一传统治疗经验受到了挑战。近年来出现耐青霉素及多重耐药的肺炎链球菌(PRP),由于青霉素结合蛋白 PBPs 改变(以 PBP2b 突变多见),导致其与青霉素结合力下降,须引起高度重视。现在认为,青霉素敏感的肺炎链球菌对氨苄西林、阿莫西林、阿莫西林/克拉维酸、氨苄西林/舒巴坦、头孢克洛、头孢唑啉、头孢地尼、头孢吡肟、头孢拉定、头孢噻肟、头孢丙烯、头孢曲松、头孢呋辛、头孢泊肟、头孢唑肟、厄他培南、亚胺培南、氯碳头孢和美洛培南等均敏感,所以不需要再测定这些药,而青霉素中介或耐药的肺炎链球菌,这些药的临床有效率较低。

(3)牛链球菌可引起人心内膜炎、脑膜炎和菌血症并与结肠癌有相关。

(4)猪链球菌是人畜共患菌,患者因接触病患猪感染,未发现人与人传播,引起人脑膜炎和败血症,并造成死亡。

### (三)肠球菌属

(1)肠球菌曾被归入 D 群链球菌,但种系分类法证实它不同于链球菌属细菌,现单列为肠球菌属。临床上常见的是粪肠球菌和屎肠球菌是目前医院内感染重要病原菌。肠球菌最常引起泌尿系感染,其中绝大部分为医院内感染,多数与尿路的器械操作、留置导管和尿道结构异常有关。其次可引起腹部及盆腔的创伤和外科感染。肠球菌引起的菌血症常发生于有严重基础疾患的老年人、免疫功能低下患者以及长期住院接受抗生素治疗的患者,原发感染灶常为泌尿生殖道、腹腔化脓性感染、胆管炎和血管内导管感染等。呼吸系统的肠球菌感染比较少见。由于头孢菌素、氨基糖苷类(与青霉素类或万古霉素协同除外)、克林霉素、甲氧苄啶磺胺甲噁唑等对肠球菌属无效,而以上药物是医院内感染治疗的最常用药物,从呼吸道标本分离出肠球菌,多是因为长期使用(以上)抗生素造成肠道菌群失调、菌群定殖移位所致。因此,在临床诊断和治疗前应认真评估分离菌的临床意义。

(2)所有肠球菌属对于头孢菌素、氨基糖苷类(高水平耐药筛选除外)、克林霉素和复方新诺明是天然耐药,即使在体外显示活性,但临床上无效。肠球菌属药敏试验临床微生物实验室选择药物通常为:A 组:青霉素、氨苄西林;B 组:达托霉素、万古霉素,奎奴普汀/达福普汀,利奈唑胺;C 组:四环素类和红霉素、氯霉素、利福平、高浓度的庆大霉素和链霉素;U 组:为环丙沙星、左氧氟沙星、诺氟沙星,呋喃妥因等。近年来不断上升的肠球菌感染率与广泛使用抗生素出现的耐药性以及广谱抗生素的筛选有密切关系。对肠球菌的耐药性应高度警惕,避免高耐药、多重耐药菌株出现和播散。

(3)肠球菌的耐药性分为天然耐药和获得性耐药。对于一般剂量或中剂量氨基糖苷类耐药和对万古霉素低度耐药常是先天性耐药,耐药基因存在于染色体。近年来获得性耐药株不断增多,表现为对氨基糖苷类高水平耐药和对万古霉素、林可霉素高度耐药。目前,肠球菌的耐药问题包括:

①耐青霉素和氨苄西林的肠球菌。氨苄西林和青霉素的敏感性可用来预测对阿莫西林、氨苄西林/舒巴坦、阿莫西林/克拉维酸、哌拉西林和哌拉西林/他唑巴坦的敏感性。

②氨基糖苷类高水平耐药(HLAR)的肠球菌。临床微生物实验室一般应用大剂量的庆大霉素和链霉素筛选,其他氨基糖苷类不需进行测试,因为它们对肠球菌的活性并不优于庆大霉素和链霉素,敏感结果预示氨苄西林、青霉素或万古霉素与这种氨基糖苷类抗生素具有协同作用,耐药结果(HLAR)则预示它们之间不存在协同作用。

③耐万古霉素的肠球菌(VRE)。1988 年首次报道出现 VRE,目前国内三级甲等以上医院 VRE 已占分离肠球菌的 1%～5%。肠球菌对万古霉素的耐药可分为低水平耐药(MIC 为 8～32mg/L)和高水平耐药(MIC 64mg/L)。根据肠球菌对万古霉素和替考拉宁(壁霉素)的不同耐药水平及耐药基因,VRE 分为四种表型,分别是 VanA、VanB、VanC 和 VanD。其中 VanA、VanB 和 VanD 均为获得性耐药:VanA 对万古霉素和替考拉宁均呈高水平耐药;VanB 对万古霉素低水平耐药,对替考拉宁敏感;VanD 对万古霉素耐药,对替考拉宁敏感。VanC 为天然耐药,对万古霉素低水平耐药。最近又有获得性 VanE 型 VRE 的报道。对 VanA 型、青霉素敏感或低耐药的非 HLAR 菌株,可用青霉素＋庆大霉素。对 VanB 非 HLAR 的菌株,用替考拉宁＋庆大霉素;同时有 HLAR 的菌株,用替考拉宁、新生霉素＋喹诺酮类。对多重耐药的 VRE 菌,目前尚无有效的治疗方法,堪称超级细菌。

(4)由于屎肠球菌的耐药性明显强于粪肠球菌,而鹑鸡肠球菌和铅黄肠球菌对万古霉素低水平天然耐药,因此临床应要求微生物实验室将肠球菌鉴定到种。

### (四)微球菌属

主要包括藤黄微球菌、里拉微球菌,南极微球菌和内生微球菌。为条件致病菌,当机体免疫力降低时感染本菌可致病,如引起脓肿、关节炎、胸膜炎等疾病。

## 二、革兰阴性球菌

### (一)奈瑟菌属

主要致病菌包括:脑膜炎奈瑟菌和淋病奈瑟菌。

#### 1.脑膜炎奈瑟菌

脑膜炎奈瑟菌通常寄居于宿主的鼻咽腔内、口腔黏膜上,通过呼吸道分泌物或空气微颗粒传播。它是流行性脑脊髓膜炎的病原体,多为隐性感染,当宿主免疫力降低时,先引起呼吸道感染,细菌进入血液时导致菌血症,大量繁殖入侵淋巴结到达脑脊膜,即发生急性化脓性脑膜炎。发病高峰为冬末春初,感染者多为学龄儿童、青少年。治疗药物首选为青霉素。

2.淋病奈瑟菌

淋病奈瑟菌(简称淋球菌)是常见的性传播疾病-淋病的病原菌,主要通过性接触直接侵袭感染泌尿生殖道、口咽部和肛门直肠的黏膜。淋病的临床类型可分为:

(1)单纯淋病:大部分患者表现为本型。男性感染后7天内发生急性尿道炎,表现为尿频、尿急、尿痛,尿道口有脓性分泌物,不及时治疗可继发附睾炎、前列腺炎和尿道狭窄。妇女的原发部位是子宫颈内膜,表现为子宫颈红肿、阴道分泌物增多和排尿困难。在女性单纯淋病患者中,无症状和轻微症状患者较多,故易忽略,不能及时就医而继发合并症,以及成为传染源而继续感染他人。

(2)盆腔炎性疾病:单纯淋病女性患者不及时治疗可发生盆腔炎性疾病。本病是造成女性生殖系统损害的严重并发症,表现为子宫颈内膜炎、输卵管炎、盆腔炎和输卵管脓肿等。

(3)口咽部和肛门直肠淋病:前者表现为轻度咽炎,后者表现为里急后重、局部灼痛和脓血便。

(4)结膜炎:多见于新生儿,因分娩时接触患淋病产妇的产道分泌物所致,不及时治疗可导致失明。

(5)播散性淋病:1%～3%的淋病患者可发展为播散性淋病,尤其见于补体功能缺陷的患者,表现为畏寒、发热、皮肤病变和多关节肿痛,少数患者可发生化脓性关节炎和脑膜炎。

淋病的实验室检测主要有分泌物的涂片检查、淋病奈瑟菌的分离培养及药敏试验、淋球菌β-内酰胺酶测定等。淋球菌分离培养是目前世界卫生组织推荐的筛查淋病患者的唯一方法。目前,质粒介导对青霉素和四环素的耐药性在淋病奈瑟菌中已愈来愈多见。虽然多数淋病奈瑟菌对大观霉素、第三代头孢菌素和氟喹诺酮类抗菌药物等很敏感,但对于本菌的临床分离株应强调做药敏试验,有助于临床合理用药。

### (二)卡他莫拉菌

主要寄居在人的鼻咽部,是导致中耳炎、鼻窦炎、慢性阻塞性肺炎的病原体,对免疫缺陷者可致菌血症、心内膜炎,甚至脑膜炎等。

## 三、需氧革兰阳性杆菌

### (一)棒状杆菌属

主要致病菌为白喉棒状杆菌。白喉杆菌通过呼吸道传染,引起白喉,是一种急性呼吸道疾病。除好发于咽喉部、气管鼻腔等处外,亦可偶发于眼结膜、阴道及皮肤等处。白喉杆菌在侵犯的局部增殖,产生大量的外毒素,具有强烈的细胞毒作用,能抑制敏感细胞蛋白合成,引起局部黏膜上皮细胞坏死。浸出液中纤维蛋白将炎性细胞、黏膜坏死细胞和菌体凝结在一起,形成白色膜状物,称为伪膜或假膜,与黏膜紧密相连,不易拭去;若假膜延伸至喉内或假膜脱落造成气管阻塞,可造成呼吸道阻塞,严重者可因窒息死亡,是白喉早期致死的主要原因。白喉杆菌产生的外毒素由局部进入血液造成毒血症,侵害心肌和外周神经,引起心肌炎和软腭麻痹等白喉的各种临床症状。本病死亡率较高,50%以上的死亡病例是由于心肌炎发展至充血性心力衰竭所致。近几年来,白喉发病率有升高趋势。调查人群在感染或计划免疫后对白喉是否产生免疫力,可用白喉外毒素做皮内试验,又称锡克试验。治疗白喉患者最重要的制剂是白喉抗毒素,另外,青霉素和红霉素可用于消除上呼吸道的白喉杆菌或排除携带者。

棒状杆菌属是一群革兰阳性杆菌,除白喉棒状杆菌以外的其他棒状杆菌统称为类白喉棒状杆菌,多数不致病,有一些可能是条件致病菌。如溃疡棒状杆菌可引起渗出性咽炎、白喉样疾病及其他组织感染;解脲棒状杆菌可从膀胱炎和尿道结石患者尿中分离到;JK棒状杆菌可引起败血症、心内膜炎、皮肤与软组织感染等;干燥棒状杆菌可引起心瓣膜置换术后心内膜炎及外伤后深部组织感染。红霉素、青霉素、第一代头孢菌素或万古霉素可用于治疗类白喉杆菌感染。

### (二)隐秘杆菌属

常见菌种有溶血隐秘杆菌、伯尔德隐秘杆菌、化脓隐秘杆菌等。化脓隐秘杆菌引起伤口和软组织感染,脓肿形成,菌血症。溶血隐秘杆菌引起大龄儿童咽炎,伤口和软组织感染,骨髓炎,心内膜炎。伯尔德隐秘杆菌引起脓肿,常合并厌氧菌感染。

### (三)加德纳菌属

加德纳菌属只有阴道加德纳菌一个种。阴道加德纳菌是细菌性阴道炎(BV)的病原菌之一。BV的临床特征是阴道排出物增多,并有种恶臭气味,症状可不典型。其诊断依据是:①阴道排出物增多,稀薄、均质、灰白色,有恶臭味,pH>4.5;②有线索细胞,即阴道上皮细胞被革兰阴性小杆菌覆盖;③胺实验阳性:10% KOH滴到阴道分泌物上,立即出现鱼腥味和氨味。

### (四)李斯特菌属

与人类疾病有关的主要是单核细胞增生李斯特菌和伊氏李斯特菌。由李斯特菌引起的人类疾病称"李斯特菌病",单核细胞增生李斯特菌的主要通过污染的食品感染人,很可能是细菌通过胃肠道黏膜的屏障进入血流,有暴发流行以及散发两种。单核细胞增生李斯特菌还可通过胎盘和产道感染新生儿,引起新生儿、婴儿化脓性脑膜炎、败血症性肉芽肿等,死亡率为23%~70%。妊娠妇女感染后可引起流产。偶尔还可引起成人心内膜炎、败血症、结膜炎等。有报告表明,单核细胞增生李斯特菌的易感人群是孕妇和她们的胎儿、老人,以及免疫抑制状况的人(如AIDS患者)。

### (五)丹毒丝菌属

丹毒丝菌属主要致病菌为猪红斑丹毒丝菌。红斑丹毒丝菌病是一种急性传染病,主要发生于家畜、家禽,人也可感染发病。猪红斑丹毒丝菌,主要通过受损的皮肤感染人,引起类丹毒,大多发生于手部,始于伤口,随后局部皮肤红肿有水瘤,局部淋巴结肿大,有时伴有关节炎,也可引起急性败血症或心内膜炎。人类感染多发生在兽医,屠宰,工人和渔业工人身上。

### (六)芽胞杆菌属

常见菌种为炭疽芽胞杆菌,蜡样芽胞杆菌等。

1.炭疽芽胞杆菌

炭疽芽胞杆菌引起的炭疽病遍及世界各地,四季均可发生。人类炭疽根据感染的途径不同,分为体表、肠道及吸入性感染,可分别引起皮肤炭疽、肠炭疽、肺炭疽、纵隔炭疽。

(1)皮肤炭疽:较多见,约占95%以上,多发于暴露的皮肤部位。1~2天出现症状,开始似蚊虫叮咬一样的痒,然后出现斑疹、疱疹、严重水肿,继而形成无痛性溃疡,中心有血性渗出物并结成黑痂。常伴有局部淋巴结肿大、发热、头痛,并发败血症,可发生中毒性休克。

(2)肺炭疽:感染后12小时就可出现症状。初期类似感冒,然后突然高热、寒战、胸痛、出血,咳血性痰,很快出现呼吸衰竭,中毒性休克死亡。

(3)肠炭疽:感染后一般12~18小时出现症状。主要为急性胃肠炎表现,如恶心、呕吐、腹痛、发热、血性水样便,因中毒性休克死亡。这三型炭疽均可并发败血症和炭疽性脑膜炎。患者病后可获得持久免疫力,再次感染甚少。

2.蜡样芽胞杆菌

蜡样芽胞杆菌广泛分布于土壤、水、尘埃、淀粉制品、乳及乳制品中,可引起食物中毒,并可致败血症。蜡样芽胞杆菌引起的食物中毒有两种类型:一是腹泻型,胃肠炎症状,潜伏期平均为10~12小时,病程一般为2小时;二是呕吐型,于进餐后1~6小时发病,病程平均不超过10小时。由蜡样芽胞杆菌引起的眼内炎是一种严重的疾病,对眼有穿透性损伤或血源性扩散,且进展的非常迅速。蜡样芽胞杆菌还可引起其他部位的感染,有一种烧伤感染会致命。

### (七)诺卡菌属

与人类疾病关系最大的有星形诺卡菌和巴西诺卡菌,多为外源性感染,星形诺卡菌主要通过呼吸道引起原发性、化脓性肺部感染,可出现类似结核的症状,进一步可通过血流向其他组织器官扩散,进而引起脑膜炎、腹膜炎等。星形诺卡菌肺炎患者的痰标本呈肺结核样的乳酪样痰。巴西诺卡菌常通过损伤的皮肤侵犯皮下组织产生慢性化脓性肉芽肿,表现为脓肿和多发性瘘管,故称为足菌肿,好发于腿和足部。诺卡菌病的治疗首选磺胺类,可单独使用,也可与四环素、链霉素、氨苄西林等联用。

### (八)红球菌属

最常引起人体感染的病原菌为马红球菌,常引起免疫力低下人群如艾滋患者的呼吸道感染以及胸膜炎和败血症。支气管红球菌可从某些肺结核和支气管扩张患者痰液中分离到。

### (九)分枝杆菌属

目前属内有150个种和亚种,分为:结核分枝杆菌、非结核分枝杆菌(NTM)、麻风分枝杆菌和腐物寄生性分枝杆菌。广泛分布于土壤、水、人体和动物体内,主要引起肺部病变,尚可引起全身其他部位的病变,常见的有淋巴结炎、皮肤软组织和骨髓系统感染,对严重细胞免疫抑制者还可引起血源性播散。

1.结核分枝杆菌

是人类分枝杆菌病最主要的病原体,因其胞壁含有大量脂质成分,免疫力强,能耐低温、耐干燥,在干燥的痰中可存活6~8个月,含有结核分枝杆菌痰液的尘埃可保持8~10天的传染性。该菌对湿热敏感,60℃半小时、80℃以上5分钟以内可死亡,在煮沸条件下可完全杀菌,所以对于痰液污染物可通过焚烧灭菌。另外,结核分枝杆菌对紫外线免疫力差,日光直射4小时即可死亡。虽然在70%~75%乙醇中数分钟即被杀死,但由于乙醇能使痰中的蛋白质凝固,因此不宜用于痰的消毒。对人类致病的结核分枝杆菌包括人结核分枝杆菌、牛结核分枝杆菌、非洲分枝杆菌,统称为"结核分枝杆菌复合群"。不同结核分枝杆菌复合群引起的临床症状相似,治疗也相同。我国以人结核分枝杆菌感染的发病率最高,主要通过呼吸道、消化道和损伤的皮肤等多途径感染机体,引起多种脏器组织的结核病。其中以肺结核最为多见,开放性肺结核患者咳嗽时排出颗粒形成气溶胶,当易感者吸入气道达肺中后引起感染。原发病灶多见与肺尖、下叶的上部接近胸膜处,多能自愈,形成纤维化或钙化灶。机体内有潜在感染灶的人,一般来讲有10%可能复发,在感染的最初几年危险性最高。在AIDS患者中,肺结核多为原发性,进展迅速,经血流播散,局部的纤维化和干酪样病变较少。93%的从未经治疗患者中分离到的结核分枝杆菌对抗结核药物敏感,对两药或三药治疗方案反应良好。但由于发生基因突变,目前2/3以上的临床分离株对多种抗结核药物产生耐药性。

据国家最新统计资料显示,肺结核已成为目前我国最多发的传染病之一,仅次于乙型肝炎,呈"三高一低"的趋势,即:患病率高,死亡率高,耐药性高;递降率低。目前对于结核的治疗必须坚持以下原则:结核分枝杆菌的自发性耐药突变相当多,如果对这些患者仅用一种抗结核药物,则会很快对这种药物产生耐药,造成治疗失败。因此,至少要2~3种以上的药物联合治疗,防止耐药菌株出现,即使痰中检测不出抗酸杆菌后仍需继续治疗;尽管治疗前药敏试验对于结核的初始治疗作用不大,但为了公众的利益必须进行。

2.麻风分枝杆菌

是麻风病的病原菌。麻风病是由于细胞免疫缺陷,使感染的麻风分枝杆菌大量繁殖形成局部肉芽肿所致,可影响皮肤、外周神经,表现为皮肤感觉缺失和周围神经增厚。从鼻肉芽肿上脱落的菌体是传播的主要原因,可因密切接触引起感染。麻风杆菌在体外不能培养。

3.非结核分枝杆菌(NTM)

属于环境分枝杆菌,主要来源于污水、土壤、气溶胶。流行病学显示NTM的感染率日趋上升。非结核分枝杆菌感染具有以下特点:①多发生于机体免疫力低下时,为机会性感染,患者多为老年基础肺疾病者、使用激素、免疫抑制剂者、AIDS患者等;②该菌的致病力较结核分枝杆菌低,它所导致的疾病往往进展缓慢、病程较长,且病灶范围小、症状轻;③多合并有人类免疫缺陷病毒感染,NTM是AIDS的主要机会致病菌,最常见的感染是鸟-胞内分枝杆菌;④可与结核分枝杆菌合并感染,多见于有空洞的结核患者身上;⑤对抗结核药具天然的耐药性,临床疗效不佳;⑥肺部症状与X线表现程度不符,肺结核分枝杆菌引起的肺部感染症状较轻,但胸片可表现为广泛的病灶。

# 四、肠杆菌科细菌

肠杆菌科细菌是临床标本中最常见的革兰阴性杆菌。正如其名,肠杆菌科细菌在人类和动物的肠道内大量存在,随人和动物的排泄物广泛分布于土壤、水和腐物中。大多数肠杆菌科细菌是肠道的正常菌群,但当宿主免疫力降低或细菌侵入肠道外部位(移位定植)等特定条件下可成为条件致病菌而引起疾病。有些肠杆菌科细菌是致病菌,主要有伤寒沙门菌、志贺菌、致病性的大肠埃希菌、耶尔森菌等。

## (一)埃希菌属

目前属内有6个种,其中以大肠埃希菌最常见。是人类和动物肠道的正常菌群,正常情况下不致病。大肠埃希菌在婴儿出生后数小时就进入肠道并终生伴随。当机体免疫力降低或细菌入侵肠外部位时可成为条件致病菌引起感染，以化脓性炎症最为常见。某些特殊菌株致病性强，能直接导致肠道感染。

埃希菌属是医院感染的重要病原菌之一，也是食物和饮料的卫生学标准。所致疾病可分2类：

(1)肠道外感染以泌尿系感染为主，如尿道炎、膀胱炎、肾盂肾炎。还可引起菌血症、败血症、肺炎、腹膜炎、胆囊炎、阑尾炎、术后伤口感染，以及新生儿的脑膜炎等，属条件致病菌感染，多见于婴儿、老年人和免疫功能低下者。

(2)肠道内感染主要为腹泻。引起肠道感染的大肠埃希菌主要有5组：

①产肠毒素型大肠埃希菌(ETEC)：是5岁以下婴幼儿和旅游者腹泻的重要病原菌，经粪-口感染，由质粒介导产生耐热肠毒素 ST 和不耐热肠毒素 LT 而引起腹泻，不侵犯肠黏膜上皮。可为轻度水样泻或类似霍乱的严重腹泻，可伴恶心、呕吐、腹痛和发热等症状。

②肠致病性大肠埃希菌(EPEC)：是婴幼儿腹泻的主要病原菌，严重者可致死，成人少见。EPEC 多不产生肠毒素(某些菌株产生类志贺毒素)，病菌在十二指肠、空肠和回肠上端大量繁殖形成微菌落，导致肠黏膜的刷状缘破坏、绒毛萎缩、上皮细胞排列紊乱和功能受损而造成严重腹泻。表现为发热、呕吐、腹泻，粪便常为黏液性。

③肠侵袭性大肠埃希菌(EIEC)：相对较少见，不产生肠毒素，死亡后产生内毒素，导致肠黏膜上皮发生炎症或溃疡。临床表现为细菌性痢疾样症状。腹泻呈脓血便，有里急后重，主要侵犯较大儿童和成人。

④肠出血性大肠埃希菌(EHEC)：其代表血清型为 O157：H7。所有血便患者均应常规做 O157：H7 的培养，尤其在发病季节有指征的患者其粪便检查应包括 O157：H7 的培养。O157：H7 大肠埃希菌感染可以表现为无症状感染、轻度腹泻、出血性肠炎(HC)、溶血性尿毒综合征(HUS)、血栓性血小板减少性紫癜(TTP)，以出血性肠炎最多见。

⑤肠聚集性大肠埃希菌(EAggEC)：引起婴儿持续性腹泻脱水，偶有血便。

### (二)志贺菌属

(1)该属是主要的肠道病原菌之一，目前属内有 4 个血清群，历史上曾作为 4 个种处理。A 群为痢疾志贺菌，B 群为福氏志贺菌，C 群为鲍氏志贺菌，D 群为宋内志贺菌。本菌属是人类细菌性痢疾最常见的病原菌，其致病物质主要是侵袭力和内毒素，临床呈现典型的黏液脓血便。痢疾志贺菌 1 型还能产生一种外毒素(称志贺毒素)，具有神经毒性、细胞毒性和肠毒性。因此痢疾志贺菌引起的菌痢症状最重。宋内志贺菌最轻。我国以福氏志贺菌流行为主，尤其是福氏志贺菌 2 型，其次是宋内志贺菌。福氏志贺菌感染易转变为慢性，病程迁延，慢性患者和恢复期带菌常见。

(2)小儿常可发生中毒性菌病，患儿多无明显的消化道症状，主要表现为全身性中毒症状，由内毒素大量释放引起，死亡率高，各型志贺菌都有可能引起。

(3)治疗志贺菌感染的药物很多，但该菌易出现多重耐药性。根据 CLSI/NCCLS 要求，临床实验室常规药敏仅测试和报告氨苄西林、复方新诺明和一种喹诺酮类抗生素。若肠外分离菌株，加试三代头孢(一种药物)和氯霉素。第一代和第二代头孢菌素以及氨基糖苷类抗生素在体外测试可能为敏感,但临床无效,不能报告敏感。

### (三)沙门菌属

本属细菌分为肠道沙门菌和邦戈沙门菌两个种。肠道沙门菌可再分为 6 个亚种,包括肠道沙门菌肠道亚种,肠道沙门菌萨拉姆亚种等等。对人类致病的主要是肠道沙门菌肠道亚种的一些血清型,如伤寒血清型、副伤寒甲血清型、鸡沙门血清型等。目前,临床微生物实验室多以菌种的形式代替血清型报告,如伤寒沙门菌、甲型副伤寒沙门菌、鼠伤寒沙门菌、猪霍乱沙门菌等。

(1)沙门菌致病物质主要有:①表面抗原:沙门菌的表面有 M 抗原、5 抗原及 Vi 抗原,有 Vi 抗原的菌株比无 Vi 抗原的菌株致病力强;②内毒素:沙门菌有较强的内毒素,可引起肠热症;③肠毒素:某些沙门菌(如鼠伤寒沙门菌)能产生类似大肠埃希菌的肠毒素。

(2)沙门菌所致疾病,最常见的是急性胃肠炎(食物中毒)。由摄入大量鼠伤寒沙门菌、猪霍乱沙门菌、肠炎沙门菌等污染的食物引起。潜伏期 6~24 小时,主要症状是发热、恶心、呕吐、腹痛、腹泻,一般在 2~3 天内自愈。吐泻剧烈者伴脱水,导致休克肾衰而死亡。严重后果者主要见于婴儿老人及体衰者。

(3)沙门菌所致另一类重要疾病是伤寒和副伤寒。伤寒和副伤寒是一种独特的急性全身性发热性单核细胞内感染,主要由沙门菌属中的伤寒沙门菌和甲型、乙型、丙型副伤寒沙门菌引起,偶尔由鼠伤寒沙门菌引起。伤寒与副伤寒患者外周血白细胞总数往往降低,伴中性粒细胞减少和嗜酸性粒细胞消失。病原菌的检出是本病的确诊依据,疾病早期以血培养为主,第 1 周阳性率最高,可达 90%,病程后期以粪、尿等培养为主,骨髓培养阳性率较血培养高,全程可取骨髓分离培养细菌。粪、尿培养一般于病程第 2~3 周阳性率较高,粪便培养阳性应结合临床表现,单纯大便培养阳性可为伤寒带菌状态。另外,取玫瑰疹刮取物或活检切片进行培养,也可获阳性结果。

(4)伤寒沙门菌和副伤寒沙门菌的菌体(O)抗原、鞭毛(H)抗原及 Vi 抗原能刺激机体产生相应的抗体。肥达反应是测定患者血清中 O,H 抗体效价的一种传统血清学诊断方法,肥达反应与细菌分离培养同时进行或在后者失败的情况下,能辅助诊断伤寒,甲、乙、丙型副伤寒沙门菌引起的肠热证。通常伤寒与副伤寒发病 1 周后肥达试验开始出现阳性,第 3~4 周阳性率可达 90%,其效价随病程演进而递增,第 4~6 周达高峰,病愈后阳性反应可持续数月之久。其结果解释应注意:

①正常值:各地区有所不同,一般 O>1∶80,H>1∶160,A、B、C>1∶80 才有临床意义;或在疾病早期及中后期分别采集 2 次血清,若第二份血清比第一份的效价增高 4 倍以上具有诊断价值。

②O 抗原刺激机体产生的抗体为 IgM,出现较早,存在于血清内的时间较短;H 抗体为 IgG,出现较迟,持续存在的时间较长。a.O 高 H 不高:可能为疾病的早期;沙门菌属中其他菌种感染引起的交叉反应;或 H-O 变异的沙门菌引起的感染等。建议 1 周后复查。如 1 周后 H 也有升高,可证实为肠热症。b.H 高 O 不高:可能为疾病的晚期;以往患过伤寒、副伤寒或接受过预防接种;回忆反应等。

③伤寒沙门菌与甲型、乙型副伤寒沙门菌有部分共同的 O 抗原,可使体内产生相同的 O

抗体,故 O 抗体特异性较低,增高时只能诊断为伤寒类疾病的感染。而伤寒与副伤寒时产生的 H 抗体特异性较高,在免疫学反应中不发生交叉凝集,因此某一种鞭毛抗体("H"、"A"、"B"、"C")的升高,对伤寒与各型副伤寒有鉴别诊断意义。

Vi 抗原存在于新从患者分离的伤寒沙门菌及丙型副伤寒沙门菌菌体最表层。患者感染后 Vi 抗体的升高,往往在病程 3～4 周之后,Vi 凝集试验≥1:5 者提示为伤寒带菌,对本病的早期诊断没有意义。

本试验结果的影响因素:a.过去曾预防接种伤寒、副伤寒疫苗者,H 抗体效价明显升高,并持续数年,而 O 抗体低于正常值;b.以往患过伤寒病或曾接种伤寒菌疫苗,新近又感染流行性感冒或布鲁菌病,可产生高效价 H 抗体,O 抗体则较低,但 H 抗体很快消失,此种反应称为回忆反应;c.由于人们在日常生活中可能发生隐性感染而产生抗体,尤其在流行地区正常人凝集效价可稍增高,故在判断结果时应考虑本地区正常人群的自然凝集价水平,以作为参考;d.沙门菌属各菌种之间有某些共同抗原,在凝集试验中可能出现类属交叉凝集反应,但效价较低;e.阴性结果不能完全排除伤寒的可能,应注意有 10% 左右已确诊为伤寒者,在整个病程中抗体效价始终不升高,这可能与早期应用抗生素、免疫耐受和免疫缺陷有关。f.肥达反应特异性不强,机体免疫功能紊乱、结核、败血症、斑疹伤寒、病毒性肝炎及部分急性血吸虫病患者,可出现假阳性反应;g.血清溶血、菌液过浓等均会影响结果,菌液过期或产生自凝者不宜使用。

(5)沙门菌偶尔还可引起肠道外的各种炎症,如胆囊炎、肾盂肾炎、脑膜炎、骨髓炎、心内膜炎和内脏脓肿。

(6)与志贺菌属相同的是,临床微生物实验室常规仅测试和报告沙门菌对氨苄西林、一种喹酮类药和复方新诺明的敏感情况;对于胃肠外分离的沙门菌属,还要测试并报告氯霉素及某一种第三代头孢菌素的结果;对于胃肠外分离的沙门菌属,奈啶酸耐药、氟喹诺酮类敏感时用喹诺酮治疗可能出现临床治疗失败或延迟反应。

### (四)枸橼酸杆菌属

属内有 11 个种,常见菌种有:弗劳地枸橼酸杆菌、科斯枸橼酸杆菌(即原来的异型枸橼酸杆菌)、丙二酸盐阴性枸橼酸杆菌等等。弗劳地枸橼酸杆菌,是肠道的正常菌群成员,为条件致病菌,某些菌株产生肠毒素 LT 及 ST,导致原发性肠道感染而引起腹泻;和某些肠道外感染有关,常致尿道感染、菌血症、败血症和肺炎、腹膜炎、创伤感染、新生儿脑膜炎、脑脓肿,临床分离的菌株常具有多重耐药性。科斯枸橼酸杆菌最常从尿和呼吸道标本中分离出,引起新生儿脑膜炎和脑脓肿的病例有上升趋势,其死亡率高达 1/3,且至少有 75% 的患儿发生严重的神经损害。

### (五)克雷伯菌属

本菌属包括肺炎克雷伯菌、产酸克雷伯菌、土生克雷伯菌、植生克雷伯菌、运动克雷伯菌等9 个种。肺炎克雷伯菌又分肺炎、臭鼻、鼻硬节 3 个亚种,从临床标本中分离的克雷伯菌属95% 为肺炎克雷伯菌肺炎亚种,是国内导致医院感染最常见的细菌之一。肺炎克雷伯菌通常寄居于人体的肠道和呼吸道,为条件致病菌;当机体虚弱时,口咽部定居的细菌可成为肺部感染的来源。本菌所致的原发性肺炎可使肺部广泛坏死出血,常并发胸膜炎,引起胸痛;还可引起肺外感染,如尿道感染、败血症、伤口感染、脑膜炎等。臭鼻亚种可致臭鼻症,尚可引起败血症、泌尿道感染和软组织感染。鼻硬结亚种可使人鼻咽、喉及其他呼吸道结构发生慢性肉芽肿，使组织坏死。产酸克雷伯菌还可导致原发性肠道感染，与感染性腹泻相关。本菌对氨苄西林天然耐药。

### （六）肠杆菌属

肠杆菌属现有 21 个种和 2 个亚种，临床最常见的有：产气肠杆菌（现也称运动克雷伯菌）和阴沟肠杆菌，是肠道正常菌群的一部分，一般不会引起腹泻，广泛存在于自然环境中，能引起多种肠道外的条件致病性感染，如泌尿道、呼吸道和伤口感染，亦可引起菌血症和脑膜炎。坂崎肠杆菌能引起新生儿脑膜炎和败血症，死亡率高达 75%。格高菲肠杆菌能引起泌尿道感染，生癌肠杆菌可引起多种临床感染，包括伤口感染、尿道感染、菌血症、肺炎等。

此类细菌常编码产生色色体介导的 Bushl(AmpC) 型的 β-内酰胺酶，表现为对第一、二、三代头孢菌素、头霉素类、加酶抑制剂类抗生素均耐药，但对碳青霉烯类、第四代头孢菌素敏感。肠杆菌属细菌可在第三代头孢菌素的治疗过程中产生多重耐药性，即最初敏感的菌株在开始治疗 3～4 天内就可变成耐药菌株，因此需反复测试重复分离的菌株。多重耐药的阴沟肠杆菌引起的败血症有很高的死亡率。阴沟肠杆菌和产气肠杆菌对头孢西丁、头孢噻吩天然耐药。

### （七）沙雷菌属

现有 14 个种和 4 个亚种，临床常见的有黏质沙雷菌和液化沙雷菌，是水和土壤中的常见菌。其中，黏质沙雷菌是引起肠道外感染的重要条件致病菌之一，常引起人类各种感染，特别是尿路感染、肺炎、创面感染、败血症。与肠杆菌属细菌类似的是在第三代头孢菌素的治疗过程中可诱导形成多重耐药性，最初敏感的菌株在开始治疗 3～4 天内就可变成耐药菌株，因此需反复测试重复分离的菌株。沙雷菌属对头孢呋肟、呋喃坦叮及四环素天然耐药。

### （八）耶尔森菌属

本属细菌有 15 个种和 2 个亚种，临床常见的有：鼠疫耶尔森菌、小肠结肠炎耶尔森菌、假结核耶尔森菌等。鼠疫耶尔森菌是烈性传染病鼠疫的病原菌，主要在啮齿动物间流行。假结核耶尔森菌可引起人肠系膜淋巴结炎、腹泻和败血症。小肠结肠炎耶尔森菌可致胃肠炎、菌血症和败血症、肠系膜淋巴腺炎、关节炎等。假结核耶尔森菌可导致肠炎、淋巴感染、和败血症。耶尔森菌属引起动物源性感染，通常先引起啮齿动物和鸟类感染。人对本菌的感受性没有年龄和性别差异，而取决于受感染的方式。人类主要通过吸血节肢动物叮咬或食用污染食物等途径而受感染。

### （九）变形杆菌属

变形杆菌属有 4 个种，分别为普通变形杆菌、奇异变形杆菌、产黏变形杆菌、潘尼变形杆菌。变形杆菌属除了产黏变形杆菌以外，都是条件致病菌。本属细菌常出现于土壤、水和被粪便污染的物体上。该属所致的感染非常广泛，特别是作为尿路感染病原菌，与尿道结石形成有一定关系（变形杆菌和普罗威登斯菌水解尿素生成氨水，使尿液碱化，导致结石的形成），还可引起伤口感染、食物中毒、婴幼儿原发或继发感染性腹泻和新生儿脐炎等。其他的还有腹膜炎、盆腔炎、肺炎、眼结膜炎、骨髓炎等，严重者可导致败血症、脑膜炎。奇异变形杆菌对呋喃妥因、多黏菌素和四环素天然耐药；普通变形杆菌对第一代头孢、氨苄西林、多黏菌素、四环素、呋喃妥因天然耐药。

### （十）普罗威登斯菌属

普罗菲登斯菌属包括 8 个种，临床相关的主要有产碱普罗威登斯菌、拉氏普罗威登斯菌、司徒普罗威登斯菌、雷极普罗威登斯菌和海氏普罗威登斯菌。本菌属与变形杆菌一样，有可能促进尿中结晶形成，与泌尿系结石的形成有关。雷极普罗威登斯菌和司徒普罗威登斯菌可致泌尿道感染和其他肠道外感染，并且司徒普罗威登斯菌具有更高的致病力和耐药性，可引起许多医院感染的暴发流行。产碱普罗威登斯菌一般由患者粪便中，特别是小儿的粪便中检出。而拉氏普罗威登斯菌可从健康人群及腹泻患者的粪便中分离到，但未有证据证明该菌与腹泻直接相关。海氏普罗菲登斯菌存在于健康企鹅的肠道中。

### （十一）摩根菌属

摩根菌属包括 2 个种，分别为摩根摩根菌和耐冷摩根菌。该菌被证明是导致条件性继发感染的病原菌，可引起尿路感染和创伤感染，还可引起腹泻。

### （十二）邻单胞菌属

本属只有 1 个菌种即类志贺邻单胞菌，普遍存在于水和土壤表面。本菌主要引起胃肠炎，好发于夏季，主要与食入生的海产品有关。临床症状可以是短时间的水样腹泻或痢疾样腹泻；也能引起肠道外感染，主要是败血症，在机体免疫力降低时，还可引起蜂窝组织炎、骨髓炎、脑膜炎等。

其他可作为条件致病菌的肠杆菌科细菌还有哈夫尼亚菌属、爱德华菌属、克吕沃尔菌属、拉恩菌属、西地西菌属、塔特姆菌属等，临床较为少见。

## 五、非发酵菌

非发酵菌的完整提法是"不发酵葡萄糖的革兰阴性杆菌"，指的是一群因缺乏糖酵解的酶类，而只能在有氧的环境中以有氧方式，而不能以厌氧或兼性厌氧方式进行代谢的需氧菌。非发酵菌的类别很多，其中与临床感染关系密切的有假单胞菌属、不动杆菌属、产碱杆菌属、莫拉菌属等。除了铜绿假单胞菌和其他几种极少见的菌种，非发酵菌的毒力一般较低，主要引起体弱者或免疫力低下者的医院内感染。但是，由于严重疾病患者在住院患者中的比例日益增高，特别是一些恶性肿瘤患者以及导管插入术、介入治疗、长期抗生素、激素治疗等因素日益普遍，导致非发酵菌已成为多种感染性疾病的重要病原菌。尤其是像铜绿假单胞菌、嗜麦芽窄食单胞菌、鲍曼不动杆菌等多是多重耐药菌株，造成临床治疗困难。

大多数非发酵菌在不同环境中都有其自然定植部位，可成为人类感染的潜在传染源，如医院环境中的各种水源，包括洗刷间、水房、消毒液、雾化器等；各种仪器、用具表面，包括体温计、拖把、毛巾、纱布等；以及身体的某些潮湿部位，如腹股沟、腋窝等。

### （一）假单胞菌属

（1）目前属内有 180 多个种和 15 个亚种，常见于医源性感染，以本属中的铜绿假单胞菌最多见和致病力最强，是医院内感染主要的病原菌。铜绿假单胞菌的感染多发生于烧伤、囊性纤维化、急性白血病、器官移植患者，以及年老体弱、免疫力差的患者，感染多位于潮湿部位，可引起伤口感染、烧伤后感染、败血症、肺部感染、尿路感染、化脓性中耳炎、眼部感染（可导致角膜穿孔)等各种化脓性感染以及婴儿腹泻等,还可通过血源性感染导致心内膜炎、脑膜炎、脑脓肿、骨和关节感染等,且大多数心内膜炎需手术置换瓣膜,否则感染难以清除。铜绿假单胞菌耐药性强,天然耐受第一、二代头孢菌素、第一代喹诺酮类抗生素、复方新诺明,除产生多种β-内酰胺酶外,还与其外膜通透性低以及主动泵出机制等有关。铜绿假单胞菌还常在感染的部位形成生物膜(BF),具有更强的抗生素抗性(与浮游细菌相比,形成 BF 的细菌对抗生素的抗性可提高 10~1000 倍)。铜绿假单胞菌慢性感染的囊性纤维化患者的呼吸道分泌物中常可见一种异常的黏液样形态的铜绿假单胞菌,这是由于其产生的大量多糖(藻酸盐)包围菌体所致,而藻酸盐的产生导致诊断、治疗的困难。因此,临床上感染的铜绿假单胞菌常难以完全清除。

(2)荧光假单胞菌和恶臭假单胞菌可见于水和土壤中,是人类少见的条件致病菌。其中荧光假单胞菌能在 4℃生长,是血制品的常见污染菌;恶臭假单胞菌可引起皮肤、泌尿道感染和骨髓炎等。

按 CLSI/NCCLS 推荐,经美国 FDA 通过的假单胞菌抗生素体外药物敏感试验选择的抗生素分为 4 组:A 组首选药物及常规试验报告的药物为:头孢他啶、庆大霉素、哌拉西林、妥布霉素;B 组与 A 组平行做药敏试验,但应选择性报告的药为:头孢吡肟、替卡西林、哌拉西林/他唑巴坦、氨曲南、亚胺培南、美罗培南、阿米卡星、环丙沙星、左氧氟沙星;D 组或 U 组,作为补充,或仅用于尿路感染的抗生素为:洛美沙星或诺氟沙星、氧氟沙星。值得注意的是,在长期应用各种抗生素治疗过程中,铜绿假单胞菌可能发生耐药突变,因此初代敏感的菌株在治疗3~4天以后,测试重复分离菌株的药敏试验是必要的。

### (二)伯克霍尔德菌属

目前属内有 60 多个种,临床最多见为洋葱伯克霍尔德菌,本菌的 7 个基因型很难分开,通常称洋葱伯克霍尔德菌复合群,可从各种水源和潮湿表面分离到,为条件致病菌,在医院环境中常污染自来水、体温表、喷雾器、导尿管等,因而引起多种医院感染,包括心内膜炎、败血症、肺炎、伤口感染、脓肿等,在慢性肉芽肿和肺囊性纤维化的患者中常引起高死亡率和肺功能的全面下降。本菌对氨基糖苷类抗生素耐药,对复方新诺明多敏感。根据 CLSI/NCCLS 推荐,洋葱伯克霍尔德菌药敏选药 A 组为:甲氧苄啶-磺胺甲噁唑;B 组为:头孢他啶、米诺环素、美洛培南、替卡西林/克拉维酸、左氧氟沙星;C 组为:氯霉素。

### (三)窄食单胞菌属

目前属内有 8 个种,临床常见菌为嗜麦芽窄食单胞菌,也称嗜麦芽寡养单胞菌,旧称嗜麦芽假单胞菌。分布广泛,可引起条件感染,是目前医院获得性感染的常见病原菌之一,可致多种疾病,包括肺炎、菌血症、心内膜炎、胆管炎、脑膜炎、尿路感染和严重的伤口感染等。本菌对临床常用的大多数抗生素天然耐药,包括碳青霉烯类的亚胺培南(泰能)、美洛培南等,但对复方新诺明几乎 100%敏感。因此,复方新诺明是临床治疗嗜麦芽窄食单胞菌感染的首选抗生素,也可以根据药敏试验的结果选择。根据 CLSI/NCCLS 推荐,嗜麦芽窄食单胞菌药敏选药:A 组为:复方新诺明;B 组为:替卡西林/克拉维酸、头孢他啶、米诺环素、左氧氟沙星;C 组为:氯霉素。

## （四）不动杆菌属

本菌属目前可分为 21 个基因种，在自然环境广泛分布，存在于正常人体的皮肤、呼吸道、胃肠道、生殖道，是机会致病菌，在非发酵菌中出现的频率仅次于铜绿假单胞菌而占第 2 位。临床标本中常能分离到的不动杆菌属细菌有醋酸钙不动杆菌、溶血不动杆菌、鲍曼不动杆菌等，最常见的是鲍曼不动杆菌。由于醋酸钙不动杆菌、溶血不动杆菌和鲍曼不动杆菌的表型试验不易区分，很多临床实验室将它们统称为"醋酸钙-鲍曼不动杆菌复合群"，对氨基青霉素类、第一代和第二代头孢菌素、第一代喹诺酮类抗生素均天然耐药。洛菲不动杆菌的耐药性相对要差得多。由于不动杆菌能获得多重耐药性（在医院感染病原菌耐药性的传递中发挥重要作用）和能够在大多数环境表面生存，所以由不动杆菌引起的医院内感染近 10 年来增高的趋势明显，且多是多重耐药菌株。最常见的分离部位是呼吸道、尿道和伤口，所致的疾病包括肺炎、心内膜炎、脑膜炎、皮肤和伤口感染、腹膜炎、尿路感染等。

## （五）产碱杆菌属

目前属内有 15 个种和 8 个亚种，有临床意义的主要有木糖氧化产碱杆菌和粪产碱杆菌。通常是人和动物肠道的正常寄生菌，在皮肤和黏膜也能分离到本菌，水和土壤中等潮湿环境中均有本属细菌的存在。在很多临床标本中也可以分离到，为条件致病菌，主要引起肺炎、菌血症、脑膜炎、尿路感染等。

## （六）无色杆菌属

属内包括 6 个种和 2 个亚种，临床常见木糖氧化无色杆菌，是条件致病菌，可从医院环境和临床标本中分离到，包括血液、痰、尿等标本，可引起医院内感染和暴发流行，主要引起囊性纤维化患者呼吸道感染。

## （七）苍白杆菌属

目前属内有 13 个种，临床常见的有：人苍白杆菌、中间苍白杆菌、嗜血苍白杆菌和假中间苍白杆菌等。可从各种环境和人体部位中分离到，在常规培养基上生长良好，人苍白杆菌主要引起菌血症、眼内炎、脑膜炎、坏死性筋膜炎、胰腺脓肿和足刺伤后引起的骨软骨炎等。对氨基糖苷类、喹诺酮类、复方新诺明等敏感，对其他抗生素多耐药。

## （八）金黄杆菌属

目前属内有 40 多个种，临床常见菌种有：脑膜败血性金黄杆菌（现在命名为脑膜败血性伊丽莎白菌）、产吲哚金黄杆菌。金黄杆菌属为环境菌群，在医院主要存在于有水的环境和潮湿表面，常污染医疗器械和材料引起医源性感染。可以引起术后感染和败血症，也可以导致新生儿脑膜炎，感染与各种插管有关。金黄杆菌属对多种抗菌药物如氨基糖苷类、四环素类、氯霉素天然耐药，但对通常用于治疗阳性菌感染的抗菌药物如利福平、万古霉素、红霉素、克林霉素、复方新诺明敏感。但产吲哚金黄杆菌对万古霉素、克林霉素、红霉素、替考拉宁耐药。

## （九）莫拉菌属

隶属于莫拉菌科，目前属内有 21 个种。莫拉菌属是黏膜表面的正常菌群，致病力低，通常位于呼吸道，较少位于生殖道。医学上重要的莫拉菌是腔隙莫拉菌，能引起眼部和上呼吸道感染；非液化、奥斯陆、亚特兰大、苯丙酮酸等莫拉菌偶尔可引起败血症、脑膜炎、肺炎、肺脓肿及泌尿道感染。多数莫拉菌对青霉素敏感，临床分离株一般可不做药敏试验，但随着耐药菌株的日益增加,β内酰胺酶检测还是很有必要的。

### (十)丛毛单胞菌属

属内有 21 个种,临床常见菌为土生丛毛单胞菌和睾酮丛毛单胞菌,可从血液、脓液、尿液、胸腹水和呼吸道分泌物等临床标本中分离出,是条件致病菌,可引起菌血症、尿路感染及肺部感染等。

### (十一)希瓦菌属

目前属内有 50 个种。海藻希瓦菌和腐败希瓦菌与临床关系较密切,常引起败血症、肺炎、关节炎、腹膜炎、脓胸、软组织和眼睛等部位的感染。

另外,还有食酸菌属、根瘤菌属、巴尔通体属、甲基杆菌属、黄单胞菌属、鞘氨醇单胞菌属等。

## 六、弧菌属和气单胞菌属

### (一)弧菌属

(1)弧菌属目前共有 90 个种,其中从临床分离的有 12 个种。包括 O1 群、O139 群和非 O1 群霍乱弧菌、副溶血弧菌、拟态弧菌、河流弧菌、豪氏弧菌等。其中,以霍乱弧菌和副溶血弧菌最为重要。根据菌体抗原,O1 群霍乱弧菌分为小川型、稻叶型和彦岛型;根据生物学特性,O1 群霍乱弧菌又分为古典生物型和埃尔托(EITor)生物型。霍乱弧菌是引起烈性传染病霍乱的病原菌,通过侵袭力和霍乱肠毒素致病,可引起严重的呕吐和腹泻,患者腹泻粪便呈米泔水样。1817 年以来,霍乱弧菌曾引起 7 次世界大流行,前 6 次均为 O1 群霍乱弧菌古典生物型引起,第 7 次为 EITor 生物型引起;1992 年 10 月在孟加拉和印度流行的霍乱为 O139 血清群引起。治疗霍乱需补充水和电解质,纠正脱水,用抗生素的目的是缩短腹泻时间以减少脱水。多数弧菌对四环素敏感,但也有多重耐药现象。

(2)副溶血弧菌主要引起肠道感染,进食副溶血弧菌污染的海产品可导致急性胃肠炎和食物中毒。其他能引起伤口感染、中耳炎和败血症等肠外感染的弧菌有解藻酸弧菌、辛辛那提弧菌、创伤弧菌、弗氏弧菌、河流弧菌、麦氏弧菌和皇室鱼弧菌。凡在流行季节有腹泻症状并有食用海产品史或与海水、海洋动物接触后发生伤口感染的患者,均应高度怀疑弧菌属细菌的感染。

### (二)气单胞菌属

(1)目前该菌属共有 23 个种,和 12 个亚种,广泛存在于淡水、海水、土壤、鱼类和脊椎动物肠道中,人类接触后可引起感染,是人类急性腹泻的重要病原菌。特别是 5 岁以下的儿童易发生气单胞菌性腹泻,大多数病例属于这一年龄段。除了胃肠炎,气单胞菌还与伤口感染、骨髓炎、腹膜炎、败血症、呼吸道感染等有关。临床常见的有嗜水气单胞菌、豚鼠气单胞菌和维氏气单胞菌、杀鲑气单胞菌等。

(2)患严重气单胞菌性腹泻的患者可给予特殊抗菌治疗。嗜水气单胞菌对头孢噻吩、氨苄西林、羧苄西林耐药,对四环素敏感性不定,对广谱头孢菌素大多敏感。嗜水气单胞菌通常对复方新诺明、氟喹诺酮、氨基糖苷类抗生素敏感。

## 七、革兰阴性苛养菌

是一类在人工培养时需要特殊营养物或条件,临床分离较少见,但可导致人类或动物严重感染的革兰阴性菌。

### (一)嗜血杆菌属

(1)主要寄居于人和动物的咽喉和口腔黏膜,少数见于消化道和生殖道,能引起原发性化脓性感染及严重的继发感染。本属细菌对营养要求严格,人工培养时必须供给新鲜血液才能生长而得名。目前嗜血杆菌属包括 21 个菌种,其中寄居于人体的主要有流感嗜血杆菌、副流感嗜血杆菌、溶血嗜血杆菌、副溶血嗜血杆菌、杜克雷嗜血杆菌,现将嗜沫嗜血杆菌、副嗜沫嗜血杆菌、惰性嗜血杆菌归凝聚杆菌属。

(2)流感嗜血杆菌有荚膜的 b 血清型流感嗜血杆菌(大多属于生物型 1)致病性最强,主要引起细菌性脑膜炎,特别是 6～7 个月幼儿发病率高,也是败血性急性会厌炎的主要病原菌,细菌也可随血液引起化脓性关节炎、骨髓炎、蜂窝组织炎、心包炎、亚急性心内膜炎和败血症。肺炎主要由有荚膜非 b 型流感嗜血杆菌引起。无荚膜菌株多引起慢性支气管炎、中耳炎、鼻窦炎等。流感嗜血杆菌还可引起尿路感染和腹膜炎。

(3)副流感嗜血杆菌主要引起咽炎和心内膜炎,脑脓肿和新生儿脑膜炎。

(4)埃及嗜血杆菌可引起急性化脓性结膜炎,有高度传染性,夏季好发。

(5)溶血嗜血杆菌、副溶血嗜血杆菌、副溶血嗜沫嗜血杆菌全部是呼吸道正常菌群,很少与感染有关。

(6)杜克雷嗜血杆菌是软下疳的病原菌,软下疳是以生殖器浅表溃疡并伴有腹股沟淋巴结炎的性传播疾病,50%患者有单侧腹股沟淋巴结炎。

(7)治疗嗜血杆菌感染通常首选青霉素类。对流感嗜血杆菌的耐药监测通常只需检测 β-内酰胺酶,以及氯霉素,而不需要检测对其他抗生素敏感性。β-内酰胺酶阳性提示对青霉素、氨苄西林和阿莫西林均耐药。在进行 β-内酰胺酶试验时,每一个平板中应取 1 个以上的菌落进行检测(推荐进行 10 个菌落的检测),这一点至关重要,因为可以从同一个患者样本中同时分离出 β 内酰胺酶阳性或阴性的菌株。对血液及脑脊液分离株,常规必须报告氨苄西林、一种三代头孢菌素、氯霉素和美罗培南的药敏结果

(8)需注意的是:有 2%～4% 的流感嗜血杆菌由于染色体介导的青霉素结合蛋白(PBP)的改变,β-内酰胺酶阴性而氨苄西林耐药(BLNAR 株),这类菌株对超广谱和广谱头孢菌素的敏感性也降低,应认为耐阿莫西林/克拉维酸、氨苄西林/舒巴坦、头孢克洛、头孢呋辛等,即使一些 BLNAR 株体外药敏试验结果显示为敏感。

### (二)鲍特菌属

与产碱杆菌属同属于产碱杆菌科,目前属内包括 8 个种,与人类关系密切的主要有:百日咳鲍特菌、副百日咳鲍特菌和支气管败血鲍特菌。人类是百日咳鲍特菌、副百日咳鲍特菌的唯一宿主,支气管败血鲍特菌存在于多种动物体内,偶尔与人类感染有关。百日咳鲍特菌引起百日咳,通过飞沫传播,传染性强,无免疫力者的感染率可达 90%,主要感染未经免疫接种的幼

儿,感染源则多为未经确诊的成人感染者,疾病全程常为 3 个月,故名百日咳。近年来发现许多 AIDS 患者由此菌所致的严重上呼吸道感染。百日咳鲍特菌营养要求较高,初代培养需特殊鲍-金培养基。副百日咳鲍特菌也与人类的百日咳类似疾患有关,只是程度较轻,淋巴细胞升高不显著。曾有支气管败血鲍特菌引起败血症、脑膜炎、腹膜炎、肺炎的报道,此类患者多有严重的基础疾患。

### (三)放线杆菌属

目前属内有 20 个种和亚种,是人类口腔的正常菌群,引起人的感染主要是内源性的。常见临床常见伴防线放线杆菌现划归凝聚杆菌属,称伴防线凝聚杆菌、人放线杆菌和脲放线杆菌等。伴防线凝聚杆菌,是引起成人和青少年牙周病的主要病因,也是青年性局限性牙周炎最常见病因(特征性疾患)。伴防线凝聚杆菌还可引起心内膜炎、软组织感染和其他感染。本菌常对四环素、氯霉素、复方新诺明敏感,对克林霉素和氨基糖苷类耐药,某些菌株对青霉素、氨苄西林、红霉素等也耐药。

### (四)心杆菌属

心杆菌属只有两个种,人心杆菌是人的鼻腔和咽喉部的正常菌群,也存在于泌尿生殖道,可引起细菌性心内膜炎,也可从牙周炎患者标本中分离到。大部分菌株从血液中分离,但亦曾自脑脊液或阴道分泌物中分离出来。对各种抗生素均较敏感。1994 年首次报道因产β-内酰胺酶而耐青霉素的菌株。

### (五)艾肯菌属

艾肯菌属只有 1 个种,即侵蚀艾肯菌,是人类黏膜表面的常居菌之一。本菌是机会致病菌。近年来侵蚀艾肯菌引起的感染增多,且常有诱因,如免疫力低下、黏膜表面外伤导致防御能力破坏,使其进入周围组织而发生感染。可引起心内膜炎、脑膜炎、骨髓炎、脓性关节炎、肺炎及手术后软组织脓肿等。通常与链球菌、肠杆菌科细菌等一起引起混合感染,此类感染常发生在头颈部或腹部。在人咬伤感染标本中常分离到此菌。

### (六)金氏杆菌属

金氏杆菌属隶属于奈瑟菌科,已知该属包括 4 个种,即金氏金氏杆菌、口金氏杆菌及反硝化金氏杆菌和饮剂金氏杆菌。金氏金氏杆菌是人类呼吸道黏膜的正常菌群之一,条件致病菌,可引起心内膜炎、骨髓炎和败血症,主要分离自血液,从骨、关节、咽喉部位也有分离到,口金杆菌可从牙斑中分离到。

### (七)萨顿菌属

包括产吲哚萨顿菌原名为产吲哚金氏杆菌和鸟萨顿菌两个种。萨顿菌属存在于人和动物的口腔和肠道内,也存在于海水中,可引起人类呼吸道感染、眼部感染及心内膜炎等。

### (八)链杆菌属

只有 1 个菌种,即念珠状链杆菌,寄居于野生动物或啮齿类动物的鼻咽部或口咽部,通过鼠咬伤(引起"鼠咬热")或污染水或食物而传染给人(引起"哈佛里尔热")。症状表现为突然寒战、发热、皮肤溃疡、皮疹、局部淋巴结肿大,并伴有严重的多发性关节炎等合并症。念珠状链杆菌可在感染的血液、滑膜积液、脓肿吸出物中分离到。体外试验表明该菌常对青霉素、氨苄西林等广谱青霉素、红霉素、克林霉素、利福平、亚胺培南、万古霉素等多敏感,对诺氟沙星、复方新诺明耐药。

### (九)军团菌属

军团菌属是 1976 年美国费城退伍军人集会时发生的一种引起呼吸道疾病暴发流行的致病菌。军团病在世界各地均有发病,但主要在经济发达国家流行,国内多属散发报道。军团菌广泛存在于自然界的水和土壤中,在空调设备冷凝水中、热水管道、淋浴喷头处检出率高,并以气溶胶的方式被吸入,引起呼吸道感染。但近年来,军团菌的临床谱已扩大,实际上可累计全身任何器官系统。住院患者多有免疫损害,对军团菌比较敏感。如果免疫抑制患者,包括血液透析、肾脏移植、心脏移植以及其他手术患者,有发热和肺部浸润,有对青霉素、头孢菌素、氨基糖苷类无应答的肺炎,或严重肺炎而没有其他显而易见的其他可替代诊断的肺炎,应高度怀疑军团菌病,而且是这些患者发病和死亡的主要原因。另外,吸烟也是军团菌病的一个易感因素。目前属内有 53 个种和 3 个亚种,多数病例是由嗜肺军团菌所致。需使用缓冲活性酵母浸出液进行分离培养。临床观察表明青霉素、头孢菌素、氨基糖苷类抗生素即使体外实验敏感,应用于临床时效果欠佳,故不宜采用。体外试验中常对红霉素、阿奇霉素、多西环素、复方新诺明、利福平、喹诺酮类药物敏感。

## 八、人畜共患病原菌

### (一)布鲁菌属

人畜共患病的重要病源。易感染牛、羊、猪等家畜。布鲁菌以皮肤接触感染为主,人类对布鲁菌普遍易感,当与病畜接触或食用病畜肉、乳及乳制品后可引起感染,表现为反复波浪式发热。因此,人类布鲁菌病又称波浪热,易转为慢性或反复发作,引起关节和神经系统症状。本属包括 9 个种,侵犯人的主要有马耳他也称羊布鲁菌,其次是牛布鲁菌和猪布鲁菌。布鲁菌对人有极强的致病性,常导致实验室获得性感染,所有标本都应在生物安全 2 级(BSL-Ⅱ)以上水平实验室中处理,并在生物安全柜中进行。布鲁菌系细胞内致病菌,所以临床治疗应选择细胞穿透力强的药物现推荐用多西环素与利福平至少治疗 6 周。

### (二)巴斯德菌属

本菌属细菌常寄生于哺乳类动物的上呼吸道和肠道黏膜(少见于人类),属内包括 24 个种和 3 个亚种,其中临床最常见的为多杀巴斯德菌,是动物病原菌,人类可因猫或狗咬伤而感染,也可因接触病畜或尸体而感染;所致疾病可为伤口感染、肺部感染、菌血症、脑膜炎、脑脓肿、肾脏感染、骨髓炎、阑尾脓肿、腹膜炎、产褥热、败血症和肝脓肿等。

### (三)弗朗西斯菌属

目前属内有 3 个种和 6 个亚种,本属中的土拉热弗朗西斯菌是引起土拉热弗菌病(旧称野兔热)的病原菌,是流行于野兔和啮齿动物中的自然疫源性疾病。其感染力较强,人与动物接触时若皮肤有损伤、食入、吸入或节肢动物叮咬等,本菌可侵入人体内。本病潜伏期为 3～5 天,起病急骤、高热、剧烈头痛、关节痛、甚至发生衰竭与休克,全身中毒症状,接触或被叮咬的皮肤局部溃疡淋巴结肿大、坏死,临床表现多样化,有肺型、溃疡腺型、中毒型、胃肠型、眼腺型等。

## 九、弯曲和螺旋形革兰阴性杆菌

### （一）弯曲菌属

（1）目前弯曲菌属共有 18 个菌种和亚种。其中,空肠弯曲菌是散发性肠炎最常见的病因之一,引起婴幼儿和成人腹泻。它在动物中广泛传播,并已在各种家禽、家畜和野生鸟类中分离出来。由于鸟类体温接近这种微生物的最佳生长温度,因此,自然界鸟类是空肠弯曲菌的主要寄生体。

（2）弯曲菌的传播途径主要以食物和水的传播为多见,人通常因摄入被污染的水和食物而感染。多数散在的感染病例可能与吃了未煮熟的家禽有关。弯曲菌属所致腹泻潜伏期为 2～5 天,明显长于其他肠道细菌感染。该菌亦可导致败血症、其他临床感染及胎儿感染。大肠弯曲菌也可引起肠道感染。胎儿弯曲菌胎儿亚种主要与菌血症和肠外感染有关,引起深部组织感染性疾病。还能引起脓毒性流产、脓毒性关节炎、脓肿、脑膜炎、心内膜炎细菌性动脉瘤、血栓性静脉炎、腹膜炎和输卵管炎等。简明弯曲菌寄生于人类牙龈缝中,可引起牙周炎和牙周组织变性。

（3）空肠弯曲菌对多种抗生素敏感,包括红霉素、四环素、氨基糖苷类抗生素、氯霉素、氟喹诺酮和克林霉素,红霉素和阿奇霉素是首选。大肠弯曲菌普遍耐红霉素和四环素。空肠弯曲菌和大肠弯曲菌产生 $\beta$-内酰胺酶,对阿莫西林、氨苄西林和替卡西林耐药,但对加棒酸的复合制剂敏感。胎儿弯曲菌一般选用红霉素、阿莫西林、氨基糖苷类抗生素和氯霉素。患弯曲菌结肠炎的儿童尽早治疗是有益的。对于高热、血性腹泻或每天腹泻 8 次以上的患者或持续腹泻（>1 周）的患者要给予抗菌治疗。

### （二）螺杆菌属

属内 31 个种,与临床相关的主要是幽门螺杆菌。幽门螺杆菌与胃炎、消化性溃疡及胃肠道肿瘤的发生有关,是引起消化性溃疡的主要病因,而肠道寄生的螺杆菌可通过摄食被污染的家禽而传染人类,主要引起胃肠炎、菌血症、蜂窝织炎、单侧关节炎和脑膜炎。

由幽门螺杆菌感染引起消化性溃疡的患者应进行抗菌治疗。由于幽门螺杆菌寄生在黏液层下的胃上皮细胞表面,因此即使体外药敏试验显示敏感,体内用药效果也难令人满意。现多用药物联合治疗。具体治疗方案采用铋剂加两种抗生素,常用阿莫西林、甲硝唑、克拉霉素、四环素等。

### （三）弓形菌属

与人类感染有关的主要是嗜低温弓形菌和布氏弓形菌引起急性胃肠炎,布氏弓形菌还可引起肠外感染,包括菌血症、心内膜炎、腹膜炎等。

## 十、厌氧菌

（1）厌氧菌主要分为两大类。一类是革兰阳性有芽孢厌氧梭菌,它们的免疫力强,分布广泛,引起的感染有破伤风、气性坏疽肉毒素中毒等严重疾患,并已应用类毒素与抗毒素进行特异治疗;另一类是无芽孢的革兰阳性和革兰阴性的球菌和杆菌,多系人体的正常菌群,常位于口腔、肠道、上呼吸道以及泌尿生殖道等部位,所引起的疾病属条件致病的内源性感染。

(2)目前医院常规细菌培养方法不能检出厌氧菌感染,常用抗生素(尤其是氨基糖苷类)多无效,是某些感染性疾病迁延不愈和反复发作的重要原因之一。临床遇到以下情况是应高度怀疑厌氧菌感染,及时做厌氧菌检查:

①感染局部产生大量气体,造成组织肿胀和坏死,皮下有捻发音。

②发生在黏膜附近的感染,口腔、肠道、鼻咽腔、阴道等黏膜,均有大量厌氧菌寄生,这些部分及其附近有破损,极易发生厌氧菌感染。

③深部外伤如枪伤后,人被动物咬伤后的继发感染,均可能是厌氧菌感染。

④分泌物有恶臭,或为暗血红色,并在紫外光下发出红色荧光,分泌物或脓汁中有黑色或黄色硫磺样颗粒,均可能是厌氧菌感染。

⑤分泌物有恶臭、呈脓性并含有坏死组织,涂片经革兰染色,镜检发现有细菌,而常规培养阴性;或在液体及半固体培养基深部长的细菌,均可能为厌氧菌感染。

⑥长期应用氨基糖苷类抗生素治疗无效的病例,可能是厌氧菌感染。

⑦最近有流产史者,以及胃肠手术后发生的感染。

⑧常规血培养阴性的细菌性心内膜炎,并发脓毒性血栓静脉炎或伴有黄疸的菌血症等,很可能是厌氧菌感染。厌氧菌感染以颅内、胸腔、腹腔、盆腔为多见,占这些部位感染的70%～93%,1/3～2/3为混合感染。

### (一)有芽孢革兰阳性杆菌——梭状芽孢杆菌属

1.产气荚膜梭菌

梭菌感染占厌氧菌感染的10%～20%,最常见者为产气荚膜梭菌,可致肌肉坏死(气性坏疽)、坏死性胆囊炎、败血症、流产后血管内溶血、胸膜厌氧感染等。某些型别可引起食物中毒和坏死性肠炎。在美国,多年来产气荚膜梭菌是居沙门菌、葡萄球菌之后食物中毒第三位的病原菌。产气荚膜梭菌还与抗生素相关性腹泻有关。值得注意的事,此菌系胃肠道和皮肤的正常菌群,培养阳性结果的临床意义必须结合临床症状才能确定。

2.破伤风梭菌

又称破伤风杆菌。本菌的芽孢在自然界广泛存在,患者常有刺伤或深部伤口而感染,新生儿破伤风则由脐带感染(俗称脐带风)。它产生的毒性仅次于肉毒梭菌的外毒素,对中枢神经系统有特殊的亲和力,尤其是对脑干神经和脊髓前脚运动神经细胞,引起肌肉痉挛性收缩,表现为"角弓反张"等典型症状。

3.肉毒梭菌

肉毒梭菌可产生极其强烈的外毒素-肉毒毒素,它能与胆碱能神经结合,阻断乙酰胆碱在外周神经末梢的释放,导致肌肉迟缓性麻痹。人食入毒素后,潜伏期18～72小时,患者出现急性松软性瘫痪,起于面肌(包括眼皮),然后头部、咽部、唇至胸、横膈、四肢,常因呼吸衰竭而死亡。

4.艰难梭菌

本菌与假膜型肠炎、抗生素相关性肠炎有关。在自然界广泛存在,约有3%正常人的粪便中可分离出此菌,但住院患者粪便中的分离率达到13%～30%,因此认为与医院感染及抗生素的应用有关,是引起医院内成人腹泻的主要原因。临床表现可从无症状到抗生素相关性腹泻、非特异性结肠炎、假膜性结肠炎和中毒性巨结肠。

5.临床标本中的其他梭菌

正常存在于大肠,居临床标本中梭菌的第二位,主要引起外伤所致的腹内感染,其临床重要性在于此菌耐受青霉素、克林霉素和其他抗生素。诺维梭菌和败毒梭菌也是气性坏疽的常见病原菌。

### (二)临床常见无芽孢革兰阴性厌氧杆菌

1.拟杆菌属

是临床标本中分离最多的无芽孢革兰阴性厌氧杆菌。拟杆菌常寄生于人的口腔、肠道和女性生殖道,是一种条件致病菌,主要引起内源性感染,可见于女性生殖系统感染、脓胸、颅内感染以及菌血症等。现有78个种和5个亚种,在临床标本中以脆弱拟杆菌最多见,约占临床厌氧菌分离株的25%,占拟杆菌分离株的50%,居临床厌氧菌分离株的首位。

2.梭杆菌

目前有21个种和7个亚种,存在于正常人的胃肠道、上呼吸道,泌尿生殖道和肠道,通常可引起牙髓炎,侵入血流可致人的严重感染,如菌血症、败血症等。其中以具核梭杆菌最为常见,可引起厌氧性胸膜炎、吸入性肺炎、肺脓肿、脑脓肿、慢性鼻窦炎、骨髓炎、化脓性关节炎、肝脓肿以及腹腔内感染等。血液病患者或化疗过程中白细胞减少者的感染有较高的死亡率。死亡梭杆菌可引起人胃肠和泌尿生殖道的软组织感染。坏死梭杆菌的毒力很强,可在儿童和青年人中引起严重的感染,感染源多来自于咽扁桃体炎,有时并发单核细胞增多症,它是青年人扁桃体周围脓肿最常分离到的厌氧菌。

3.普雷沃菌属

是近年来从拟杆菌属中分出的一个新菌属,包括43个种和1个亚种,最常见的是产黑色素普雷沃菌。主要集聚于正常人体的口腔、女性生殖道等,是这些部位的正常菌群之一。它是临床上较常见的一种条件致病菌,可引起这些部位的内源性感染,女性生殖道及口腔感染多见,与结缔组织的分解有关。

### (三)临床常见无芽孢革兰阳性厌氧杆菌

1.丙酸杆菌属

与临床关系密切的主要是痤疮丙酸杆菌的优势菌群,存在于正常皮肤的毛囊和汗腺中,与痤疮和酒渣鼻有关。在做血液、腰穿或骨髓穿刺液培养时,本菌是常见的污染菌之一。此外,痤疮丙酸杆菌在植入修复物或器械引起的感染中也起重要作用。

2.真杆菌属

有56个种和亚种,是人和动物口腔与肠道的正常菌群,对机体有营养、生物拮抗和维持肠道微生态平衡等功能。临床常见的是迟缓真杆菌和黏液真杆菌,可与其他厌氧菌或兼性厌氧菌造成混合感染,引起心内膜炎等疾病。

3.双歧杆菌属

包括46个种和亚种,是人和动物肠道的重要生理菌群,在口腔和阴道中也有双歧杆菌栖居,在体内起到调节和维持人体微生态平衡的重要作用。其生理学功能主要体现在:

（1）含有的许多糖代谢酶，大大提高人类和动物对某些食物的利用率。

（2）具有磷蛋白磷酸酶，帮助提高蛋白消化率。

（3）双歧杆菌中的酶具有血管活性功能，能发挥降血压和降血脂的效应。

（4）能合成各种维生素。

（5）对多种细菌有拮抗作用，抑制外来细菌的生长和繁殖。

（6）在肠道内通过诱导免疫反应，提高肠道浆细胞产生能力达到防病效果。

（7）通过激活吞噬细胞活性增强免疫，抑制和分解致癌剂，抑制癌基因的活化和靶向性定植肿瘤组织，并竞争营养而达到抗肿瘤作用。

**4.乳杆菌属**

是消化道、阴道的正常共生菌，对致病菌的繁殖有抑制作用，细菌性阴道炎的一个重要表现就是乳酸杆菌的数量显著减少。它也广泛存在于乳制品中。乳酶生是一种活的乳酸菌制剂，在肠道中可分解糖类生成的乳酸，增加肠道酸度从而抑制肠道病原菌的繁殖，防止蛋白质水解，可用于治疗消化不良和婴儿腹泻等。另外，乳酸杆菌与龋齿的形成关系密切。

### （四）厌氧球菌

**1.消化链球菌属**

消化链球菌属通常寄生于人的体表及与外界相通腔道里，是条件致病菌，可从多种临床标本分离到，厌氧消化链球菌属占20%～35%，居第二位，仅次于脆弱拟杆菌。引起人体各部组织和器官的感染，以混合感染居多，可与金黄色葡萄球菌或溶血性链球菌协同引起严重的创伤感染，即厌氧链球菌肌炎。该菌常可引起细菌性心内膜炎，主要由原发病灶口腔、牙周和尿道感染引起。

**2.消化球菌属**

通常寄生在人的体表和与外界相同的腔道中，是人体正常菌群成员之一。在临床上可引起人体各部组织和器官的混合感染，也可单独感染。

**3.韦荣球菌属**

韦荣球菌常寄生于人类和啮齿动物的口腔、上呼吸道、胃肠道及女性生殖道，是这些部位正常菌群组成成分之一。可引起脓肿、肺部感染、牙周炎、慢性鼻窦炎、腹膜炎和伤口感染等，偶尔引起骨髓炎和心内膜炎。致病力不强，大多见于混合感染。

# 第二节　真菌学检验

真菌为真核细胞型微生物，具有典型的细胞核，细胞壁含有甲壳质和β-葡聚糖，细胞质内含有各种细胞器，如线粒体、内质网等，有高尔基体。不含叶绿素，以腐生或寄生方式摄取营养，能进行有性生殖和无性生殖。

真菌种类繁多，多数对人体有益，仅少数对人类致病。临床上致病的真菌通常归属于子囊菌门、接合菌门、担子菌门，还有些真菌未曾观察到有性生殖的形态，归属于不完全菌门或称为半知菌门，其中的丝孢菌纲包含了临床上大多数的致病性丝状真菌。

真菌按形态可分为单细胞和多细胞两大类。

1.单细胞真菌

呈圆形或卵圆形,如酵母菌和酵母样菌。酵母菌不产生菌丝,以芽生方式繁殖,在培养基上菌落表面光滑、湿润、柔软、边缘整齐,似奶酪样。酵母样真菌也以芽生方式繁殖,其不脱离母细胞的延长芽体称作假菌丝,菌落与酵母菌相似,但有假菌丝伸入培养基内。

2.多细胞真菌

具有菌丝和孢子,菌丝有或无隔交织成团,菌落呈绒毛状、棉花状、粉末状等,并产生不同的颜色,称为丝状菌,即霉菌。菌丝随菌种不同在显微镜下可见不同的形态,如球拍菌丝多见于小孢子菌属,螺旋菌丝、结节菌丝常见于石膏样癣菌,关节菌丝见于球孢子菌和地丝菌。孢子是由特化的菌丝产生,是真菌的生殖结构,分为无性孢子和有性孢子两类。无性孢子由菌丝上的细胞直接分化而产生,分为叶状孢子、分生孢子和孢子囊孢子,叶状孢子又分为芽生孢子、关节孢子及厚膜孢子。有性孢子由雌雄细胞配合后产生的孢子,有接合孢子、子囊孢子及担孢子。

有些真菌在室温培养时菌落呈丝状,而在 37℃ 培养时则呈酵母或酵母样,称为两相真菌。

真菌按其侵犯的部位不同分为浅部真菌和深部真菌。浅部真菌主要侵犯机体皮肤、毛发和指(趾)甲,寄生和腐生于表皮、毛发和甲板的角质组织中,引起浅部真菌病。临床上最多见的为皮肤癣菌,包括毛癣菌属、表皮癣菌属和小孢子菌属,所引起的真菌病又称为癣。深部真菌是指侵犯表皮以外组织和器官的病原性真菌和条件致病真菌,包括念珠菌、隐球菌、曲霉、毛霉、两相真菌等。

# 一、酵母样真菌检验

## (一)念珠菌属

1.分类

念珠菌属于半知菌亚门、芽胞菌纲、隐球酵母隐球酵母科。本属菌有 81 个种,其中 11 种对人致病,如白念珠菌、热带念珠菌、克柔念珠菌、光滑念珠菌、近平滑念珠菌、葡萄牙念珠菌、都柏林念珠菌等。

2.生物学特性

白念珠菌,呈圆形或卵圆形,直径 3~6μm,革兰染色阳性,但着色不均匀。以出芽方式繁殖,形成的芽生孢子可伸长成芽管,不与母细胞脱离而发育成假菌丝。在病灶中常见长短不一、不分枝的假菌丝。白念珠菌在普通琼脂、血琼脂和沙保弱培养基(SDA)生长均良好。需氧,29℃或35℃培养2~3天即可形成表面光滑、灰白色或奶油色的典型酵母样菌落。在玉米-吐温 80 培养基上可形成假菌丝和厚膜孢子。白念珠菌在含有 0.05% 氯化三苯基四氮唑(TZC)的培养基上,29℃培养 48 小时,培养基不变色,而其他念珠菌可使培养基变为红色,热带念珠菌最为明显,呈深红色或紫色。将白念珠菌置于动物或人血清中,37℃孵育1~3小时,白念珠菌可由孢子长出短小的芽管。因其他念珠菌一般不形成芽管,故常以此试验与之鉴别。热带念珠菌菌体卵圆形,可见芽生孢子及假菌丝,菌丝上芽生孢子可产生分支或呈短链状。在

SDA 上形成米色或灰色的酵母样菌落,有时表面有皱褶。克柔念珠菌在 SDA 培养基上生长 48~72 小时后呈柔软、灰黄色,在 CHROMagar 显色培养基上菌落呈粉红色或淡紫色。光滑念珠菌在 SDA 培养基上培养 48~72 小时形成奶油色乳酪样菌落,在 CHROMagar 上形成较大、紫红色菌落形态。

3.致病性

念珠菌几乎可以引起人体任何器官或系统感染,分为浅部和深部感染。白念珠菌是临床常见的致病念珠菌,但是近几年非白念珠菌如近平滑念珠菌、热带念珠菌、光滑念珠菌等引起的感染逐渐增多。

白念珠菌最重要的毒力因素就是对机体上皮细胞的黏附和随后形成的假菌丝以及产生的胞外蛋白酶。可侵犯人体许多部位如皮肤、黏膜、肠道、肺、肾、脑等,严重时可引起全身感染,常见白念珠菌感染有:①皮肤念珠菌病:好发于皮肤潮湿、皱褶处;②黏膜念珠菌病:以鹅口疮、口角炎、外阴及阴道炎最多见;③内脏念珠菌病:热带念珠菌可引起皮肤、黏膜和内脏念珠菌病。近平滑念珠菌容易在静脉插管、肠外营养液等中定植,引起导管相关性感染、全身性感染等。

4.实验室检查

(1)标本采集:采集分泌物、尿液、血液或脑脊液等标本。

(2)显微镜检查:取标本直接涂片、革兰染色,镜下可见革兰染色阳性、着色不均匀的圆形或卵圆形体以及芽生孢子和假菌丝,是念珠菌感染诊断的重要证据。

(3)分离培养:将标本接种在 SDA 上,29℃或 35℃培养 1~4 天后,培养基表面可出现酵母样菌落。

(4)鉴定:念珠菌的共同特征是:芽生孢子、假菌丝和酵母样菌落。鉴定白念珠菌除必须具备以上特征外还应有:体外血清中形成芽管,玉米培养中产生厚膜孢子,在含 TZC 的培养基中生长不使培养基变色。另外,根据念珠菌对糖类的发酵和同化能力的不同可以进行种间鉴别。目前临床用商品化的显色培养基如科玛嘉念珠菌显色培养基(CHROMagar)可快速鉴定白念珠菌和其他念珠菌。将念珠菌接种于显色培养基上,30℃培养 48~72 小时后根据菌落颜色即可鉴别。

(5)血清学检测:用特异性抗体血清或单克隆抗体进行玻片凝集试验可以鉴别念珠菌。目前已有成品试剂盒如白念珠菌 IgM、IgG 抗体检测试剂盒(ELISA 法)。

(6)核酸检测:通过 PCR 扩增念珠菌特异性 DNA 片段后以分子探针检测,具有良好的敏感性和特异性。

(7)生化反应鉴定:目前有试剂盒如 API 20C 可以通过生化反应进行酵母菌的鉴定,能够鉴定常见的酵母菌。另外,目前有自动化鉴定卡 Vitek YST 可以鉴定临床常见致病菌。

(8)药敏试验:目前在临床上常选择的药敏试验方法包括 ATB Fungus 3 等。

5.检验结果解释和应用

念珠菌几乎可以引起人体任何器官或系统感染,念珠菌病可发生于表皮和局部,也可以发生于深层和具有播散性。白念珠菌是临床常见的致病性念珠菌,广泛分布于自然界,是正常体表、上呼吸道、胃肠道及阴道的定植菌之一,机体免疫力下降时可引起皮肤、黏膜、内脏及中枢感染等。无菌部位分离的念珠菌有较明确的意义。留置静脉插管是引起念珠菌血流感染的常见原因,若累及多个器官则引起播散性感染。痰液中分离的念珠菌多数为定植菌,不能单凭痰念珠菌培养阳性作为抗真菌治疗的指征,因此对于痰培养阳性的患者,应评估危险因素,结合有无临床表现,决定是否抗真菌治疗。念珠菌肺炎的诊断需依据组织学的检查。念珠菌尿与患严重基础疾病、患泌尿系疾病、使用尿道插管、女性、入住 ICU 病房等相关,以白念珠菌为主,临床上发现念珠菌菌尿后是否治疗、何时治疗及疗程仍不明确,经典诊断依赖于脓尿和尿中念珠菌的高计数,若无症状常不需治疗。白念珠菌是引起免疫低下患者鹅口疮的病原体,有肉眼可见的白膜即可诊断。念珠菌是引起女性阴道炎最常见的病原体之一,若排除其他病原体感染,分泌物增多伴典型的豆腐渣样白色小块,即可诊断念珠菌性阴道炎。粪便中培养出念珠菌一般认为是定植菌。

耐药性:不同的念珠菌对不同药物的敏感性存在较大差异。白念珠菌、近平滑念珠菌和热带念珠菌对伏立康唑和氟康唑较敏感,而光滑念珠菌对氟康唑耐药率较高。克柔念珠菌对氟康唑天然耐药,对两性霉素 B 敏感度降低。皱褶念珠菌普遍对多烯类耐药,但对新的三唑类抗真菌药物和卡泊芬净敏感。伏立康唑和棘白菌素类对侵袭性念珠菌分离株的体外抗菌活性仍然很好。白念珠菌、热带念珠菌、光滑念珠菌、克柔念珠菌和乳酒念珠菌对所有棘白菌素类药物敏感性高,而近平滑念珠菌、季也蒙念珠菌、葡萄牙念珠菌和无名念珠菌对棘白菌素类药物敏感性减低。热带念珠菌对唑类的交叉耐药性较其他几种念珠菌要高。葡萄牙念珠菌通常对两性霉素 B 耐药。

治疗轻至中度念珠菌血流感染时,首选氟康唑或卡泊芬净或米卡芬净,次选两性霉素 B 或伏立康唑。

治疗中度至重度血流感染时,首选卡泊芬净或米卡芬净,次选两性霉素 B、脂质体两性霉素 B、性霉素 B 脂质复合物或伏立康唑。

治疗念珠菌食管炎时,首选卡泊芬净或米卡芬净,次选伊曲康唑或伏立康唑。

治疗外阴阴道炎时,首选制霉菌素(局部用药)或氟康唑(全身用药),次选伊曲康唑或酮康唑。

治疗泌尿系感染时,有症状者首选氟康唑,次选两性霉素 B±氟胞嘧啶。

治疗眼内炎时,首选两性霉素 B+氟胞嘧啶或氟康唑,次选两性霉素 B 脂质体、两性霉素 B 脂质复合物或伏立康唑。

治疗感染性内膜炎时,首选卡泊芬净、两性霉素 B±氟胞嘧啶,次选米卡芬净。

治疗腹膜炎时,首选氟康唑、卡泊芬净或米卡芬净,次选两性霉素 B。

治疗脑膜炎时,首选两性霉素 B 脂质体+氟胞嘧啶,次选氟康唑。

## (二)隐球菌属

隐球菌大约有 78 个种,与人类感染有关的菌种如下:新生隐球菌、白色隐球菌、罗伦隐球菌、浅黄隐球菌、地生隐球菌、指甲隐球菌。

### 1.生物学特性

隐球菌属菌种是含有荚膜的酵母样真菌,1894 年意大利 Francesco Sanfelice 首次在桃子汁中检出。菌细胞为圆形、卵圆形,大小 3.5～8μm 或以上。单个发芽,母体与子体细胞连结间有狭窄项颈,偶尔可见各种各样出芽,但假菌丝极少见,细胞壁易破碎,常成月牙形或缺陷细胞,尤其是在组织内染色后容易见到。在菌细胞周围存在荚膜,应用印度墨汁湿片法能证明荚膜的存在,经培养后得到的菌细胞一般无荚膜,但在1%蛋白胨水中培养可产生丰富的荚膜。

带有荚膜的典型菌落呈黏液状,随着菌龄的增长变成干燥、灰暗,伴有奶油、棕黄、粉红或黄色菌落。所有菌种皆能产生脲酶和同化各种糖类,但不发酵。根据同化各种糖类和硝酸钾的利用试验可以区别各个菌种。新生隐球菌的生化反应和37℃生长可与其他菌种鉴别,但白色隐球菌和罗伦隐球菌亦可在37℃生长。

新生隐球菌按荚膜多糖抗原的不同有A、B、C、D及AD 5个血清型,我国以A型最多,未见C型。目前认为新生隐球菌有3个变种,新生变种相对应的荚膜血清型是D型,格鲁皮变种对应的血清型为A型,格特变种含B、C血清型。

2.致病性

新生隐球菌是引起隐球菌病的主要病原菌,致病物质主要是荚膜、酚氧化酶,37℃生长也是其致病的重要因素,磷脂酶可能也是潜在的毒力因子。酚氧化酶参与黑色素的产生,其作用是防止有毒的羟自由基形成,保护菌细胞氧化应激。健康人对该菌具有有效的免疫力,只有机体免疫力下降时,病原菌才易引起人体感染,艾滋病、糖尿病、淋巴瘤、恶性肿瘤、系统性红斑狼疮、白血病、器官移植及大剂量使用糖皮质激素是隐球菌感染的危险因素,特别是艾滋病患者,隐球菌感染是最常见的并发症之一。

3.鉴别与鉴定

隐球菌属是酵母样真菌,需与其他酵母样菌区别。隐球菌不形成假菌丝,可与念珠菌区别,隐球菌尿素酶阳性,而念珠菌只有解脂念珠菌和克柔念珠菌中的部分菌株阳性。与红色酵母菌的鉴别在于后者不同化肌醇,产生胡萝卜素。隐球菌不形成关节孢子,可与毛孢子菌和地丝菌区别。隐球菌属内各菌种的鉴别可利用37℃是否生长及糖同化试验。

新生隐球菌

(1)菌落特征:在沙堡弱培养基25℃、37℃均能生长,3~5天就有菌落生长,少数2~3周方见生长。菌落奶油色,光滑,因产荚膜渐变黏液样,浅褐色,从长期维持剂量治疗的HIV患者中分离的部分菌株不产荚膜,菌落与念珠菌菌落相似。在含咖啡酸培养基如Birdseed琼脂上形成棕黑色菌落。40℃及在含放线菌酮的培养基上不生长。

(2)显微镜特征:在玉米吐温-80培养基25℃,球形或椭圆形酵母细胞,直径2.5~10μm,不产生菌丝和厚膜孢子。第一代培养物有时可见小荚膜,继代培养不见荚膜。

(3)墨汁染色:如脑脊液标本比较浑浊,可直接进行墨汁染色,但离心沉淀可提高阳性率。用印度墨汁或优质绘图墨汁1滴,加脑脊液1滴,必要时加生理盐水1滴稀释,复盖片。稍待3分钟左右,先低倍再高倍镜检查。在黑色背景下可见圆形孢子周围绕以透光的厚荚膜,宽度与菌体直径相当。菌体的大小和荚膜的宽窄在同一张片子上可有较大差异。有时可看到出芽的孢子。注意切勿将白细胞等误认为隐球菌,新生隐球菌的特征为:①圆形或卵圆形的孢子,大小不一,胞壁厚,边缘清晰,微调观察有双圈;②孢子周围有透亮的厚荚膜,孢子与荚膜之间的界限和荚膜的外缘都非常整齐、清楚;③孢子内有反光颗粒;④有的孢子生芽,芽颈甚细;⑤加KOH液后,菌体不破坏。任何圆形物体边缘模糊,内部无反光颗粒,外部有较窄、内外界限不清的透亮环,加 KOH 后即消失者,不是隐球菌。但应注意新生隐球菌以外的其他隐球菌也有荚膜。

(4)血清学检查:乳胶凝集试验检测脑脊液或其他体液标本中新生隐球菌荚膜多糖抗原,简便快速,特异性和灵敏度均较高,对直接镜检和分离培养阴性者更有诊断价值。

假阳性与以下因素有关:①类风湿因子;②肿瘤患者也会出现假阳性但反应滴度很低;③毛孢子菌感染,该菌产生内荚膜,与隐球菌的荚膜多糖有交叉反应;④其他:如实验室移液管污染,反应板清洗中消毒剂或洗衣粉沾污,以及血管中代血浆之类等不明原因造成假阳性。

假阴性也可能出现在前带反应或者感染菌株荚膜贫乏。

(5)生化特征:新生隐球菌不发酵各种糖类,但能同化肌醇、葡萄糖、麦芽糖、蔗糖、蕈糖,不能同化乳糖,尿素酶阳性。酚氧化酶阳性,在 birdseed 琼脂上,室温 2～5 天菌落呈棕黑色,亦可用咖啡酸纸片试验,即将新鲜分离物涂布在咖啡酸纸片上,放湿处 22～35℃,30 分钟纸片变褐黑色。

**4.抗真菌药物敏感性**

两性霉素 B 对新生隐球菌具有杀菌活性,是治疗新生隐球菌脑膜炎和播散性隐球菌病的首选药物之一。氟康唑和伊曲康唑等唑类对大多数新生隐球菌都有抑菌作用,5-氟胞嘧啶通常是联合用药。棘球白素对新生隐球菌没有抗菌活性。

体外药敏试验表明,两性霉素 B 与氟康唑、伊曲康唑、泊沙康唑对新生隐球菌有协同作用,对两性霉素 B 治疗无反应的病例中分离的新生隐球菌,体外结果也显示两性霉素 B 和5-氟胞嘧啶或利福平有协同作用。

值得注意的是体外药敏方法的不同,结果的解释可能会有较大的差异。Etest 法比 CLSI推荐的微量稀释法更能检出两性霉素 B 的耐药株,但 Etest 法可能会把部分氟康唑、伊曲康唑和 5-氟胞嘧啶敏感的新生隐球菌归到耐药株,相反比色法会把部分氟康唑、5-氟胞嘧啶耐药株解释成敏感株。

新生隐球菌不同的变种对抗真菌药物的也有差异,格特变种对两性霉素 B 和 5-氟胞嘧啶的敏感性低于新生变种。

**5.临床意义**

隐球菌中只有新生隐球菌是致病菌,鸽粪被认为是最重要的传染源,但该鸟类不是自然感染者,分离出本菌的动物还有马、奶牛、狗、猫、山羚羊、猪等,但无证据说明该病从动物传播给人,人传播人亦非常罕见。

吸入空气当中的孢子,是感染的主要途径,引起肺部感染,可为一过性,也可引起严重的肺部感染。新生隐球菌具有嗜神经组织性,由肺经血行播散主要引起中枢神经系统(CNS)隐球菌病,约占隐球菌感染的 80%。起病常隐匿,表现为慢性或亚急性过程,起病前有上呼吸道感染史。少数患者急性起病,AIDS 患者最为常见,死亡率高。对于临床上出现 CNS 感染的症状、体征,脑脊液压力明显升高及糖含量明显下降的患者,应高度警惕隐球菌脑膜炎的可能,特别是免疫力低下,有养鸽史及鸽粪接触史者。

新生隐球菌还可侵犯皮肤、前列腺、泌尿道、心肌、眼睛、骨和关节,AIDS 患者隐球菌感染中,常见前列腺的无症状感染,而且在播散性隐球菌成功抗真菌治疗后,患者的尿液和前列腺液中隐球菌培养仍阳性,提示前列腺可能是隐球菌感染复发的重要储菌库。创伤性皮肤接种和吃进带菌食物,也会经肠道播散全身引起感染。

除新生隐球菌可引起感染外,现已发现白色隐球菌、罗伦隐球菌也有致病性,白色隐球菌引起皮肤、眼睛感染,罗伦隐球菌可引起中枢神经系统、皮肤感染及真菌血症。

## 二、丝状真菌

丝状真菌大多是条件致病菌,广泛分布于自然环境中,如空气、土壤,人类感染主要是由于免疫力低下,免疫功能不全及存在各种基础疾患所致。丝状真菌种类繁多,临床标本中以曲霉菌最为常见,已成为仅次于念珠菌感染的深部真菌病病原菌。

### (一)曲霉菌属

曲霉菌属大约有 185 个种,到目前为止报道了大约 20 种可作为人类机会感染中的致病因子。在临床标本中常见的有烟曲霉、黄曲霉、黑曲霉、土曲霉、棒曲霉、灰绿曲霉、构巢曲霉、杂色曲霉。

#### 1.生物学特性

曲霉菌菌丝体分隔、透明或含有颗粒,有分枝,一部分特化形成厚壁而膨大的足细胞,并在其垂直方向生长出直立的分生孢子梗。分生孢子梗一般不分枝,多数不分隔,无色或有色,除黄曲霉群外,多数致病曲霉梗壁光滑。分生孢子梗上端膨大形成顶囊,表面生出产孢细胞。顶囊是曲霉特有的结构,呈球形、烧瓶形、椭圆形、半球形、长棒形等,无色、透明或有颜色与分生孢子梗一致,其表面全部或部分产生产孢细胞。烟曲霉和土曲霉形成烧瓶样顶囊,产孢细胞仅出现于顶囊顶部,黑曲霉、黄曲霉等形成球形或放射状顶囊,产孢细胞覆盖充满顶囊表面。产孢细胞分单层和双层,单层是自顶囊表面同时生出一层安瓿形的细胞,称作瓶梗,在其上形成分生孢子,双层是顶囊表面先生出一层上大下小的柱形细胞,称作梗基,自梗基上产生瓶梗,然后再形成分生孢子。烟曲霉只产生单层瓶梗,而黑曲霉、构巢曲霉和土曲霉有梗基和瓶梗双层结构,黄曲霉和米曲霉可同时具有单层或双层结构。瓶梗顶端形成圆形小分生孢子(直径 2～5μm)排列呈链状,小分生孢子因菌种不同出现黄、绿、蓝、棕、黑等颜色。顶囊、产孢细胞、分生孢子链构成分生孢子头,其形状与顶囊、产孢细胞的着生方式有关,呈球形、放射状、圆柱形或棒形,并具不同颜色。

在沙堡弱琼脂上 25℃及 37℃生长良好。在曲霉菌种中,只有烟曲霉是一种耐温真菌,可以在 20～50℃的环境下生长,40℃以上生长良好。构巢曲霉和灰绿曲霉生长速度慢,在 Czapek-Dox 琼脂上 25℃孵育 7 天后才形成直径 0.5～1.0cm 的菌落,其余曲霉菌生长迅速,形成直径 1～9cm 菌落。大多数菌种早期为绒毛或絮状白色丝状菌落,渐呈黄色、褐色、灰绿、黑色,随着培养时间延长,曲霉菌落呈各种颜色霜状或粉末状。菌落颜色包括反面颜色依菌种而异。

#### 2.直接镜检

将被检材料置玻片上,加 10%～20% KOH,加热,复盖片镜检。可见粗大透明有分隔菌丝体,大多数直径 3～6nm,采集自慢性病损部位材料,曲霉菌丝粗短、弯曲宽阔(12nm),如果曲霉菌寄生在与空气相通的器官中如肺空洞、鼻窦、眼或皮肤感染,甚至可以看到分生孢子头(顶囊、瓶梗和小分生孢子)。

3.鉴定与鉴别

目前为止,曲霉的鉴定还主要依赖于形态学特征,通常根据菌落形态、颜色、顶囊的形态和结构,小分生孢子的形状、颜色、大小等特点做出区分。并头状菌属与黑曲霉菌外观非常相似,在镜下可发现并头状菌属有管状的孢子囊,无瓶梗,菌丝不分隔。

(1)烟曲霉

①菌落特征:生长迅速,质地绒毛或絮状,表面呈深绿色、烟绿色,有些菌株出现淡紫色色素,背面苍白或淡黄色。

②显微镜特征:菌丝分隔透明,分生孢子头短柱状,孢子梗壁光滑,淡绿色,顶囊呈烧瓶状,产孢细胞单层分布在顶囊上半部分,分生孢子球形绿色,有小刺。48℃生长良好。

(2)黄曲霉

①菌落特征:快速生长,质地羊毛或棉花状,有时颗粒状,有放射状沟纹,表面呈黄绿色到棕绿色,背面无色或淡黄色。

②显微镜特征:丝分隔透明,分生孢子头开始呈放射状,逐渐称为疏松状。分生孢子梗壁粗糙不平,顶囊呈球形或近球形,产孢细胞可单层或双层,布满顶囊表面呈放射状排列,分生孢子球形或近球形,表面光滑或粗糙,部分菌株产生褐色闭囊壳。

(3)黑曲霉

①菌落特征:生长快速,质地羊毛状或绒毛状,可能会有放射状沟纹,表面初为白色到黄色,随着分生孢子的产生很快变成黑色,背面无色或淡黄色。

②显微镜特征:菌丝分隔透明,分生孢子头开始呈放射状,成熟后呈柱状,孢子梗壁厚而光滑,无色或褐色,顶囊球形或近球形,产孢细胞双层,密布在顶囊全部表面,分生孢子球形,有褐色或黑色色素沉积,粗糙有刺。

(4)土曲霉

①菌落特征:生长快速或中等,质地绒毛状,表面有浅放射状沟纹,呈肉桂色或米色、米黄色,背面黄色。

②显微镜特征:菌丝分隔透明,分生孢子头致密圆柱状,孢子梗无色光滑,顶囊半球形,其上 1/2～2/3 处有双层小梗,分生孢子球形或近球形,光滑。粉状孢子圆形到卵圆形。

(5)构巢曲霉

①菌落特征:中等生长速度或慢,质地绒毛状到粉状,表面深绿色,产闭囊壳区域橙色或黄色,背面紫色或橄榄色。

②显微镜特征:菌丝分隔透明,分生孢子梗柱形,短,褐色光滑,顶囊半球形,双层小梗,分生孢子球形粗糙,壳细胞较多,球形,膜厚。常存在闭囊壳。

(6)杂色曲霉

①菌落特征:生长速度中等或慢,质地绒毛或絮状,颜色多样,表面可呈淡绿色、深绿色、灰绿色、淡黄色、粉红色、橙红色,背面苍白色或淡红色。

②显微镜特征:菌丝分隔透明,分生孢子头疏松放射状,孢子梗壁光滑无色,顶囊半球形,

小梗双层,分布于顶囊 4/5 处,分生孢子球形,光滑或粗糙。

4.抗真菌药物敏感性

CLSI 推出了产孢丝状真菌的体外药敏试验方案,即 M38-A,但没有批准丝状真菌药敏试验的解释折点。许多研究结果表明,不同的曲霉菌菌种得到的最小抑菌浓度(MIC)基本一致,两性霉素 B、伊曲康唑、伏立康唑对大多数菌种的 MIC 都较低,高 MIC 往往提示耐药,如土曲霉对两性霉素 B 耐药,部分烟曲霉对伊曲康唑耐药。值得注意的是,在体外伏立康唑对伊曲康唑耐药的烟曲霉是有效的。

新型抗真菌药物剂如棘白菌素在体内和体外对曲霉菌均有活性,同时体外实验和动物模型表明两性霉素 B 和棘白菌素在抗曲霉中具有协同效应。

两性霉素 B(包括它的脂质体)和伊曲康唑是当前可供选择的两种治疗药物,但临床治愈率并不理想。新的唑类药物(如伏立康唑、泊沙康唑、雷夫康唑)、卡泊芬净、棘白菌素在体外抗曲霉菌是有效的,对曲霉病的治疗有良好的前景。

5.临床意义

曲霉菌是自然界中分布广泛的一种丝状真菌,经常存在于土壤、植物和室内环境中,也是常见的实验室污染菌。曲霉菌属有 100 多种,某些种可引起皮肤、鼻窦、眼、耳、支气管、肺、中枢神经系统及播散性曲霉菌病,亦可导致变态反应或毒素中毒症等。这些感染可以是局部的,也可以是全身性的,统称为曲霉病。在所有的丝状真菌中,曲霉是侵袭性感染最常见的一种。在机会性真菌病中,检出率仅次于念珠菌。

(1)机会感染:免疫抑制是机会感染最主要的易感因素,几乎人体的任何器官和系统都可以感染曲霉,如甲癣,鼻窦炎,脑曲霉病,脑(脊)膜炎,心内膜炎,心肌炎,肺曲霉病,骨髓炎,耳真菌病,眼内炎,皮肤曲霉病,肝脾曲霉病,曲霉菌菌血症,播散性曲霉病。导管或其他设备也可引发医源性曲霉感染。医院内感然是一个危险因素,尤其对中性白细胞减少症的患者。

①肺曲霉球:结核病、肉样瘤病、支气管扩张、尘肺病、强直性脊柱炎、肿瘤引起肺部空洞,曲霉可作为局部定植者,以曲霉球的形式存在肺部。胸片检查具有特征性改变,可见圆形或卵圆形均匀不透明区,上部及周围有透光的环形或半月形,称新月征。CT 扫描对肺曲霉球有很高的诊断价值,典型图像为新月形的空气环包绕一团致密影,致密影可在空洞内随体位改变而移动。

②急性侵袭性肺曲霉病:常发生于免疫受损个体,常危及生命,分为局限型和播散型,临床表现为持续性发热,广谱抗生素无效,胸部 CT 扫描可见特征性的晕轮征(halo 征)和新月征。晕轮征即在肺部 CT 上表现为结节样改变,其周边可见密度略低于结节密度,而又明显高于肺实质密度,呈毛玻璃样改变。其病理基础是肺曲菌破坏肺部小血管,导致肺实质出血性坏死,早期病灶中心坏死,结节被出血区围绕。晕轮征是 IPA 早期较有特征性的 CT 表现,见于 $40\%\sim69\%$ 的早期病例。但 CT 检查仍不能作为确诊的依据,如念珠菌病、军团菌病、巨细胞病毒、Kaposi 肉瘤等疾病也可见类似的"晕轮征",进一步可行支气管镜检查帮助确诊。

③脑曲霉病:多数有肺部感染血行播散所致,少数由鼻窦直接入侵,是骨髓移植患者脑部脓肿常见原因。

④曲霉性角膜炎:常有外伤史,裂隙灯检查可见隆起的角膜溃疡伴白色的边缘,界清,周围

常有卫星状损害。

（2）变应性状态：一些曲霉的抗原可以引起机体过敏性反应，尤其对有遗传性过敏症的患者。

①外源性过敏性肺泡炎：又称农民肺，为反复吸入发霉于草或谷物中的曲霉引起，表现为伴有肉芽肿病变的急性、亚急性或慢性间质性肺泡炎。

②过敏性肺支气管曲霉病：多见于儿童、青少年，吸入曲霉孢子或呼吸道定植的曲霉引起，主要是Ⅰ和Ⅲ型变态反应。

（3）中毒：有些曲霉能产生不同的曲霉菌毒素，现已证实长期摄入这些霉菌毒素可致癌，尤其是在动物中。黄曲霉产生黄曲霉毒素可引发肝细胞癌。

曲霉菌也可引起动物感染，在鸟类，曲霉菌可以引起呼吸系统的感染。在牛和绵羊体内，它也可以诱发霉菌性流产。家禽长期大量食入黄曲霉毒素（毒索污染了动物饲料）可致死。

侵袭性曲霉菌病（IA）的死亡率高达 $50\%\sim100\%$，早期诊断、早期抗真菌治疗对降低死亡率非常重要。然而 IA 的早期诊断仍是临床上的难题，因为确诊标准需要组织活检、镜检或培养阳性，但真菌培养阳性率低且费时，即使培养阳性也不能区分是样本污染或是呼吸道定植，培养阴性也不能排除 TA，而组织活检可行性差。

CT 对于 IA 的早期诊断有较大的意义，且对于发现病情恶化，评估病情进展，评价治疗效果，帮助选择最佳的经皮肺活检位置有相当价值。

半乳甘露聚糖（GM）是曲霉菌细胞壁上的一种多糖抗原，由核心和侧链两部分组成，核心为呈线性构型的甘露聚糖，侧链主要由 $4\sim5$ 个呋喃半乳糖残基组成，具有抗原性。除曲霉菌外，GM 还存在于青霉菌中。当曲霉在组织中侵袭、生长时可释放进入血循环。用 ELISA 检测 GM 抗原，可以检测到标本中 $0.5\sim1$ng/mL 的 GM，可在临床症状和影像学尚未出现前数天（平均 $6\sim8$ 天）表达阳性，被认为是目前对 IA 最有早期诊断价值的血清学检测方法。半乳甘露聚糖在血中存在时间短，建议对高危患者连续动态监测，每周至少 2 次。血清 GM 检测能区分侵袭性肺曲霉感染与念珠菌、毛霉菌感染和烟曲霉口腔定植，在血液系统恶性肿瘤患者应用中具有较好的敏感性和特异性。GM 的检测也可用于 IA 疗效的评价，血清 GM 浓度会随着 IA 的进展而增加，也会随着抗真菌治疗的有效而下降，未见下降意味着治疗失败，但应用卡泊芬净后半乳甘露聚糖值会出现升高。

GM 试验的缺点是影响因素比较多，有关诊断侵袭性曲霉病的阈值还存在争议。应用相同的试剂和方法，美国判定阳性的结果为 1＞0.5，欧洲阳性的结果为 1＞1.5，近年来欧美专家经过大量临床实践逐步认为可将判断折点定为 0.8 或 2 次 1＞0.5，但国内尚缺乏相关的研究。GM 试验假阳性率为 $1\%\sim18\%$，主要是一些抗原物质与单克隆抗体产生交叉反应所致。①胃肠外营养，当患者由静脉供给营养时，营养液中的某些成分会和单克隆抗体产生交叉反应。②患者临床状态很差或化疗，会有胃肠道黏膜的损伤，导致胃肠道定植的曲霉菌以及食物中的 GM 成分渗透进入血液中，与抗体产生交叉反应。③一些抗生素的应用能造成假阳性结果。有研究证明，应用哌拉西林-三唑巴坦会显著增加假阳性数量。④一些真菌也能与单克隆抗体产生交叉反应。已经证明从痰标本中分离出的青霉能与单克隆抗体产生交叉反应。⑤血液中某些尚未发现的成分也有产生交叉反应的可能。假阴性率的产生可能与血中存在高滴度的抗体,曲霉感染局限未侵入血管,曲霉释放出微量 GM 有关。也有研究证明,预防性应用两性霉素 B 和伊曲康唑会抑制菌丝的生长,也会造成假阴性的产生。检测 GM 的同时,做 GM 抗体的测定及降低检测阈值有助于减少假阴性情况的发生。

### (二)青霉菌属

青霉菌属有多个种,最常见的有产黄青霉、桔青霉、微紫青霉、马内菲青霉、产紫青霉。除马内菲青霉菌外的青霉菌常认为是污染菌但也可能引起感染,特别是在免疫缺陷患者中。

#### 1.生态学特性

青霉菌属除马内菲青霉是双相真菌外,其他种均是丝状真菌,广泛存在于土壤、腐烂植物和空气中。马内菲青霉与其他菌种明显的区别是它具有地方流行性的特点,特别是在东南亚地区马内菲青霉感染竹鼠,这可作为流行病学的标志和人类感染的宿主。

#### 2.致病性和临床意义

青霉菌偶尔会引起人类感染发生青霉病。它可引起角膜炎、外耳炎、食管坏死、肺炎、心内膜炎以及泌尿道感染。大部分青霉菌感染发生在免疫缺陷患者身上。角膜感染一般发生在创伤后。青霉菌除有潜伏感染性外,还可产生真菌毒素:赫曲毒素。此毒素有强的肾毒性和致癌性。毒素的产生通常发生在潮湿的谷物中。

马内菲青霉是致病性真菌,特别容易感染 AIDS 患者,东南亚地区(泰国及临近国家印度等)发病率较高,被认为是以上地区的地方性流行病,从血液中单独分离出该菌是该区内有 HIV 患者的标记。马内菲青霉也可以感染非 AIDS 患者,如血液恶性肿瘤和接受免疫抑制剂治疗患者。马内菲青霉感染也称为马内菲青霉病,首先通过吸入引起肺部感染,随后引起真菌血症和播散性感染,累及淋巴系统、肝脾和骨,脸部、躯干和四肢皮肤可出现痤疮样丘疹。马内菲青霉感染通常是致命性的。

#### 3.鉴定与鉴别

(1)菌落特征:青霉菌除马内菲青霉菌外其菌落生长迅速,呈扁平、细丝状、柔软、绵状特点。菌落一开始是白色很快变为青绿、灰绿、黄灰、黄色或粉红色。菌落底部常由白色变为淡黄色。

马内菲青霉菌是双相真菌,在 25℃下产生菌丝或扁平放射状菌落。这些菌落中心呈蓝绿色周围呈白色。菌落底部出现红色可溶性色素是典型特征。在 37℃下马内菲青霉菌菌落呈奶酪色或淡粉红色。

(2)显微镜特征:除马内菲青霉菌外,青霉菌具有无色透明分隔菌丝(直径 $1.5\sim5\mu m$),单一或分支分生孢子梗,梗基以及单个分生孢子。梗基来自分生孢子的第 2 个分支,梗基呈小瓶样。小瓶样结构在孢子的终端是很典型的。它们像刷子样成簇排列形成毛笔状(青霉头)。单个分生孢子直径在 $2.5\sim5\mu m$,圆形,单细胞,并且在瓶状梗基的终端可以看到不成支的条状。

马内菲青霉的菌丝相在显微镜的形态与青霉菌其他种很相似。不同的是马内菲青霉在发酵相可见经细胞分裂而形成的腊肠样长形酵母样菌体(直径 $3\sim5\mu m$)。马内菲青霉在营养丰富培养基中很容易诱导产生酵母样节分生孢子。如在脑心浸液培养基中经 35℃,1 周培养后将形成酵母样菌丝和节分生孢子。

(3)与拟青霉属、胶枝霉属和帚霉属的鉴别:青霉菌与拟青霉属的不同是青霉菌有瓶形、球形或近球形的分生孢子,与胶枝霉菌的不同是青霉菌有链状的分生孢子,与帚霉菌的不同是青霉菌形成瓶状的梗基。马内菲青霉与其他属的区别是马内菲青霉是双相真菌。

4.抗真菌药物敏感性

体外药物敏感性实验数据很缺乏。对于产黄青霉菌,两性霉素、伊曲康唑、酮康唑和伏立康唑的 MIC 值较低,灰黄青霉菌的 MIC 值高于产黄青霉菌。值得注意的是,马内菲青霉对两性霉素 B、5-氟胞嘧啶和氟康唑有相对高的 MIC 值而对伊曲康唑、酮康唑、伏立康唑和特比萘芬 MIC 值较低,但还需要更多的实验数据来了解青霉菌属不同种的药物敏感性。

目前,两性霉素 B,口服的伊曲康唑和氟康唑用于治疗马内菲青霉病。口服伊曲康唑被用于预防马内菲青霉感染 HIV 患者。

# 第三节 寄生虫检测

寄生虫是一类致病的低等真核生物。寄生虫病对人类的危害,尤其是对热带和亚热带地区人民健康的危害十分严重,是发展中国家社会经济发展的障碍,与社会经济和文化的落后互为因果。在发达国家,由于人口的流动、器官移植及免疫抑制药的应用等,寄生虫病也是一个重要的公共卫生问题。我国幅员辽阔,自然条件和人们生活习惯差异大,寄生虫病种类多,分布广。

寄生虫是一种致病性的低等真核生物,目前发现的寄生虫有 340 多种。人体各部位感染的寄生虫主要包括:①脑、脊髓:猪囊尾蚴、血吸虫、弓形虫、溶组织内阿米巴、锥虫、疟原虫、广州管圆线虫;②眼:结膜吸吮线虫、弓形虫、裂头蚴、盘尾丝虫;③皮肤、肌肉:疥螨、蚊、虱、蚤、螨、猪囊尾蚴、罗阿丝虫;④血液、淋巴系统:丝虫、血吸虫、疟原虫、锥虫、利什曼原虫、弓形虫、巴贝虫;⑤肺:肺孢子菌、溶组织内阿米巴、钩虫幼虫、蛔虫幼虫、卫氏并殖吸虫;⑥肝脏、胆管:华支睾吸虫、血吸虫、疟原虫、溶组织内阿米巴、利什曼原虫、细粒棘球蚴;⑦消化道:蛔虫、钩虫、鞭虫、蛲虫、血吸虫、绦虫、线虫、猪巨吻棘头虫、结肠小袋纤毛虫、溶组织内阿米巴、蓝氏贾第鞭毛虫、蝇蛆;⑧泌尿生殖系统:阴道毛滴虫、埃及血吸虫、阴虱、螨、蝇蛆。

一般通过询问病史、体格检查、影像学诊断和化学诊断进行寄生虫感染的临床诊断。但是由于寄生虫病的症状和体征特异性较差所以经常被误诊,因此实验室根据寄生虫的形态、生活史、致病特点、流行规律和免疫遗传、分子生物学特征等,利用各种检测技术对寄生虫感染进行病原诊断,为临床提供及时、有效、准确的诊断依据显得尤为重要。

1.病原学检查

在寄生虫感染中,检出寄生虫病原体是确诊的依据。根据寄生虫的种类、在人体发育阶段和寄生部位的不同,通过直接或者间接的方法采集相应的标本(血液、尿液、粪便、阴道分泌物、肺泡灌洗液、组织活检或者骨髓穿刺),直接或者通过沉淀、染色、培养等方法处理标本后,肉眼和(或)借助显微镜,根据标本来源、寄生虫的形态学特征和生活史及结合临床资料来做出综合判断,此种方法简单但是对于检验医师的临床、寄生虫知识和经验要求较高,需要多次送检标本和对检验医师长时间的培训。

**2.免疫学检查**

在感染早期、轻度感染、单性感染、隐性感染时期,仅通过病原学检查难以做出及时的诊断,通过检测特异性抗体、循环抗原、免疫复合物可以做出快速的诊断。根据反应原理分为皮内反应和血清学实验,除血清外也可以检测粪便、尿液、唾液、分泌物等。免疫学诊断具有高度的及时性、特异性、敏感性和可重复性,也具有简便、经济、快速、大量等特点适用于流行病学调查。

**3.分子生物学诊断**

根据碱基互补原理设计DNA探针检测寄生虫基因中特异性DNA片段,也可检测某个蛋白的mRNA预测虫体的存活与否。分子生物学的特点是高效、快速、及时、分辨率高、可以鉴定到种属。

随着自然环境改变、虫体的改变及两者相互作用,目前寄生虫感染又有改变,虫体的耐药性也逐年上升,这是当今医学界关注的热点问题。生物化学、免疫学、细胞生物学、分子生物学的理论和技术成就的发展为寄生虫病的诊疗提供了新的理论依据和技术支持,为寄生虫检验的效率、范围提供了新的发展方向。检验过程要做到操作的标准化和规范化,更应该做好全面质量控制为临床提供真实可靠的结果,同时应注意防止实验室人员感染。

# 一、疟原虫

疟原虫寄生在人体的血液中,经按蚊叮咬传播,有四个种,即恶性疟原虫、间日疟原虫、三日疟原虫和卵形疟原虫,分别引起恶性疟疾、间日疟、三日疟和卵形疟。我国主要感染为恶性疟疾和间日疟。

## (一)病原学

寄生在人体的四种疟原虫的生活史基本相同,都需要中间宿主(人)和终宿主(按蚊),现在以间日疟原虫为例叙述。

按蚊叮咬人体时,子孢子随唾液进入人体血液,侵入肝细胞发育为红外裂殖体,内含众多裂殖子,当肝细胞胀破时裂殖子进入血流后侵入网织红细胞,生长发育为小滋养体,这时红细胞胞质少呈环状,核呈点状,故又称环状体。后胞质逐渐增多体积胀大被称为大滋养体。后核开始分裂称为早期裂殖体,当胞质也随之分裂包裹部分核时称为成熟裂殖体,其内含有12～24个裂殖子。当红细胞破裂后裂殖子释出,裂殖子再次侵入红细胞重复红细胞内裂体增殖过程。部分裂殖子侵入红细胞内发育,核增大不分裂最后形成雌或雄配子体,当按蚊叮咬人体时各期疟原虫进入蚊胃,配子体从红细胞内逸出发育为雌或雄配子,受精成为合子进而发育为动合子。动合子在蚊胃壁形成卵囊,在其内进行孢子增殖形成子孢子,卵囊破裂释放子孢子入血后集中于按蚊的唾液腺。当按蚊叮咬人体时开始新一轮的发育。

## (二)致病性

(1)间歇性、定时性、发作性的寒战、高热、大汗,除三日疟的间歇周期为72小时外,其他疟疾的间歇周期均为48小时。恶性疟发热不规则,但间歇周期不变。

(2)疟疾的凶险发作:急起高热、剧烈头痛、呕吐、谵妄、抽搐、昏迷。严重者可发生脑水肿和呼吸衰竭。

（3）继发性贫血。

### （三）实验室检查

**1.血象**

红细胞和血红蛋白在多次发作后下降,恶性疟尤重;白细胞总数初发时可稍增,后正常或稍低,白细胞分类单核细胞常增多,并见吞噬有疟色素颗粒。

**2.疟原虫检测**

近年来,分子生物学、血清学技术发展迅猛,但是确诊疟疾的"金标准"仍然是血液显微镜检查。显微镜检查是唯一可鉴别四种疟原虫的方法,厚膜血涂片的检查仍被认为是不可替代的疟疾诊断的金标准。四种疟原虫的形态学鉴定要点如下:

（1）恶性疟鉴定要点:红细胞不胀大;环状体纤细,一个红细胞内可有几个环状体,环状体内可有 2 个核;环状体可贴在红细胞边缘;血片中没有其他发育期滋养体;配子体呈新月形或腊肠形;成熟裂殖体内含 6～32 个裂殖子;可出现薛氏点。

（2）间日疟鉴定要点:红细胞通常胀大;薛氏点明显;成熟环状体粗大;滋养体胞质有阿米巴样伪足;血片中可见各期的原虫形态;成熟裂殖体内含 12～24 个裂殖子。

（3）三日疟诊断要点:红细胞不涨大或略小;环状体可呈方形;胞质不活跃呈带状形;成熟滋养体呈菊花状,内含 6～12 个裂殖子;核可能出现在环状体边缘。

（4）卵形疟诊断要点:红细胞胀大;常见彗星状（也称齿轮状）;环粗大;薛氏点明显;成熟滋养体类似三日疟原虫但更粗大;成熟裂殖体内含 4～12 个裂殖子。

**3.血清学检测**

（1）检测疟原虫抗原:可查出原虫血症者,故对临床诊断为现症患者以及从人群中追踪传染源、考核疗效均可使用。但是体内原虫一旦消失结果立刻转为阴性,方法有琼脂糖扩散试验、对流免疫电泳、酶联免疫吸附试验、直接荧光或酶免疫染色法等。WHO 推荐应用 Dipstick 方法,其原理是利用恶性疟原虫能够分泌一种稳定的水溶性抗原,富组蛋白Ⅱ（HRP Ⅱ）,制备 HRPⅡ单克隆抗体滴于免疫层析条上,检测血中疟疾的存在。Dipstick 方法诊断疟疾的敏感性（84.2%～93.9%）和特异性（81.1%～99.5%）均较高;且具有操作简便、快速稳定、易学的特点,适用于大范围的开展。必须指出的是,应用 Dipstick 方法也有一定的局限性,即用此法难以检出尚处于潜伏期或血中仅含有成熟配子体的恶性疟原虫。

（2）检测疟原虫抗体:抗疟疾抗体一般在感染后 7 天即可检测到。可用于流行病学调查,追溯传染源;借助测定流行区人群抗体水平的高低,来推断疟疾的流行趋势;也可以对供血者进行检测,以预防疟疾输血感染,以及考核抗疟措施的效果等。此外对多次发作又未查明原因者,检测疟疾抗体有助于诊断。常用的有间接荧光抗体试验、间接血凝试验、酶联免疫吸附试验等。

**4.分子生物学检测**

（1）核酸探针检测:目前国内外已有几种不同的核酸探针,由于其独特的高特异性,敏感性远高于镜检,认为核酸探针非常有希望替代常规的显微镜检查,并且可在短时间内成批处理大量样本,可以定量及估算疟原虫血症水平,是疟疾流行病学调查及评价抗疟措施效果很有潜力的诊断工具。

（2）PCR检测：在各种疟疾检测方法中，PCR方法的敏感性和特异性是最高的。PCR法敏感度高但是所需时间长，常需要10～16个小时才能得到结果。为进一步提高PCR技术的敏感性和特异性，以及便于在实际工作中推广，又出现了巢式PCR、RT-PCR、PCR-ELISA等方法的研究。而且PCR检测滤纸干血滴上的疟原虫技术也已成熟，从而便于以PCR技术监测边远地区的疟疾。但是它对实验技术和条件的要求较高，从而限制了其在现场的应用。考虑到目前多数疟区的条件，现场采血后还需要回到具有较好条件的实验室做进一步的分析处理。其中RT-PCR只要3～5个小时就能检测到寄生虫的DNA，但是敏感度比巢式PCR低。

（3）环介导扩增试验（LAMP）：能在封闭系统中进行等温分子扩增，耗时1个多小时就能达到与PCR法相似的准确度，且对实验室的要求也较低，准确性与巢式PCR相似，高于镜检。

### （四）检验结果的解释和应用

有如下检测指标特点结合临床表现可用于判断疟疾感染。

（1）近期内曾在疟疾流行区生活，有蚊虫叮咬史或近期输血史。

（2）凶险发作时急起高热、剧烈头痛、呕吐、谵妄、抽搐、昏迷。

（3）血象：白细胞总数正常或减少，大单核细胞增高。红细胞和血红蛋白减少。

（4）血液或骨髓涂片（薄片或厚片）：找到并鉴定疟原虫种。

（5）血清学检查中抗疟抗体或者抗原阳性。

## 二、血吸虫

血吸虫成虫寄生于人体门静脉系统，人通过接触含尾蚴的疫水而受到感染。寄生于人体的血吸虫主要有日本血吸虫、曼氏血吸虫和埃及血吸虫，在我国仅有日本血吸虫流行。

### （一）病原学

当人体接触含有尾蚴的疫水时，尾蚴通过吸盘附着在人体皮肤上，穿刺钻入皮肤转化为童虫。童虫进入皮下微血管和淋巴管后随血流通过体循环到达肠系膜上下动脉，进入肝门静脉。当童虫性器官逐步发育成熟并开始雌雄合抱寄居于门肠系膜静脉系统，通过不断摄取宿主红细胞发育为成虫。雌雄成虫在门脉系统内开始交配产卵，受精卵发育为毛蚴，形成虫卵肉芽肿，引起炎症及坏死后破坏肠壁组织溃破，虫卵落入肠腔后随粪便排出体外，不能排出的虫卵沉积于肠壁逐渐钙化。虫卵在水中发育为毛蚴，侵入中间宿主钉螺，经历毛蚴带母胞蚴、子胞蚴的无性繁殖后产生尾蚴，成熟尾蚴从钉螺中逸出重新入水，开始新一轮的感染和繁殖过程。

### （二）致病性

#### 1.急性血吸虫病

早期疫水接触部位的皮肤出现皮炎；发热，热型不规则，临晚高热，伴畏寒，次晨热退盛汗，热程长；过敏反应、有荨麻疹、血管神经性水肿，全身淋巴结肿大；肝脾肿大，伴有压痛；腹痛、腹泻、排脓血便；重症者伴有贫血、消瘦、水肿、恶病质。

#### 2.慢性血吸虫病

多无症状，重者有慢性腹痛、腹泻、里急后重、排脓血便；肝脾肿大，以肝左叶肿大为多。

3.晚期血吸虫病

(1)巨脾型:脾大平脐,质地坚硬,伴有脾功能亢进、继发性贫血。

(2)腹水型:肝硬化失代偿、门脉高压、低蛋白、腹水、下肢水肿。

(3)侏儒型:由于肝硬化肝生长介素减少,影响生长发育而引起。患者身材呈比例矮小,性器官不发育、睾丸细小,无月经,类似垂体侏儒症。

4.肺损害

虫卵沉积肺间质引起病变,表现胸痛、咳嗽、气喘。

5.脑损害

急性期引起脑膜脑炎表现意识障碍、脑膜刺激征阳性,瘫痪、抽搐、腱反射亢进、锥体束征阳性;慢性期主要症状为癫痫发作,以局限性癫痫多见。

### (三)实验室检查

1.血象

绝大部分患者白细胞及嗜酸性粒细胞增多,白细胞总数(10~30)×10⁹/L。嗜酸性粒细胞一般为 0.15~0.50,偶可达 0.90 以上,但重症患者反可减少,甚至消失,提示病情凶险。常有不同程度贫血和红细胞沉降率加速。

2.肝功能

以丙种球蛋白升高较为常见,部分病例谷-丙转氨酶轻度升高。

3.病原诊断

从粪便内检查虫卵或孵化毛蚴以及直肠黏膜活体组织检查虫卵。

(1)直接涂片法:重感染地区患者粪便或急性血吸虫患者的黏液血便中常可检查到血吸虫虫卵(大小为 67×89μm;颜色为浅黄色;形状为卵圆形;结构为虫卵侧面有小棘,内含毛蚴。该方法简便,但是虫卵检出率低,沉淀后镜检可以大大提高检出率,包括自然沉淀法、离心沉淀法和乙醚沉淀法,对于住院患者可以把引流的胆汁沉淀后在涂片检查,阳性率接近 100%。

(2)毛蚴孵化法:相比较直接涂片法可以提高阳性检出率。为了便于观察毛蚴,可采用塑料杯顶管孵化法,毛蚴集中,便于观察,检出率较高。为了提高粪便检查效果,需要连续送检粪便 3 次。

(3)定量透明法:用作血吸虫虫卵计数。常用的计算方法为 kato 厚片法。可测定人群感染情况,并可考核防治效果。

(4)直肠黏膜活体组织检查:慢性及晚期血吸虫患者肠壁组织增厚,虫卵排出受阻,故粪便中不易查获虫卵,应用肠镜检查可见肠黏膜内沉积的有活卵、变性卵和死卵。对未治疗患者检出的虫卵,不论死活均有参考价值;对有治疗史患者,如有活卵或近期变性卵,表明受检者体内有成虫寄生。若为远期变性卵或死卵,则提示受检者曾经有血吸虫感染史。目前流行区血吸虫患者大多已经过一次或多次治疗,检查到活卵的病例很少,并且此方法有一定的危险性,故不适用于大规模应用。

4.免疫诊断

(1)皮内试验(IDT):一般皮内试验与粪检虫卵阳性的符合率为 90% 左右,但也可出现假阳性或假阴性反应,且与其他吸虫病可产生较高的交叉反应;并且患者治愈后多年仍可为阳性反应。此法简便、快速,通常用于现场筛选可疑病例。

(2)检测抗体:血吸虫患者血清中存在特异性抗体,包括 IgM、IgG、IgE 等,如受检者未经病原治疗,而特异性抗体呈阳性反应,对于确定诊断意义较大;治愈后,特异性抗体在体内仍可维持较长,所以经病原治疗后特异性抗体阳性,并不能确定受检者体内仍有成虫寄生。目前检测抗体的血吸虫病血清学诊断方法常用的有以下几种。

①环卵沉淀试验(COPT):通常检查 100 个虫卵,阳性反应虫卵数(环沉率)等于或大于 5% 时,即为阳性。粪检血吸虫卵阳性者,COPT 阳性率平均为 97.3%(94.1%～100%)。健康人假阳性率为 3.1%,与肺吸虫病、华支睾吸虫病可出现交叉反应。患者有效治疗后 COPT 阴转较慢。若血吸虫患者距末次治疗时间已有 3～5 年,而 COPT 环沉率为 3% 或 3% 以上者,可结合临床表现考虑给予重复治疗。目前在基本消灭血吸虫病地区,已广泛应用 COPT 作为综合查病方法之一。

②间接红细胞凝集试验(IHA):粪检血吸虫虫卵阳性者与 IHA 阳性符合率为 92.3%～100%,正常人假阳性率为 2% 左右,与肺吸虫、华支睾吸虫、旋毛虫感染者可出现假阳性反应。IHA 操作简便,用血量少,判读结果快,目前国内已广泛应用。

③酶联免疫吸附试验(ELISA):此试验具有较高的敏感性和特异性,并且可反映抗体水平,阳性检出率为 95%～100%,假阳性率为 2.6%,患者在吡喹酮治疗后半年至一年有 50%～70% 转为阴性。此试验已应用于我国一些血吸虫病流行区的查病工作。近年来,在载体、底物及抗原的纯化方面都作了改良,如快速 ELISA、硫酸铵沉淀抗原-ELISA 等。

④免疫酶染色试验(IEST):在检测血吸虫特异抗体的方法中,尚有许多种免疫酶染色试验,如间接荧光抗体试验、胶乳凝集试验、酶标记抗原对流免疫电泳等,这些方法有它们各自的优点。近年有免疫印渍技术、杂交瘤技术制备单克隆抗体的应用、单克隆抗体检测循环抗原,为血吸虫病诊断提供新的途径。

(3)检测循环抗原(CAG):由于治疗后抗体在宿主体内存留较长时间,其阳性结果往往不能区分现症感染和既往感染,也不易于评价疗效。循环抗原是生活虫体排放至宿体内的大分子微粒,主要是虫体排泄、分泌或表皮脱落物中具有抗原特性,又可为血清免疫学试验所检出。从理论上讲,CAG 的检测有其自身的优越性,它不仅能反映活动性感染,而且可以评价疗效和估计虫负荷。

在感染血吸虫宿主体内 CAG 的种类较多,目前可检出比较重要的 3 类游离循环抗原,即肠相关抗原(GAA)、膜相关抗原(MAA)和可溶性虫卵抗原(SEA)。在检测方法上,采用检测不同靶 CAG 的探针,包括抗血吸虫抗原不同表位-单克隆抗体、组合单克隆抗体以及多克隆抗体等。检测的具体方法有斑点 ELISA、双抗体夹心 ELISA 等。

### (四)检验结果的解释和应用

有如下检测指标特点结合临床表现可用于判断血吸虫感染。

(1)在流行区有疫水接触史。

(2)急性血吸虫病:有持续不规则发热,过敏反应,肝脾肿大、腹痛、腹泻、排脓血便,伴有贫血、水肿、消瘦,早期疫水接触部位皮肤出现皮炎。

(3)慢性血吸虫病:有慢性腹痛、腹泻、排脓血便,肝脾肿大(肝左叶比较显著)。

（4）晚期血吸虫病：肝脾肿大，腹水，贫血，消瘦。小儿生长发育障碍或侏儒症。

（5）血象：急性期白细胞增高，嗜酸性粒细胞显著增高，晚期红白细胞减少。

（6）粪便检查：粪便直接涂片发现血吸虫卵；粪便沉渣孵化检查血吸虫毛蚴。

（7）直接肠黏膜组织或肝组织活检：找到日本血吸虫卵。

## 三、丝虫

丝虫寄生于人体淋巴系统，通过蚊虫叮咬传播。寄生于人体的丝虫有以下八种：班氏丝虫、马来丝虫、帝汶丝虫、罗阿丝虫、盘尾丝虫、链尾丝虫、常现丝虫和奥氏丝虫。我国仅有班氏丝虫和马来丝虫流行。

### （一）病原学

当蚊虫叮咬人体时，感染期幼虫自蚊下唇逸出进入人体淋巴系统，经过两次蜕变发育为成虫，雌雄成虫交配后产生微丝蚴，微丝蚴随淋巴液进入血液循环。当蚊虫叮咬丝虫病患者时，微丝蚴随着血液进入蚊胃，侵入胸肌发育为腊肠期幼虫，继续发育为感染期幼虫，移至蚊下唇随蚊虫叮咬进入人体。

### （二）致病性

1.急性淋巴结炎和淋巴管炎的表现

发热、腹股沟和股部淋巴结肿痛，沿大腿内侧淋巴管有一红线自上向下蔓延发展，即所谓"逆行性或离心性淋巴管炎"，类似丹毒，俗称"流火"。

2.丝虫热

周期性寒战高热，为深部淋巴管炎和淋巴结炎所致。多见于班氏丝虫病流行区。

3.精索炎、附睾炎和睾丸炎

阴囊疼痛并放射至大腿内侧，睾丸和附睾肿大压痛。

4.蚴虫移行所引起的症状

畏寒、发热、咳嗽及哮喘等。

5.淋巴结肿大和淋巴管曲张

常在腹股沟处形成肿块，触之似海绵样包囊，中有硬核感觉。

6.鞘膜腔积液

阴囊增大，有下坠感而无疼痛，透光试验阳性。

7.乳糜尿

尿呈乳白色，常于高脂肪饮食后加重。若混有血液时可呈粉红色。静置后分三层：上层为脂肪，中层为较清的液体，下层为粉红色或红色沉淀。

8.象皮肿

常于感染后10年左右发生。多见于下肢。早期表现为皮肤增厚，继而不断变粗变硬，皮肤粗糙，出现折沟、疣状结节，下肢变粗大。局部可继发感染而形成慢性溃疡。

### （三）实验室检查

1.病原诊断

典型的微丝蚴具有如下特点：虫体细长，头钝圆，尾尖细，外被有鞘膜；体核是虫种鉴定的依据；头端无核区为头间隙；在虫体前端1/5处的无核区为神经环；尾核有或无。

（1）微丝蚴检查法

①血检微丝蚴：由于微丝蚴具有夜现周期性，取血时间以晚上 9 时至次晨 2 时为宜。

a.厚血膜法：取末梢血 $60\mu L$ 涂成厚片，干燥后溶血镜检。如经染色可减少遗漏并可鉴别虫种。

b.新鲜血滴法：取 1 大滴末梢血滴于载玻片上的生理盐水中，加盖片后立即镜检，观察微丝蚴的活情况。

c.浓集法：取静脉血 $1\sim2mL$，经溶血后离心沉淀，取沉渣镜检。

d.乙胺嗪白天诱出法：白天给被检者口服乙胺嗪（$2\sim6mg/kg$ 体重），于服后 $30\sim60$ 分钟采血检查。

②体液和尿液查微丝蚴：微丝蚴亦可见于各种体液和尿液，故可于鞘膜积液、淋巴液、腹水、乳糜尿和尿液等查到微丝蚴。可取上述体液直接涂片，染色镜检；或采用离心浓集法、薄膜过滤浓集法等检查。含乳糜液体可加乙醚使脂肪充分溶解，去除上部脂肪层，加水稀释 10 倍后，以 $1500\sim2000r/min$ 离心 $3\sim5$ 分钟，取沉渣镜检。

（2）成虫检查法

①直接查虫法：对淋巴系统炎症正在发作的患者，或在治疗后出现淋巴结节的患者，可用注射器从可疑的结节中抽取成虫，或切除可疑结节，在解剖镜下或肉眼下剥离组织检查成虫。取得的虫体，按常规线虫成虫标本制作技术，杀死固定，然后置线虫透明液中，镜检、定种。

②病理切片检查：将取下的可疑结节，按常规法制成病理切片镜检。若为丝虫性结节，可见结节中心有成虫，其周围为典型的丝虫性病变。

2.免疫诊断

它可用作辅助诊断。

（1）皮内试验：不能用作确诊患者的依据，可用于流行病学调查。

（2）检测抗体：试验方法很多，目前以丝虫成虫冷冻切片抗原间接荧光抗体试验（IFAT）、成虫冷冻切片免疫酶染色试验（IEST）及马来丝虫成虫或微丝蚴可溶性抗原酶联免疫吸附试验（ELISA）的敏感性和特异性较高。

（3）检测抗原：近年来国内制备抗丝虫抗原的单克隆抗体进行 ELISA 双抗体法和斑点 ELISA 法分别检测班氏和马来丝虫循环抗原的实验研究已获初步进展。

### （四）检验结果的解释和应用

有如下检测指标特点结合临床表现可用于判断丝虫感染。

（1）流行区居住史。

（2）反复出现淋巴结炎和淋巴管炎、象皮肿、鞘膜积液、乳糜尿等。

（3）血中或淋巴结和淋巴管内找到微丝蚴可确诊。

（4）可疑病例可用乙胺嗪作诊断性治疗，若于服药后 $2\sim14$ 天内出现发热及淋巴系统反应或淋巴结节者诊断可基本确立。

## 四、利什曼原虫

利什曼原虫泛指利什曼属的各种原虫，是可引起人兽共患的一种以慢性经过为主的寄生虫疾病。利什曼原虫主要有以下九种:杜氏利什曼原虫、巴西利什曼原虫、热带利什曼原虫、墨西哥利什曼原虫、硕大利什曼原虫、秘鲁利什曼原虫、埃塞俄比亚利什曼原虫、婴儿利什曼原虫、恰加斯利什曼原虫。在我国仅有杜氏利什曼原虫流行,引起黑热病。

### (一)病原学

当白蛉叮咬人体时,前鞭毛体随唾液进入皮下组织被巨噬细胞吞噬,逐渐变为无鞭毛体并大量繁殖,最后巨噬细胞破裂将无鞭毛体释放入血。当白蛉叮咬人体时,无鞭毛体进入白蛉胃内,逐渐发育为前鞭毛体并且移动至口腔及喙,白蛉叮咬人体时开始下一个发育周期和循环。

### (二)致病性

**1.长期发热**

热型可拟似伤寒、疟疾、布鲁菌病、结核病等。1/3～1/2的病例呈双峰热。

**2.脾、肝和淋巴结肿大**

早期脾多已肿大,但不显著。偶有黄疸及腹水。

**3.其他**

晚期患者常有明显贫血和血小板减少。

### (三)实验室检查

**1.血象**

患者有全血细胞减少,随脾肿增大而加重。白细胞一般首先减少,继以血小板和红细胞。白细胞计数一般为 $1500～3000/mm^3$,个别可发生粒细胞缺乏症。嗜酸性粒细胞减少或消失。淋巴细胞与单核细胞相对增多。红细胞计数一般为 300 万 $/mm^3$ 左右,血小板常为(4～8)万 $/mm^3$。

**2.血清球蛋白试验**

血清球蛋白显著增加,白蛋白减少,白、球蛋白比例倒置。血清球蛋白试验(蒸馏水试验、醛凝试验等)于病程 3 个月后常为阳性。麝香草酚浊度试验和硫酸锌浊度试验早期即可阳性。

**3.病原学检查**

前鞭毛体寄生于白蛉消化道内。成熟的虫体呈梭形,长为 $11.3～15.9\mu m$(有时可达 $20\mu m$),核位于虫体中部,动基体在前部。基体在动基体之前,由此发出一根鞭毛游离于虫体外。前鞭毛体运动活泼,鞭毛不停地摆动。在培养基内常以虫体前端聚集成团,排列成菊花状。有时也可见到粗短形前鞭毛体,这与发育程度有关。经染色后,着色特性与无鞭毛体相同。

有穿刺检查和皮肤活组织检查两种,其中穿刺检查有以下三种检查方法:

(1)涂片法:骨髓穿刺物作涂片、染色、镜检。此法最为常用,原虫检出率为 80%～90%。淋巴结穿刺应选取表浅、肿大者,检出率为 46%～87%。也可做淋巴结活检。脾穿刺检出率较高,可达 90.6%～99.3%,但不安全,少用。

(2)培养法:将上述穿刺物接种于 NNN 培养基,置 22～25℃温箱内培养 1 周,若培养物中查见活动活泼的前鞭毛体,则判为阳性结果。操作及培养过程应严格注意无菌操作。

(3)动物接种法:穿刺物接种于易感动物,1～2 个月后取肝、脾作印片或涂片,瑞氏染液染色,镜检。

4.免疫学检查

（1）检测循环抗体：一般采取 NNN 培养基内繁殖的利什曼原虫前鞭毛体作为抗原。可用酶联免疫吸附试验（ELISA）、斑点-ELISA、间接荧光抗体试验（IFAT）、间接血凝试验、直接凝集试验、对流免疫电泳等，均具有较高敏感性和特异性，阳性率为 96.7％～100％，对黑热病的诊断有较大应用价值。

（2）检测循环抗原：可作单克隆抗体-抗原斑点试验（McAb-AST）、McAb，亦可作斑点-ELISA 直接法或间接法试验。均具高度敏感性与特异性，适用于对该病的诊断与疗效考核（治愈后 1 个月内转阴）。

（3）皮内试验：患者治愈后由阴性转阳性，故不适用于临床诊断，在流行病学调查中有一定价值。

5.分子生物学方法

近年用聚合酶链反应（PCR）及 DNA 探针检测黑热病取得较好效果，敏感性、特异性高。

### （四）检验结果的解释和应用

有如下检测指标特点结合临床表现可用于判断利什曼原虫感染。

1.流行病学资料

在白蛉繁殖季节（5～9月）有流行区居住史、被白蛉叮刺史，或输血史。

2.临床特点

病程中复发与间歇交替出现，随病期进展出现长期不规则发热、乏力、消瘦、贫血、鼻出血或齿龈出血、脾肝进行性肿大和全血细胞减少症等。

3.实验诊断

利什曼原虫的检出是确诊的依据，血清免疫学检查有辅助诊断价值。

## 五、锥虫

锥虫寄生于脊椎动物血液和组织，寄生于人体的锥虫分为 3 种，即冈比亚锥虫、罗得西亚锥虫和枯氏锥虫，其中冈比亚锥虫和罗得西亚锥虫通过舌蝇传播引起非洲锥虫病，枯氏锥虫通过锥蝽引起美洲锥虫病。

### （一）病原学

1.冈比亚锥虫和罗得西亚锥虫

当舌蝇叮咬人体时，循环后期锥鞭毛体随唾液进入人体。在血液中锥鞭毛体形态发生改变呈细长型、中间型和粗短型，在脑脊液中形态也多变，只有细长型的锥鞭毛体在繁殖。当舌蝇吸入人体血液时，只有粗短型锥鞭毛体可以在其肠内发育，变为细长型锥鞭毛体，然后进入唾液腺发育为上鞭毛体，最后变为循环后期锥鞭毛体，随着唾液进入人体开始下一个发育感染周期。

2.枯氏锥虫

当锥蝽叮咬人体吸血时，锥鞭毛体随锥蝽粪便经皮肤伤口或者黏膜进入人体，先在皮下组织增殖然后进入血液，血液中的锥鞭毛体再次进入皮下组织形成还有无鞭毛体的假囊，当无鞭毛体转变为锥鞭毛体就破假囊进入血液。当锥蝽叮咬人体吸入锥鞭毛体,转变为无鞭毛体后在肠上皮内增殖,后转变为球鞭毛体,再次发育为锥鞭毛体附着于肠道上皮细胞,随粪便感染人体后开始新一次的发育和感染。

### (二)致病性

**1.非洲锥虫病**

本病初期通常无皮疹表现,有时可于叮咬处皮肤红、肿、压痛,形成结节,可有白晕,持续数天。

**2.美洲锥虫病**

急性期可出现一过性荨麻疹,眼结膜常为入侵门户,出现一侧眼睑水肿、结膜炎、泪腺炎,有 Romana 征(即结膜炎、上下眼睑水肿与同侧耳前淋巴结炎)。全身性淋巴结肿大。体征有失语、截瘫、双侧瘫痪和痉挛性瘫痪等。

### (三)实验室检查

**1.直接检查法**

急性期抽取患者末梢血作厚涂片,当血中锥虫虫数多时,锥鞭毛体以细长型为主,血中虫数因宿主免疫反应而下降时,则以粗短型居多。淋巴液、脑脊液、骨髓穿刺液、淋巴结穿刺物也可涂片检查。

**2.动物接种**

隐匿期或慢性期血中不易查到锥虫,可通过动物接种方法来诊断。实验室培养的幼虫吮吸疑为感染者的血液4～6周后可发现锥虫。也可取血接种豚鼠进行培养,2～4周后,于豚鼠血中可查见锥虫。只要外周血存在极少量的锥虫即可确诊。

**3.聚合酶链反应**

测血液和组织中锥虫特异的 DNA 片段。只要 10mL 血液中有 1 个锥虫就能检出阳性。与动物接种一样,该法的特异性高达 100%,敏感性也很高。也可以通过核酸探针检测。

**4.血清免疫学检查**

是目前临床上主要的诊断方法,可发现感染者体内存在的抗锥虫抗原的 IgG 抗体。此种抗体在感染后4～6周出现,并终生存在。常用的方法有补体结合试验、间接免疫荧光抗体测定以及酶联免疫吸附试验等。

### (四)检验结果的解释和应用

根据流行病学资料、血清学检查以及临床表现综合考虑做出诊断,主要标准如下(在非流行地区,应更加严格执行该标准):

(1)曾在流行地区居住过。

(2)发热、头痛、关节痛、眼睑水肿等临床表现。

(3)锥虫的血清学试验阳性。

(4)血片、淋巴结穿刺液或脑脊液中找到锥虫。

# 参考文献

1.丛玉隆,尹一兵,陈瑜.检验医学高级教程(第 2 版).北京:科学出版社,2019.

2.周庭银,王华梁,陈曲波,周琳.临床免疫检验标准化操作程序.上海:上海科学技术出版社,2019.

3.夏金华,舒文.免疫检验技术.北京:科学出版社,2019.

4.仲其军,江兴林,范颖.生物化学检验.武汉:华中科技大学出版社,2017.

5.查艳,黄山.尿液生物化学与检验.北京:人民卫生出版社,2019.

6.杨国珍,李兴.临床生物化学检验试验指导.北京:科学出版社,2019.

7.艾旭光,姚德欣.生物化学及检验技术(第 3 版).北京:人民卫生出版社,2017.

8.许文荣,林东红.临床基础检验学技术.北京:人民卫生出版社,2015.

9.夏薇,陈婷梅.临床血液学检验技术.北京:人民卫生出版社,2015.

10.刘运德,楼永良.临床微生物学检验技术.北京:人民卫生出版社,2015.

11.徐克前.临床生物化学检验.北京:人民卫生出版社,2014.

12.钱士匀.生物化学检验(第 2 版).北京:人民卫生出版社,2013.

13.李雅江,赵朝贤.临床生物化学检验实验.武汉:华中科技大学出版社,2014.

14.陆予云,李争鸣.寄生虫学检验(第 4 版).北京:人民卫生出版社,2015.

15.叶薇.寄生虫检验技术(第 3 版).北京:人民卫生出版社,2016.

16.崔艳丽.微生物检验技术.北京:人民卫生出版社,2016.

17.张曼.医学检验结果导读.北京:化学工业出版社,2015.

18.陈文明,王学锋.临床血液与检验学.北京:科学出版社,2017.

19.刘观昌,马少宁.生物化学检验(第 4 版).北京:人民卫生出版社,2015.

20.王兰兰.医学检验项目选择与临床应用(第 2 版).北京:人民卫生出版社,2013.

21.唐中,周京国.医学检验项目与临床应用.成都:四川大学出版社,2012.

22.曹元应.临床医学检验诊断学.广东:世界图书出版广东有限公司,2014.

23.陈鸣,陈伟.检验数据临床解读(第 2 版).北京:人民军医出版社,2014.

24.尚红.全国临床检验操作规程(第 4 版).北京:人民卫生出版社,2015.

25.王治国.临床检验质量控制技术(第 3 版).北京:人民卫生出版社,2014.

26.刘成玉.临床检验基础.北京:人民卫生出版社,2012.

27.王建中.临床检验诊断学图谱.北京:人民卫生出版社,2012.